U0239959

马氏温灸法

马少群　黄晓春　孙迎红　编著

北京科学技术出版社

图书在版编目（CIP）数据

马氏温灸法/马少群，黄晓春，孙迎红编著．—北京：北京
科学技术出版社，2014.9（2024.12 重印）
ISBN 978 - 7 - 5304 - 7344 - 3

Ⅰ.①马…　Ⅱ.①马…　②黄…　③孙…　Ⅲ.①温针疗法
Ⅳ.①R245.31

中国版本图书馆 CIP 数据核字（2014）第 174324 号

编　　著：马少群　黄晓春　孙迎红
责任编辑：吴　丹　侍　伟
责任校对：贾　荣
责任印制：李　茗
出 版 人：曾庆宇
出版发行：北京科学技术出版社
社　　址：北京西直门南大街 16 号
邮政编码：100035
电话传真：0086 - 10 - 66135495（总编室）　0086 - 10 - 66113227（发行部）
网　　址：www. bkydw. cn
印　　刷：保定市中画美凯印刷有限公司
开　　本：850 mm × 1 168 mm　1/32
字　　数：249 千字
印　　张：10.5
版　　次：2014 年 9 月第 1 版
印　　次：2024 年 12 月第 12 次印刷
ISBN 978 - 7 - 5304 - 7344 - 3

定　　价：39.00 元

少群小记并序

少群先生（1903—1992）河北省河间县人。先生幼时念过私塾，壮年以后，渐对祖国医学产生兴趣，业余时间用于浏览医书，由是而知灸之一二。

1934 年，先生以函授方式从浙江宁波"东方针灸学社"学习温筒灸法。尔后，先生利用工余时间，为亲朋、邻人治些简单病证，虽然每每灵验，但并不知温灸可医治疑难大证。

由于过度操劳，自 1943 年后，先生相继患有梅尼埃病、高血压、神经衰弱等。彼时先生未信温灸之能愈己，而求治于中西医，服药达 12 年之久，未能去病。于绝望中，先生反能静而思之，并终于悟出慢性病多是渐渐积累，病久而五脏传化、气血阻滞、上下不通的道理。先生想，自己身患多种病证，其病理亦不外如此。温灸善于通调气血，为何不试着治疗呢？

自 1955 年，先生停服中西药物，开始配穴用温灸自治。果然，治一个月得效，半年而大愈，灸至一年，身体已康复。

温灸竟有如此奇效，先生为之震惊。病愈以后，其研究温灸的热情与日俱增，除用其为患者治疗外，自己也做保健温灸，每天如此，数十年不间断。

先生为慈悲之人，念及众多患者求医之苦，经几年准备，自 1960 年，他辞掉商业工作，专心用温灸为群众义务治病。

他不要诊费，不收礼品，经济有困难时，甚至于卖掉私房来贴补而不改义务治病之初衷。患者来诊，先生讲解，施灸，不厌其烦；因病情重而不能来诊者，先生往往亲自前往诊视，虽遇风雨亦未曾彷徨；外地病人来函求医，先生必亲自复函，按其病情讲授配穴、取穴及施灸方法。诊治之余，先生无他爱好，或捧读《内经》《难经》及《千金》《资生》《聚英》等，或整理病案记录、治疗心得。先生数十年如一日，不图名利，孜孜于温灸治疗与研究。尚云：我从病中走过，知病之所苦，我以温灸愈己，而深信温灸之功用。然世人知此者少，而知者又岂可坐视灸术被埋没掉。故此，愿尽自己之薄力，在民众中将其推广，虽备受辛劳，亦情愿之。

先生勤于研求古训，更敏于在实践中摸索用灸的真谛。在50余年间，逐渐形成了独具特色的一系列配穴、治疗各种病证（不乏疑难大证）高效的循环温灸法。

对于前人热病不灸及禁灸穴之说，先生未敢盲从，必遵循先以自己做试验、后用于他人的原则。经过多年实践，得出热病可灸及温筒灸并无禁灸穴等较客观的结论。

迄今，经先生用温灸治而有效的疾病逾百种，临床治愈的患者数以千计。20世纪60—70年代，先生亲自编写了《温灸实践》《中国温灸》《温灸治疗心脏病》等书稿，虽未经正式出版，但不少医疗单位曾多次翻印，总印数近万册，使少群先生的温灸学术在全国许多省市得以传播，并已远传至荷兰、美国、澳大利亚、厄瓜多尔、丹麦、法国、保加利亚等国以及香港地区。

正式出书，以使灸术得以更久远的传播，是先生的一大心愿。我们从先生学习温灸有年，既知其灸术之可贵，又为其倾心于此道、济苦救难、近于忘我的精神所感动，遂于两年内利用工余时间，主动协助先生归纳整理其临床经验及病案，并参阅大量有关文献、书籍编成此书。

在整理此书过程中，得到李津利等温灸同道的帮助，并承蒙孔祥彬先生帮助绘图，在此一并致谢！

由于我们学识浅薄，时间仓促，故谬误、疏漏之处在所难免，深望读者惠予指正。

黄晓春

1992 年 1 月

凡　例

一、本书分为上、下两篇，内容力求精练实用，并尽量兼顾专业读者及一般用灸自治患者、温灸爱好者的需要，可作为温灸临床手册使用。

二、上篇介绍有关温灸的一般性知识及马少群温灸经验的一般性要点。

"灸史"一章，主要介绍历史中，灸法理论及各种具体灸法发展、沿革的情况，使初涉灸法的读者对历史存在的一些灸法理论争议及各种灸法所具有的共性和各自的特点有所了解，并略知历代都有哪些较重要的有关灸法的医著，这对其具体研究温灸法及其他种类灸法亦或有所裨益。

在上篇，我们还重点讨论了艾灸的作用机制，并提出灸法"适用于寒、热、虚、实证"的认识。

上篇"常用穴"一章，各穴取法的内容，为避免引起混乱，皆依从全国中医院校统编教材《腧穴学》。一般患者取穴自灸，若不能全看懂这些文字，可直接按所附图示取穴。因温灸筒的施灸面积较大，故取穴稍有偏移也能灸到所要灸的穴。

该章"特定穴"一项，未标出处的交会穴内容皆出自《甲乙经》。

某穴主治某病，用针用灸，其效不尽相同，有时则大异。以往的针灸学医著，于腧穴的针、灸主治多混谈而不分，这是不妥的。我们所编的常用穴"主治汇要"一项的内容，主要是提供给用灸者作临床参考，故尽量集录历代灸疗专著及较重视灸法的医著中关于腧穴主治的记述。有些腧穴主治不够全者或以《腧穴学》《针灸学辞典》补之。

该项以资料来源的年代先后顺序排列，若后面的资料中有与前面的资料重复的内容，均予以删除，因这种情况很多，为使字面整齐，所删除部分一般未用删节号表示。

"主治汇要"一般首录最早的腧穴学经典著作《黄帝明堂经》的内容（均录自黄龙祥编《黄帝明堂经辑校》）。《黄帝明堂经》中录自《内经》的单纯关于腧穴针刺主治的内容予以删除。所汇《千金》《千金翼》《外台》《资生》《图翼》的内容，多是据《针灸学辞典》转录，这些资料中也难免杂有单纯针刺腧穴主治的成分，因时间所限，编者未及一一核查原著以剔除之，是为遗憾。

马少群关于各穴主治的临床经验，凡与前人相同的，也不再收录。

三、下篇以介绍马少群治疗各种病证的常规灸法及病案为主。

各病常规灸法是本书的"精华"，对专业读者有参考意义，并且也是患者用灸自治的依据。这些常规灸法是少群先生在数十年灸治临床中逐渐总结经验而形成的，所以一般较之于各病案实际所用灸法，更完善，更具普遍的适用性。

下篇编入的病案，主要是少群先生在 20 世纪 60—70 年代记录下的部分验案。

四、本书引用历代著作多标以引用名，下列书名中，加重点的字即是：《黄帝内经·素问》《黄帝内经·灵枢》《黄帝明堂经》《针灸甲乙经》《肘后备急方》《备急千金要方》《千金翼方》《外台秘要方》《太平圣惠方》《铜人腧穴针灸图经》《西方子明堂灸经》《针灸资生经》《针灸聚英》《类经图翼》《循经考穴编》《医宗金鉴》《针灸真髓》《针灸临床治疗学》。

目　　录

上篇 总 论

一、灸史沿革

灸疗，要言之，是以利用艾绒等物燃烧生热、灼烫或熏熨人体穴位为主要形式的一类治疗方法。

从北京周口店发掘的含骨化石的地层中，考古学家发现了烧焦的石、土，被烧过的动物骨骼，及遗留的燃烧物的灰烬，证实在中国利用火的历史至少有 50 万年了。

灸疗要用火，故它的发明应当是在古人学会取火之后。然而，因为这一发明极可能是远在人类几千年的有文字史之前的事情；且那个时代的灸疗实物遗迹又是不可能存留至今的，故当代人对古代灸疗的发明时间已无从考证。

人类具有自我治疗的本能。可以想见，在很久远的年代，人们风餐露宿，遇有病痛缺乏治疗手段，人们只是自然而然地以手掐按，或以锐石杵击痛处；有时则将病痛处趋近于火，以获舒适的感觉，或也有被灼伤之时，却因之又体验到某些体表部位的被灼伤可使病痛减轻……。久而久之，人们便积累了关于哪些病痛宜于杵击、哪些病痛宜于熏灼，以及哪些施治部位更为有效之类的经验，这大概就是砭、灸术始创的情形。

已知的，关于灸疗的最早文字，记载于两千年前的史料中。

《诗经·王风》（公元前 700 多年）曰："彼采艾兮"（毛享注：艾所以疗疾）。《左传》记载，公元前 581 年，晋景公病，延秦国太医令医缓来诊，医缓说："疾之不为也，病在肓之上、膏之下，攻之不可，达之不及，药不治焉。"其中，"攻"即指灸疗，"达"则是指针刺；孟子（公元前 372—289 年）在《孟子·离娄》中说："七年之病，求三年之艾。"

从上面的史料中，可以证明我国在两千多年前，已广泛采用艾绒作为灸疗的燃料。艾草在我国广为生长，古人大概先发现干艾是引火、避蚊虫的理想材料，继而在用艾火的过程中发明了艾灸。艾绒易得，易燃而不松散、热力深厚、持久而柔和，气味芳香、醒神。由于艾绒具有这些优点，故艾绒的被采用，使得古代灸疗的推广及形成为一门比较规范化的治疗学成为可能。目前，尽管灸疗所用燃料已被发现了几十种，但艾绒仍然被针灸界视为最主要的灸疗燃料。

战国、秦汉时期是中国传统医学理论的奠基时期，产生了《内经》《难经》等重要的理论著作。考古学家近年又在长沙马王堆汉墓（公元前 168 年）的发掘中，发现了《足臂十一脉灸经》和《阴阳十一脉灸经》这样的灸疗专著（编者注：书名为今人所题，又总称帛书简脉篇）。其成书年代早于《内经·灵枢》，内容涉及人体十一条脉（即《内经》所介绍的经脉）的循行部位、主病以灸治所宜。医史学家们还认为，《足臂》《阴阳》二书对于《灵枢·经脉》的产生具有明显的影响。

我国的针灸界一般认为，由砭刺腧穴而知针感走行，这是古人形成经络学说的基本根据。而对于灸灼穴位是否引起感传现象及它是否也为古人形成经络学说的依据这样的问题，则很少有人提出并回答。其实，灸的感传现象，古医籍中早有记载。如《备急灸法·骑竹马灸法》记："灸罢二穴……其艾火即随流注先至尾闾，其热如蒸，又透两外肾，俱觉蒸热，移时复流足涌泉穴，自下而上，渐渐周遍一身。"今人周楣声先生在其《灸绳》一书中更提供了对灸感传导现象的大量临床记录。虽然这些资料不能证明早期的灸疗对经络学说的诞生曾做出过何等的贡献，但至少可以提示，在《足臂》《阴阳》二书被发现之后，人们不再有理由无视灸疗的这种贡献。

《内经》对人体生理、病理及其与经络的关系有大量的论述。凡十二经脉、经筋、经别、十五别络等的循环分布、主病，都有系统的描述。对五输穴、五脏原穴、十五络穴、六合穴、四海穴、五脏背俞穴等特定穴亦有重要阐发。此外，《灵枢·骨度》的人体骨度分寸较为全面、具体，确立了后世测定穴位的重要法则。《难经》对十二经脉、五输穴、十二原穴的论述有许多弥补了《内经》之不足。最为突出的是，《难经》首次提出"奇经八脉"的概念，对八脉的作用、起止分布、病候做了简要的说明，首次提出"腑会太仓，脏会季胁，筋会阳陵泉，髓会绝骨，血会膈俞，骨会大杼，脉会太渊，气会三焦外一筋直两乳内也（注家：膻中）。热病在内者，取其会之气穴也"的八会穴理论。此外《难经》还提出"脐下肾间动气"为"五脏六腑之本""十二经脉之根"等重要学术观点。

《内经》《难经》的问世，标志着中医基本理论的趋于成熟。这些基本理论对后世灸疗的发展，一直有着重要的指导意义。然而应该指出，《内经》针灸治疗学内容是以针法为主体，灸法只作为对针法的辅助疗法而已，故《灵枢·官能》云："针所不为，灸之所宜。"某些人以为，这是讲针灸应并重互补。其实，《内经》是偏于用针的，尚未做到"针灸并重"。《内经》的这一特征，与其作者的学术师承及临床专长于针法的背景有关。《灵枢·病传》云："黄帝曰：余爱九针于夫子，而私览于诸方，或有导引行气，乔摩，灸，熨，刺，焫，饮药，之一者可独守耶，将尽行之乎？岐伯曰：诸方者，众人之方也，非一人之所尽行也。"可见，在当时的历史条件下，即便是较有名的临床医生，也未必能汤药、灸、刺样样善用。

《内经》中关于灸疗适应证的具体论说不太多，其中比较重要的如下所述。

《素问·异法方宜论篇》云："北方者，天地所闭藏之域也，其地高陵居，风寒冻冽，其民野处而乳食，脏寒生满病，其治宜灸焫，故灸焫者，亦从北方来。"

《素问·骨空论篇》云："大风汗出，灸譩譆，譩譆在背下侠脊旁三寸所，厌之令病者呼譩譆，譩譆应手。……失枕在肩上横骨间，折使揄臂齐肘正，灸脊中。"又云："灸寒热之法，先灸项大椎，以年为壮数，次灸橛骨，以年为壮数，视背俞陷者灸之，举臂肩上陷者灸之，缺盆骨上切之坚痛如筋者灸之，膺中陷骨间灸之，掌束骨下灸之，脐下关元三寸灸之，毛际动脉灸之，巅上一（王冰注：百会穴也）灸之，犬所啮之处灸之三壮，即以犬伤病法灸之，凡当灸二十九处。伤食灸之，不已者，必视其经之过于阳者，数刺其俞而药之。"

《素问·血气形志篇》云："形乐志苦，病生于脉，治之以灸刺。形乐志乐，病生于肉，治之以针石。形苦志乐，病生于筋，治之以熨引（编者：熨，谓药熨，灸之类也）。形苦志苦，病生于咽嗌，治之以百药。形数惊恐，经络不通，病生于不仁，治之以按摩醪药。是谓五形志也。"

《素问·调经论篇》云："燔针劫刺其下及与急者（王冰注：调筋法也）；病在骨，焠针药熨；……"（燔针、焠针、或针后以火燔针使之温，或烧针以后刺之，皆针、灸合用的治法）。

《灵枢·邪气脏腑病形》云："胆病者，善太息，口苦，呕宿汁，心下淡淡，恐人将捕之，嗌中吤吤然数唾，在足少阳之本末，亦视其脉之陷下者灸之，其寒热者，取阳陵泉。"

《灵枢·经筋》云："燔针劫刺，以知为数，以痛为输。"又云："焠针者，刺寒急也……。"

《灵枢·癫狂》云："脉癫疾者，暴仆，……脉满，尽刺之出血；不满，灸之挟项太阳，灸带脉于腰相去三寸，诸分肉本输。"又："治癫疾者……灸骶骨二十壮。"

《灵枢·禁服》云："陷下者，脉血结于中，中有著血，血寒，故宜灸之。"

《灵枢·背输》云：背俞穴"灸之则可，刺之则不可。气盛则泻之，虚则补之。以火补者，毋吹其火，须自灭也；以火泻者，疾吹其火，传其艾，须其火灭也"。

《灵枢·官能》云："阴阳皆虚，火自当之……经陷下者，火则当之，结络坚紧，火所治之。"

以上述文字，可以看出，《内经》主要是用灸疗（包括艾灸、熨引、燔针、焠刺）来治疗一些虚、寒证，以补针刺之不及。虽然《内经》作者倾向于认为灸法特优于治疗虚、寒证，但并没有提出"灸法不可治实热证"的观点。

东汉张仲景于公元196—204年撰成《伤寒论》。该书辨证、用药组方精审非凡，确立了伤寒、杂病的六经辨证、八纲辨证原则，被后世称为"方书元祖"。

仲景愈病以内治为主，间或择用刺灸等外治手段。与《内经》类似，《伤寒论》中灸法的运用，主要是补内治法之不足，以治疗某些三阴虚寒证，如《伤寒论》云："少阴病，下利，脉微涩，呕而汗出，必数更衣，反少者，当温其上，灸之。""伤寒脉促，手足厥逆，可灸之。"与《内经》不同的是，《伤寒论》明确提出反对用灸法治疗以伤寒三阳证为代表的外感实热，及以"微数之脉"为特征的阴虚有热证。认为用灸法治此，常常或使汗不得出、邪热内炽而生诸变，或导致大汗亡阳之弊，如《伤寒论》云："微数之脉，慎不可灸。因火为邪，则为烦逆，追虚逐实，血散脉中；火气虽微，内攻有力，焦骨伤筋，血难复也。脉浮，宜以汗解，用火灸之，邪无从出，因火而盛，病从腰以下，必重而痹，名火逆也。""脉浮、热甚而反灸之，此为实。实以虚治，因火而动，必咽燥、吐血。""伤寒脉浮，医以火迫劫之，亡阳，必惊狂……"

仲景之所以对灸疗的应用颇有戒心，恐怕与那个时代他所见到的灸疗技术不高明，由灸疗所导致的变证、坏证时有所闻有关。如果灸的方式、取穴、灸量不得当，自然灸与愈病无缘。那个时代的艾灸，显然流行化脓灸，若施灸面积过大，灸伤过深，"焦骨伤筋"之类的"治害"就可能发生；再则，若医者每以发灸疮为能事，则对病在三阳者，未免有得不偿失之嫌。此外，当时除艾炷灸还存在燔针、瓦熨及做坑烧地、取松柏叶等盖卧熏蒸等灸疗形式，由于施用过于粗放，便会造成仲景所言"亡阳、必惊狂""其身发黄""阳盛则欲衄、阴虚小便难"等情况。

但是，仲景所谈到的，灸疗会引起的各种变证、坏证并不是不可避免的。也就是说，这些并非灸疗的必然结果。随着灸疗形式的改进，辨证取穴、灸量控制水平的提高，灸疗完全可以具备适应证广泛、高效、高度安全的特点。

由于《内经》论针详而论灸略，《难经》不言灸法，《伤寒论》示"三阳证勿灸""阴虚有热勿灸"之训诫，以后历代均有一些医家盲目泥古尊经而重针轻灸，或信守"实热、阴虚证不灸"之说，这对于灸疗的正常发展一直有不良的影响。

实热、阴虚证究竟是否适灸？

对这个问题，《伤寒论》以后的许多针灸临床家均从实践的角度做出了肯定的回答。例如，《千金方》云："其病温，随所著而灸之。"又云："孔最主臂厥，热痛，汗不出，皆灸刺之。"《医宗金鉴》云："风门主治易感风，风寒痰嗽吐血红，兼治一切鼻中病，艾火多加嗅自通。"又云："胆俞主灸胁满呕，惊悸卧睡不能安，兼灸酒疸目黄色，面发赤斑灸自痊。"《类经图翼》云："膈俞诸血证者皆宜灸之，如吐血、衄血不已，虚损昏晕，血热妄行，心肺二经呕血，脏毒便血不止。"《循经考穴编》则以膏肓俞灸治"传尸痨瘵，骨蒸盗汗吐血咳血。"如此等等，不胜枚举。但前人很少从机制上解释，为什么灸疗这类火热疗法能治实热、阴虚证。直到宋朝以后，这个问题才由《圣济总录》《丹溪心法》《医学入门》等书的作者简略地予以说明（见下文）。显然，在这方面，前人的研究尚未十分深入。

我国第一部有成熟体系的、针灸并重的腧穴学经典著作《黄帝明堂经》约成书于西汉末年至东汉延平年间，该书共记载腧穴 349 个，较《内经》增加 186 穴，且在具体腧穴的取穴法、腧穴主治、腧穴针法、灸法及其他一些腧穴学理论方面大大丰富了《内经》的腧穴学内容。

《黄帝明堂经》中除少数"禁针""禁灸"穴及某些穴直接转引《黄帝内经》所载主治、针法外，一般各个腧穴条文均并记该穴针法、灸法，然后列主治病证。后世的许多针灸专著均仿此体例。这种记述方式比较简略，缺点是未能反映出各穴针法、灸法所不同的治疗效应。

《黄帝明堂经》早已佚失。至魏晋时代，皇甫谧据该书的早期传本《明堂孔穴针灸治要》（也已佚失）及《素问》《针经》，参考《难经》等并结合作者自己的针灸经验，将上述三本书中的针灸学内容做了系统的汇集、整理，写下了《针灸甲乙经》。此书完成于公元256—259年，是为我国现存最早的且对后世的针灸学发展起着重大影响的针灸专著。值得一提的是，今人黄龙祥先生据《甲乙经》《外台秘要》《医心方》及日本现存《黄帝内经明堂》残卷等校勘复辑出《黄帝明堂经》，并于1988年以《黄帝明堂经辑校》为名出版，使人们得以窥见这本最早的腧穴学经典著作的大体原貌。

自《针灸甲乙经》以后，灸疗为历代众多医家（其中不乏著名医家）所器重。其记述灸法的专著流传至今且较为重要的有晋隋时代陈延之著《小品方》；晋代葛洪撰《肘后方》（原方三卷，后经梁代陶弘景、金代杨用道增为八卷）；唐代孙思邈著《千金方》（成书于652年）、《千金翼方》（成书于682年），王焘著《外台秘要》（成书于752年）；宋代王怀隐主纂《太平圣惠方》（成书于992年）、《圣济总录》（官修成书于1117年），窦材著《扁鹊心书》（成书于1146年），《西方子明堂灸经》（作者不详，成书于1142—1194年间，初刊于1368年），王执中著《针灸资生经》（1220年初刊），闻人耆年撰《备急灸法》（成书于1226年）；元代胡元庆撰《痈疽神秘灸经》（1354年成书），朱丹溪著《丹溪心法》（成书于1347年，元代朱震亨撰，明代程充辑）；明代朱橚主纂《普济方》（1406年成书），高武著《针灸聚英》（成书于1529年），李梴著《医学入门》（1575年成书），李时珍著《本草纲目》（1590年成书），杨继洲著《针灸大全》（1601年初刊），张景岳著《类经图翼》（1624年成书），龚居中著《红炉点雪》（1630年成书）；清代叶广祚著《采艾编》（1668年成书），吴谦主纂《医宗金鉴》（1742年成书），赵学敏著《串雅外编》（1759年成书），吴亦鼎编著《神灸经纶》（1851 年成书），吴师机著《理瀹骈文》（1870 年初刊），金治田传、雷少逸编《灸法秘传》（1883 年初刊）。

上述医籍中，有不少记述了作者的大量实际灸疗经验，具重要参考价值。如《肘后方》治卒中恶死"灸其唇下宛宛中承浆穴十壮，大效矣"等对急、危、重病证的灸法记述。如《千金方》云："小觉背上痒痛有异，即火急取净土，水和为泥，捻作饼子，厚二分，阔一寸半，以粗艾大作炷，灸泥上，贴着疮上灸之，一炷一易饼子。若粟米大时，可灸七饼子，即瘥：如榆荚大，灸七七饼炷，即瘥；如钱大，可日夜灸之，不限炷数（卷二十二）。""膏肓俞无所不治，主羸瘦虚损、梦中失精、上气咳逆、狂惑忘误。取穴法，令人正坐曲脊，伸两手以臂著膝前，令正直手指与膝头齐，以物支肘勿令臂得动摇，从胛骨上角摸索至胛骨下头，其间当有四肋三间，灸中间，依胛骨之里肋间，空去胛骨，容侧指许，摩胠肉之表，肋间空处，按之自觉牵引胸户中，灸两胛中各一处至六百壮多，至千壮。已觉气下砻砻然如水流状，亦当有所不出，若无停痰宿疾则无所下也。若病人已困，不能正坐，当令侧卧，挽上臂令前求，取穴灸之也。求穴大较，以右手从右肩上住指头，表所不及者是也，左手亦然，及以前法灸之。若不能久正坐，当伸两臂者，亦可伏衣袱上伸两臂，令人挽两胛骨使相离，不尔胛骨覆，穴不可得也。所伏衣袱当令大小常定，不尔则失其穴也。此灸讫后，令人阳气康盛，当消息以自补养，取身体平复。其穴近第五椎相准，望取之。"

有些则侧重于文献辑录，如《西方子明堂灸经》《神灸经纶》。

也有一些医著记述了作者对灸疗机制的个人见解，值得后人参考，如《圣济总录》云："凡痈疽发背初生……须当上灸之一二百壮，如绿豆许大。凡灸后却似燃痛，经一宿乃定，即火气下彻。肿内热气被火夺之，随火而出也。"《丹溪心法》云："大病虚脱，本是阴虚，用艾灸丹田者，所以补阳，阳生则阴长故也。"《医学入门》云："虚者灸之使火气以助元气也；实者灸之使实邪随火气而发散也；寒者灸之使其气复温也；热者灸之引郁热之气外发，火就燥之义也。"《红炉点雪》云："痰病得火而解者，以热则气行，津液流通故也……。"《理瀹骈文》云："若夫热证可以用热者，一则得热则行也，一则以热能引热，使热外出也，即从治之法也。"

南北朝时期（552年），我国以《针经》赠日本钦明天皇，针灸术开始传入日本。562年秋，吴人知聪携《明堂图》等医书160卷越海东渡，以后，日本多次派人来我国学医……灸术传入日本后深受朝野重视，发展迅速，有关灸疗的著作不断问世，其中较重要的如下所述。

丹波康赖编著的《医心方》（984年），《灸法口诀指南》（1685年，著者不明），曲直赖道三著的《秘灸》（年代不明），香川后庵著的《灸点图解》（1756年），后藤省（仲介）著的《艾灸通说》（1762年），和气惟享著的《名家灸选》（1805年）（以后又作"续编"及"三篇"），原志免太郎著的《灸法医学研究》（1930年），《万病奏效灸疗法》（年代不明），代田文志编《针灸真髓》（年代未详，为总结泽田健的灸刺经验而作）、《针灸治疗基础学》（1939年）、《针灸临床治疗学》（1947年），间中喜雄著的《灸及针的效用》《灸穴治疗法》（年代未详），此外还有《灸法经验漫谈》《斗病和灸法》《灸点新疗法》（作者及年代未详）等。

应该指出，灸疗在日本长期盛行，其在民间的普及程度并不亚于我国。日本灸家的著作，多以自家的临床经验谈为主，有较高的可读性，因而研究灸史、灸法，也应对日本的灸著给予足够的重视。

灸疗的具体方式、方法的演变，是构成灸史的一个重要方面。

我们推想，原始之灸，是在远古时期，先民们于烤火疗痛的实践中摸索出来的。以后人们又在各种草木燃物中筛选出艾草作为常规施灸的燃料。自艾灸发明以后，以艾为主要原料的灸法衍生出不少于几十种，这些具体的艾灸法大致可以归纳为艾炷灸、艾卷灸、艾温灸（也称温灸）三大类。

据已发现的史料记载，早期的灸疗是着肤艾炷灸。《灵枢·经水》云："其治以针艾"，并提出"壮"的说法。用艾绒搓成的锥形体称为艾炷，灸一炷为一壮。着肤艾炷灸，自其被发明至近代，一直是灸疗的主要形式。施灸时，置艾炷于体表的选定部位（一般为病位及穴位），点燃艾炷尖部，使其自然下燃，则热力、药力透入体内起到治疗作用。按施灸对皮肤致损与否及致损程度，着肤艾炷灸又分为温热灸（灸至皮肤起红晕而不灼伤皮肤）、发疱灸（灸至皮肤稍现黄斑，灸后渐起小水疱不挑破、任其自然吸收）、化脓灸（或称瘢痕灸，须灸伤皮肤，使皮损处渐渐化脓并最终形成瘢痕）。

化脓灸在我国盛行已久，在甘肃省武威出土的汉代医简及《金匮要略》《甲乙经》中便有灸疮的记载。历代灸家多极重视发灸疮，视为除病要诀。如宋代《太平圣惠方》云："灸炷虽然数足，得疮发脓坏，所患即瘥，不坏，则病不除也。"在灸伤皮肤后，一般可以自然而然地化脓而"得疮发"，但患者体质较虚弱及其他一些因素也可使疮不能发作，古代许多医家为解决这一问题曾做过临床研究。如《甲乙经》卷三云："欲令灸发者，灸履编熨之，三日即发。"《太平圣惠方》卷一百云："用赤皮葱三五茎，去其葱青，于塘灰火中煨热、拍破、热熨灸疮十余遍，其疮三日即发。"《针灸资生经》卷二则记载了用葱熨、皂荚汤洗施灸处，内服四物汤及食鱼、鸡、鹅、豆腐、竹笋、羊肉等"发物"以促使"疮发"的方法。

由于化脓灸在施灸时灼伤皮肤，可引起剧烈疼痛，故又有不少古代医家曾探索灸时的解痛方法。如《扁鹊心书》载："如癫狂人不可灸，及膏粱人怕痛者，先服睡圣散，然后灸之。一服可灸五十壮，醒后再服再灸。""人难忍艾火灸痛，服此即昏睡不知痛，亦不伤人。"其药物配制、用法为："山茄花八月收，火麻花八月收"，"采后共为末，每服三钱，小儿只一钱，茶酒任下。"又如明代龚信《古今医鉴》记述有"挑筋灸癖法"："用花椒树上马蜂窝为末，用黄蜡蘸末并香油，频擦纸，将此纸擦患处皮上，即麻木不知痛。"《寿世保元》还提出："着艾火痛不可忍。预先以手指紧罩其穴处，更以铁物压之即止"的局部压迫麻醉法。近人施化脓灸则普遍采用局部拍打止痛；用 0.2% 盐酸普鲁卡因局部皮内、皮下注射麻醉；及中药外涂局部麻醉。后者的一种具体方法为：取川乌、细辛、花椒各 30 克，蟾酥 1.8 克，用75% 酒精 300ml 浸泡 24 小时，取其棕红色上清液，用消毒棉球涂于施灸穴位，经 1~5 分钟，达到局麻状态后施灸。在古代，医家还注意到，灸疮发后，瘢痕形成之状态会有不同，并能指示治疗之是否有效。如《外台秘要》卷八云："候灸疮瘥后，瘢色赤白，平复如本，则风毒尽矣；若色青黑者，风毒未尽，仍灸勿止。"

施化脓灸，若灸疮面积过大，灸疮发作后护理不当，有可能使感染蔓延为灾；在接近血管、肌腱、骨关节等部位施化脓灸，若致损过深，也会造成各种明显的弊害；加之化脓灸必然要造成永久性瘢痕，有损于人体的外观等因素，故在近代，化脓灸已不十分流行。我们以为，如果化脓灸的施灸、护理做到规范化，是不会导致留有瘢痕以外的什么损害的，人们没有理由因惧怕化脓灸的"弊端"而放弃这种被古人颇为重视的灸法。化脓灸除具有一般灸法的效用之外，其特有的导致局部化脓及形成瘢痕的过程又构成巧妙的、持续激发人体抗病功能的过程。化脓灸的这一特有优点，使其在许多慢性病的治疗中可以有所作为。

隔物艾炷灸是在着肤艾炷灸之后兴起的。其最早期的记载见于《肘后方》。此书在卒霍乱诸急方中描述了隔盐灸脐的治法：用炒过的食盐填平脐窝，上置大艾炷施灸，待患者感到灼痛时更换艾炷。《肘后方》还记载有隔蒜灸、隔花椒灸、隔面灸等。自《肘后方》以后，隔物艾炷灸不断有新的发明，至今于文献中可查出者，有几十种之多。

大凡施隔物艾炷灸之用意，一是为避免着肤艾炷灸之灼痛、灸伤（但同时也就不具有化脓灸之特有功效）；二是为取隔物之药用所长。以隔蒜灸为例，宋代陈言《三因极一病证方论》卷十四云：痈疽初觉"肿痛，先以湿纸覆其上，其纸先干处即是结痈头也……大蒜切成片，安其头上，用大艾炷灸之三壮，即换一蒜，痛者灸至不痛，不痛者灸至痛时方住。""若十数头作一处者，即用大蒜研成膏作薄饼铺头上，聚艾于饼上灸之"。汪机《外科理例》灸法总论云："治毒者必用隔蒜灸。"可见，古人用隔蒜灸是取大蒜拔毒、消肿、定痛之作用。

艾灸的另一重要方式是艾卷灸。艾卷灸又主要有实按灸及悬起灸两种。实按灸早见于明代朱权《寿域神方》卷三："用纸实卷艾，以纸隔之点穴，于隔纸上用力实按之，待腹内觉热，汗出即瘥。"至李时珍《本草纲目》收录的雷火神针法，则在艾卷中掺入了多种其他药物。该本卷六载："雷火神针法：用熟蕲艾末一两，乳香、没药、穿山甲、硫黄、雄黄、草乌头、川乌头、桃树皮末各一钱，麝香五分，为末，拌艾。以厚纸裁成条，铺药艾于内，紧卷如指大，长三四寸，收贮瓶内，埋地内十七日，取出。用时于灯上点着，吹灭，隔纸十层，乘热于患处，热气直入病处。清代较为流行太乙神针法，清代叶桂《种福堂公选良方》还载有多种其他"针法"，这些均与雷火神针法类同。

艾卷实按灸，大概是受古代用火炭棒隔物压按、热熨患处方法的启发而发明的。《本草纲目》卷六也载有这种较为原始的按灸方法："神针火者，五月五日取东引桃枝削为木针，如鸡子大，长五六寸，干之，用时以棉纸三五层，衬于患处，将针蘸麻油点着，吹灭，乘热针之。用治心腹冷痛，风寒湿痹，附骨阴疽，凡在筋骨隐痛者，针之火气直达病所，甚效。"

实按艾卷灸及较原始的"神针火"的特点在于，施灸时，借助压力使热力更为深透入里，优于治疗病位较深的疾患。但此方法的缺点是，由于压力的作用，灸火易灭，故须反复操作，比较麻烦。

艾卷悬起灸（一般是指有烟悬起灸）是继实按艾卷灸之后，大约于清代兴起的。陈修园医学丛书《太乙神针》附载的叶圭（清咸丰年间人）的操作方法，是将艾卷提起来，离开铺在灸位上的布一寸多高，慢慢地熏烤，使热气隔布透入皮肤。这便将实按灸变成为悬起灸了。

悬起灸的优点在于，不像实按灸那样灸火易灭，故可以长时间连续施灸，艾卷悬起灸在现代相当流行。

这种灸法，一般在操作时会产生较大的烟雾，为解决这个问题，成都中医学院首先研制出无烟艾条：用甘松 2 份，白芷、细辛、羌活、小茴香、广木香等各 1 份，混合粉碎为 100 目粉。取药粉 15%，艾炭粉约 80%，另取阿拉伯胶粉 4%～

5%，合并过 100 目筛，混合均匀。约用 5% 的淀粉糯糊，趁热加入药料中，搅拌揉搓成均匀软材，用大蜜丸出条机，制成不同规格的圆形湿条，干燥时避免变形。干燥后在其表面抹一层含有金精石细粉（或滑石粉，钛白粉）、白虫胶醇液（或羧甲基维素钠胶浆），晾干后包装即可。据称，此种艾条燃烧时产生的烟雾量大约只为有烟艾条的 3%，并具有燃烧时间长、温度高、穿透力强等优点。

悬起灸的操作，一般是由医者或患者手持艾条，如长时间施灸，亦不甚方便。20 世纪 80 年代，安徽省中医学院周楣声先生研制出一种可以固定艾条位置的灸架，这样做悬起灸时不用手扶持艾条便可。

艾灸的第三种重要形式为艾温灸（简称温灸），主要有针上加灸法（亦称温针）及温灸器灸两种。

针上加灸法，意在取针刺与艾灸各自之所长，合而用之。《针灸大成》卷四载："王节斋曰：近有为温针者，乃楚人之法。其法，针穴上，以香白芷作圆饼，套针上，以艾灸之，多以取效。……此法行于山野贫贱之人，经络受风寒致病者，或有效；只是温针通气而已……"这种温针法显然来源于《内经》的燔针焠刺，《伤寒论》有谓"温针"者，是否用艾来"温"，作者未予说明。近代流行之温针法则不用药饼盛艾。

温灸器灸，早见于《肘后方》，该书卷三载：瓦甑灸法（瓦甑为古代蒸饭用器皿，底面有数孔，各孔粗如手指，可代用为灸器）："若身中有掣痛、不仁、不随处者，取干艾叶一斛许，丸之，内瓦甑下。塞余孔，唯留一目。以痛处着甑目，下烧艾以熏之，一时间愈矣。"《千金方》则载有巧用苇管代为灸器的灸法："卒中风口喎，以苇筒长五寸，以一头刺耳孔中，四畔以面密塞，勿令泄气，一头内大豆一颗，并艾烧之令燃，灸七壮差。"明代龚信的《古今医鉴》及其子龚廷贤的《万病回春》均载有铜钱代为灸器的灸法。《万病回春》卷七灸癖根法云："穴在小儿背脊中，自尾骶骨，将手揣摸，两傍有血筋发动处，在脊骨傍两穴。每一次，用铜钱三文压在穴上，用艾炷安孔中，各灸七壮。"

清代李守先《针灸易学》卷上则载有制泥钱为灸器的施灸方法："用泥钱五个，俱内空三分，周流换之。上着艾如棟子大，灸急疼方去肉，有汗起泡为妙。或棋子中取眼，亦可。"清代高文晋《外科图说》中绘有灸板、灸罩。前者为穿有数孔的长板，上置艾绒施灸；后者为圆锥形罩子，上有一孔，罩于施灸的艾炷上施灸。

上述泥钱、灸板、灸罩虽然比较简陋，却标志着专用灸器的诞生。

叶圭于咸丰六年（1856）提出"面碗"灸器的制作及施灸法。此法附载于陈修园医学丛书《太乙神针》的后面："用生姜一大片，厚二分许，中穿数小孔，平放应针穴道之上。用面捏一小碗，如酒杯大，碗底也穿数小孔。将神针内药折出，加蕲艾绒少许，捏作团，置于碗内点燃，平放于姜片之上。顷刻之间，药气即可透入。如觉甚热，将姜片略略抬起，待片刻，即再放下。看碗内将燃尽，取起另换。每一次，换药三四回，便可收止。每日，或一次，或两次，不拘。"

清代金治田传、雷少逸编《灸法秘传》（1883年刊行）载有灸盏制作法："四周银片稍厚，底宜薄，须穿数孔。下用四足，计高一分许。将盏足钉在生姜片上，姜上亦穿数孔，与盏孔相通，俾药气可以透入经络脏腑也。"其艾药配制、施灸操作与面碗灸略同。

面碗灸、灸盏灸较以前的灸器灸有了明显的进步，其构造与近代流行的温筒灸等无甚差别，标志着灸器灸进入了成熟时期。近代的灸器见有温杯、温盒、温筒等。

温杯灸是将艾绒放在杯子中点燃,然后置患处于杯口上方做熏灸的方法(此法也可使用不扣盖的温盒、温筒)。

温盒的制作:取木板(厚约0.5厘米)制成长方形木盒(施灸面的大小,根据需要可以改变),下面不安底,上面制作一个可随时取下的盖,在盒内距底边3~4厘米高处水平安置铁窗纱一块。施灸时,点燃艾卷,置于温盒内的铁纱上并对准穴位即可。温盒盖用于调节施灸热度(见图1)。

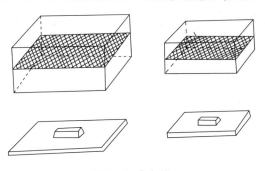

图1 温盒灸器

温筒是近代灸器中使用最广泛的。温筒也有数种:一种为圆锥式,用于小面积的点灸;其余的为平底式,用于较大面积的灸治。常用的平底式温筒一般为薄金属板制成的底面及周边穿有多数小孔的双层筒,外筒的底面直径一般为6厘米(可根据需要而定),顶盖有的穿有小孔以走烟,有的无孔(以无孔的为佳,热气易下返并作用于施灸面)。施灸时,将艾药装入内筒并将内筒置入外筒内,点燃艾药,等外筒底面已足够热时便可使用。一法手持温筒,悬于灸位的上方做悬起灸,一法隔布置温筒于灸位上施灸(以后法较为理想,见图2)。

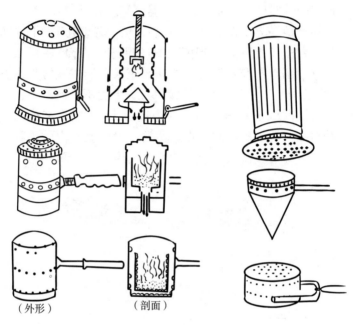

（外形）　　　　（剖面）

图2　温筒灸器

除上述几种温灸器外，孙思邈《千金方》中所记载的苇管灸器在改进以后仍被应用：一种为一节形苇管灸器，其苇管口直径0.4～0.6厘米，长5～6厘米，苇管的一端做成半个鸭嘴形，另一端用胶布封闭，以备插入耳道内施灸。另一种是两节形苇管灸器，一节管口直径0.8～1厘米，长4厘米，做成鸭嘴形，用以盛艾绒；另一节管口直径0.5～0.6厘米，长3厘米，此节一端插入耳道，另一端插入盛艾绒节的端口连接成灸器。插入耳道端用胶布固定。灸施时将半个花生仁大小的一撮细艾绒放在苇管灸器半大鸭嘴形处，用绒香点燃后，用胶布封闭苇管灸器内端，插入耳道内（图3）。

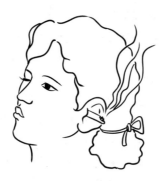

图3　苇管器灸

　　灸器灸的特点是利用器具的可塑性，使灸疗更能按照人们的意愿施行，如利用苇管器，使施灸于耳道那样的狭小地方成为可能；温筒灸则可扩大施灸面，作用力大，又不致灼伤皮肤。显然，使用灸器是改进灸术的重要途径。

　　灸疗发展至今，在众多的艾灸方法之外，人们还发明了众多的非艾灸法，如灯火灸、电热灸、非艾药物熏蒸法及非艾药物敷灸等，使灸疗的手段更为多样。

二、灸疗法应为大众所掌握

　　早在晋隋时期，陈延之在《小品方》中便指出："夫针须师乃行，其灸则凡人便施。为师解经者，针灸随手而行；非师所解文者，但依图详文则可灸；野间无图不解文者，但逐病所在便灸之，皆良法，但避其面目，四肢显露处，以创盘（瘢）为害耳。"说明灸法的操作简单，患者可以看看介绍灸法的图文，知道何病应该取何穴、穴位的位置及施灸方法便可以自己用灸治疗，不一定非由医生操办。

马少群的数十年温灸经验也证实，由患者用灸自治是可行的。患者来诊，少群先生往往于视诊后，晓之以病理，示之以灸穴，授之以施灸方法，然后由患者回家自灸，效果很好（可参阅下篇中的病例）。

灸疗法的普及不但是可行的，而且很有必要。在当代，医学借助科学技术的力量，使自身的发展日新月异，其为人类健康带来的福利是显而易见的。然而，人们也应看到，随着医学科学知识的日趋高深发展和专业化，医疗已经成为医务人员的专业，对一般民众来说已经成为不可问津的事了。渐渐地民众也就形成了"治病是医生的事情，患者所该做的，只是将医生指定的药片吞下去"的思维定式。

我们认为，医学知识的普及，特别是灸疗、按摩、中药等传统医疗技术的普及能有效地促使民众积极参与自我保健、治疗的实践，从而有助于纠正在医疗活动中患者过于依赖专业医生的被动状况。

疾病须早治。《千金方》卷二十八云："凡卒患腰肿、跗骨肿、痈疽、疖肿、风游毒热肿此等诸疾，但初觉有异，即急灸之，立愈。"卷二十九云："大凡人有卒暴得风，或中时气，凡百所苦，皆须急灸疗，慎勿忍之、停滞之，……不尔，渐久后皆难愈。"此皆诚恳的经验之谈。在某些病患的早期，比如发病的头一两天，甚或"初觉有异"而病证尚未完全显露时，往往是进行灸治的最佳时间，如人们对灸疗法有所掌握，于此时大可不必去医院，居家自灸便可收事半功倍之效。

慢性病的治疗，往往需要数月、数年甚至更长的时间，如果患者能掌握灸疗法等有效的自我调治手段，则对于医患双方带来的方便是不言而喻的。

灸疗法原本是古代民众医疗实践的产物，并无高深及神秘可言，只是在医疗渐渐为医者所"垄断"之后，这种简易、有效的疗法才失去了其"群众性"的本来面目。

我们编写此书的一个目的，就是要促进灸疗法的普及，使之重新成为群众性医疗保健的常用手段。本书对灸穴取法有详细的图文说明，对各个病证的灸法也做了非常具体浅显的介绍，一般患者完全可以根据这些内容尝试自灸自治（因灸筒施灸面较大，按图取穴稍有偏差也能灸到该穴）。

三、灸疗作用机制、适应证、禁忌证、禁灸穴辨

灸法种类众多，本章主要讨论灸法的主体——艾灸的一般作用机制（化脓灸等有其独特的作用机制，不在此讨论）。

艾灸这种火热疗法可以治寒、热、虚、实证并均能取得良好的效果，这一现象，在古代已为许多著名中医临床家所认识。

既然同样的灸法可治疗上述这些有某种本质差异的病证，那么，灸法必然得具有适用于治疗这些不同病证的一般的（即共同的）作用机制。

对于艾灸的一般的作用机制，一些古代学者曾试图予以阐述（参见"灸史"一章），然其立论过简，未能深入细致地说明问题。

以临床观察为推论的依据，我们以为，艾灸的一般性治疗效应是由两方面构成的：一是艾灸产生的特殊的"药气"所引起的效应；一是艾灸生火热，其热刺激所引起的效应。

艾灸时产生的"药气"由灸位的皮表及随呼吸被机体吸收后，能起到广谱抗菌、抗病毒及杀灭微生物的作用，也就是

说，艾灸有直接"驱邪"的效应。此外，这种"药气"显然还具安神、醒神、通窍的效用。

艾灸生热，其适量的热刺激施于适当的灸位（主要是穴位）便产生艾灸最主要的治病效应。

无论实证、热证、虚证、寒证，在绝大多数情况下，在病体体表可以出现一些具"嗜热性质"的腧穴，所谓"嗜热性"，是指在此施灸，患者会无一例外地感觉舒适。

虚寒证尚易于理解，而实热、阴虚内热证为什么会有这样的"嗜热穴"出现？下面我们试图以实热证为例来说明这个问题。

就一般而言，热病呈整体的产热亢进及散热障碍状况。这种整体的"热态"多为邪正相争，机体对病理性刺激反应过敏、过激所导致。在热病过程中，机体的穴道起着行营卫、驱病邪的作用。穴道的这种功能有其限度，由于病理产物堆积等因素，在病程一定的时期便导致某些局部穴道不通、气血不荣的状况。穴道不通则痛，气血不荣则寒，这就是为什么在热病状态下，某些穴位具有嗜热性，灸后感到舒服的原因。

因此我们认为，施灸时机体的局部（灸位）"得温而舒"，在局部就起着通穴道、行营卫、驱病邪的作用（这些作用又互为因果），并继而通过作用于经脉系统产生远道放射、扩散效应，从而起到对整体的调整、治病作用（包括抵消病理性恶刺激，抑制机体的过敏、过激反应，使机体的"传输、通讯"系统恢复秩序，增强机体的自我修复能力及对病理产物的吸收、排泄能力等）。这也就是艾灸所以能治寒、热、虚、实证的一般作用机制。

以艾灸治寒证时，导入大量的热能以直接对抗、抵消体内之"寒"，也是灸疗的作用机制之一，但这绝不是灸疗具普遍意义的作用机制。

治疗实热证、阴虚内热证，则要避免不恰当的热导入。所谓"不恰当的热导入"，主要是指两种情况。其一，术者辨证未明，取穴未得病机，如此施灸便是徒然导入热量，未能愈病，反会助长病势。这也是历来有些人反对热病用灸的理由之一。其实，取穴当否，验之也简单，一般略灸其穴上，获"温而舒"感觉的，取穴正确，否则便是取穴不当。其二，取穴得当而灸量欠妥。虚寒证灸得"过热"一些，一般问题；但实热病等，灸量一定要小心控制，中病则已，过即为害，特别是在"艾火未行"的情况下（指少数病例，因脏腑、经脉瘀滞特甚，初灸时艾火尚未能远达，聚于灸位，患者有或感觉不适的现象，不可猛灸，只宜小火，少时，此亦"甚者从之"的道理）。

根据临床的观察及对灸疗机制的上述认识，我们认为，灸疗的适应证是极为广泛的。但这并不等于说灸疗能包治所有的病证。世界上还没有哪一种疗法能做到这一点，自然对灸疗法也不应有这种企望。我们只是强调，灸疗的适应证一般不受"实、热、虚、寒"概念的限制。

在古代，由于主要采用着肤直接灸，易灼伤皮肤。特别是其中的化脓灸，非灼伤皮肤不可，若施灸量过大及灸后护理不当，还会导致灸位皮下深层组织的损害。故前人提出某些禁灸穴是有一定的道理的；但若掌握好灸量，施用温灸器灸、艾卷灸及着肤温热灸等，则不会灼伤体表，因此也没有禁灸穴可言。只是在常人的心前区、孕妇的小腹部及幼儿囟门未闭前的囟会穴应该慎灸罢了。

四、马氏摸诊法

（一）马氏摸诊法的由来

20 世纪 40—50 年代，少群先生身体患病，遂用温灸自治，在此过程中，逐渐摸索出一些脏腑病的触诊规律。少群先生认为各脏腑患病时，相关穴位出现压痛感是较普遍的，由此他创新并发展了摸诊法，即用手指按压患者的穴位、经络，根据疼痛程度判断疾病。后来该法又经过不断的总结，形成了比较完善的方法——马氏摸诊法。

少群先生说：“我不会诊脉，耳聋不能用听诊，治病时用望、闻、问诊，日久创造出来‘摸诊’。此法是用手指尖压按患者腹部、背后脊椎下、四肢内外侧的穴位，看哪儿有压痛，再结合患者自觉症状，就能诊出是哪经的病，再拟穴治疗。”

（二）马氏摸诊法的特点

马氏摸诊法简便明了，易于学习和操作，无须借助其他工具就可以较准确地判断病证的脏腑、经络归属。

（三）马氏摸诊法的作用

马氏摸诊法几乎可以实现诊断、辨证、配穴、检验四合一的功能。摸诊可以诊断病证，同时是辨证、配穴的基础，也是检验温灸后是否病愈的手段。在治疗前，穴位摸诊能帮助医生了解病证的脏腑、经络归属，利于诊断。经治疗，如病情虽有好转或症状消失，但相关穴位、经络的压痛感没有消失，则说明病未根治，须继续治疗至相关穴位、经络的压痛感消失才算病愈。

少群先生认为："人身十四经的经脉遍布全身，经脉既能治病，也能得病；既能预防疾病，又能保健。这些经脉在未病时并无感觉，一旦患病，气血凝滞，则指压时有疼痛的感觉，待把病治好，痛即消失。经治疗，病证好转或消失，但相关穴位压痛感没有消失，还不能说病已根治，须到相关穴位压痛感消失为止。"

（四）常见病证的摸诊方法

1. 心脏病 按少海和第 3~7 胸椎下有压痛即提示心脏有问题。心脏病早期，按第 5 胸椎下有明显压痛。伴有四肢关节痛及心前区搏动应手较强等，常见于风湿性心脏病。

2. 肝脏病（包括肝炎、肝硬化、梅尼埃病等） 按第 9 胸椎下、右胁下和章门有压痛，提示腹胀气多，消化不好。肝大者，右胁下硬痛。

3. 脾脏病（包括面黄肌瘦、腹胀、面和四肢肿、全身无力） 按第 11 胸椎下和足三里、三阴交有压痛。脾大者，左胁下硬痛。

4. 肺脏病（包括气管炎） 按膏肓、身柱、中府、尺泽有压痛。

5. 肾脏病 按天枢、京门、太溪、照海有压痛。单侧京门有压痛，提示同侧肾脏有病。

6. 膀胱炎 按关元、三阴交有压痛。关元处可触及圆形硬块。

7. 胃病（包括胃溃疡、十二指肠溃疡） 按天枢、足三里、三阴交有压痛，剑突下至脐上硬痛。

8. 肠炎 按脐周和大横、曲池有压痛。

9. 高（低）血压、半身不遂、关节炎（痛） 按身柱、风池、曲池、风市、悬钟、申脉、足三里、三阴交、照海等有压痛。

10. 妇科病（包括妇科肿瘤） 按剑突下至耻骨联合处，以及少海、足三里、三阴交、照海有压痛。

五、选穴规律

少群先生的临床选穴规律及经验大致可归纳为以下几点。

1. 须记熟十四经的穴位主治 施灸时先明确病在何脏腑经络，主选本经本穴、本经募穴、背俞穴、阿是穴及患处；酌选邻经穴（任、督二脉及心、肝、肾经所治颇广，宜着重研究）。

2. 应用八会穴

（1）腑会中脘，腑病灸此穴，各种慢性病证多有腑气呆滞，亦宜先灸此穴（配足三里）以通腑气，则生化有源，脏腑的瘀滞病物可以化解、排泄。

（2）脏会章门，脏病、癥瘕痞块、不能食而热者灸此穴。

（3）筋会阳陵泉，凡筋病、烦满囊缩、诸般风气灸此穴。

（4）髓会绝骨（悬钟），骺酸痛甚，按之不可，名曰胕髓病，灸此穴。脑为髓海，头热足寒者也宜灸此穴。

（5）血会膈俞，诸血证、身斑斑如绵纹者灸此穴。

（6）骨会大杼，凡脊椎不利、虚劳发热等证灸此穴。

（7）脉会太渊，凡心痛、脉数、脉涩、无脉证等灸此穴。

（8）气会膻中，肺结核、产后乳汁不下、乳腺炎、食管狭窄等灸此穴。

3. 冲、带脉，阳跷、阴跷脉，阳维、阴维脉病皆取本脉
所行经交会穴

（1）冲脉起源于小腹内（胞中），从气冲部（腹股沟动脉
处）沿腹旁足少阴经上行，至胸中而散；上合任脉，分布唇
口及头面五官；下同足少阴经行股内侧、腘中，深入胫骨旁、
内踝后，渗灌足三阴，前出于足背及大趾间；背后上循脊里，
通于足太阳；腹前起于关元，通于任脉（见图4）。

冲脉病可见月经不调、崩漏、不育、气逆上冲心等证，宜
酌灸腹部肾经穴、气冲、阴交、公孙等。

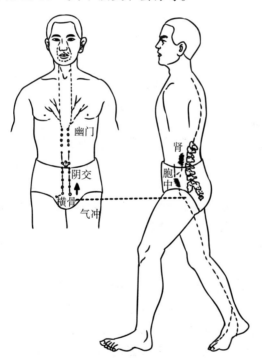

幽门

阴交

横骨

气冲

肾

胞中

图4　冲脉

（2）带脉起于季胁下，围绕腰腹一周。足少阴经别与足太阳经别会合，上行至肾，当十四椎（第2腰椎）处出属于带脉（见图5）。

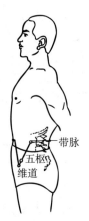

图5 带脉

带脉病见下肢萎软不用、腹满、腰溶溶若坐水中、脐腹及腰脊痛、妇女月经不调、赤白带下等证，宜灸章门、带脉、维道及足临泣等穴（足临泣通带脉，为八脉八穴之一）。

（3）阳跷脉从足太阳经分出，起于跟中，从外踝（申脉）上行（仆参、跗阳），经髋部（居髎）、肩部（臑俞、巨骨、肩髃）、面部（地仓、巨髎、承泣），至目内眦（睛明），上行入风池，在项中两筋间（风府）入脑（见图6）。

阳跷发病"阴缓而阳急"（指惊痫、瘫痪等证出现下肢伸肌紧张、足外翻）。宜灸申脉、风池，酌用仆参、跗阳、居髎等穴。

（4）阴跷脉从足少阴经分出，起于然谷之后（照海），上内踝之上（交信），直上沿大腿内侧进入阴部，上循胸里入缺盆，上出人迎之前，入鼻旁，属目内眦，合于阳跷而上行（见图7）。

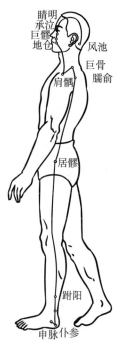

图6 阳跷脉

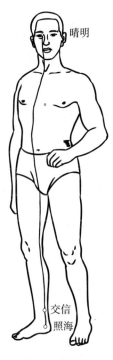

图7 阴跷脉

阴跷病则"阳缓而阴急"（指惊痫、瘫痪等证出现下肢屈肌紧张、足内翻等）。宜灸照海、交信等穴。

洁古云："痫病昼发灸申脉，夜发灸照海。"少群先生认为，此病无论昼发、夜发，一般照海、申脉均有压痛，故宜全灸。

（5）阳维脉从金门上阳交，会臑会、天髎、肩井、本神、阳白、头临泣、目窗、正营、承灵、脑空、风池、风府、哑门诸穴（见图8）。

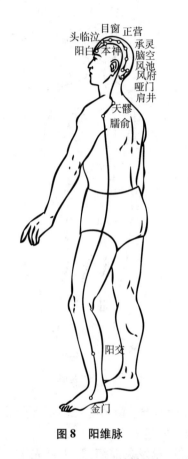

图8　阳维脉

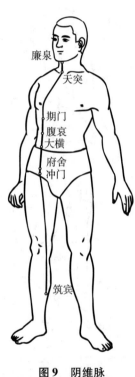

图9　阴维脉

　　阳维者维于阳，失之则溶溶不能自收持、苦寒热、惊而失志、善忘、恍惚。宜酌灸上述穴及外关穴。

　　（6）阴维脉起于筑宾穴，上行经冲门、府舍、大横、腹哀、期门、天突、廉泉诸穴（见图9）。

　　阴维者维于阴，病则苦心痛。宜酌灸上述行经穴及内关穴。

六、灸治要诀

马少群灸治经验的要点可归纳为如下：

1. 病初灸局部，病久重整体　于病患的初期，"邪正相争"的矛盾一般尚以局部为主，此时仅施灸于患处、局部穴位，往往便可顿挫病势，是个简易、快捷的灸法。但对于慢性病不能单纯地这样治。因为此时病久已传化，上下痞涩，阴阳失和，往往病情已不限于一经一脏一腑。因此灸治慢性病，必须重视整体配穴，以期灸通脏腑、经络，灸通上下，调平阴阳，从而达到根除疾病的目的。

2. 灸贵于早、贵于恒　灸贵于早，一般是就急性病证而言（我们在"灸疗法为大众所掌握"一章中对此已有所论述，可参阅）。而慢性病证的灸治又应持之以恒。一些陈年痼疾，在灸治数月以后方见效果的情况是有的，因此，医患双方均要有长期用灸的思想准备。还有一些慢性病患者，当灸治若干时日，病情明显好转后便以为问题不大了，遂止灸，这常常导致病状复燃。故少群先生每每叮嘱慢性病患者，想要除病，少则两三个月、半年，甚至要更长时间地灸下去才行。症状已消失，还不能以为是病已根治，须以触诊再做验证（详见"触诊"一章）。病治好了，如身体仍显虚弱，也应继续用灸，培养元气。总之，施灸不单是为了解除症状，而更要以除病、健身为最终目的，故须持之以恒。

3. 灸贵通腑气　各种慢性病，因病久脏腑传化，一般均会导致腑气的呆滞。灸治每有必要先通其腑气。这样使肠胃的吸收、排泄功能趋于正常，则机体气血生化有源，体内的瘀滞及病理产物易于化解、排出，各种病证均能随之而好转。故中脘、足三里等为治疗各种慢性病的必用灸穴。

4. 灸贵引导、先后有序 慢性病日久，常常导致病体上盛下虚，上热下寒，而"盛"及"热"又最为患者所苦。针对这种情况应先着重灸病体中、下部穴位。俟中、下部灸通，则"上盛""上热"之邪自可下行走泄，病情也就随之变化，这就是灸法引导功能的运用。当中、下部灸通之后再酌情增加上部穴位的灸量，则上下皆和，这就是我们所说的灸法先后有序。

内热盛、脏腑积滞重的病例灸法也类似，此等宜先多灸四肢穴，俟四肢经穴灸通，再增加躯干部灸穴，如此灸治会较为顺利。

5. 久病赢弱者，以"小火"为先 遇病久而赢弱、进食少、体热（喜凉恶热）者，少群先生一般嘱其先按以下5日穴灸治：1日中脘、足三里；2日环跳、阳陵泉；3日风市、申脉；4日肩髃、曲池；5日风池、绝骨。5日后再按其病在何脏腑，酌选穴灸治。遇病久而赢弱、进食少、体寒（喜热恶寒）者，先生则嘱其按以下4日穴灸治：1日中脘、足三里；2日下脘、天枢、气海；3日关元、三阴交；4日内关、照海。4日后再按其病在何脏腑，选穴灸治。对这样的患者，前15天的灸量为：腹部每穴每次灸20分钟，背部及四肢每穴每次灸15分钟，俟灸至患者进食增多、感觉体力增长之后再使用通常灸量。此因虚甚则滞亦甚，故只宜先小通、小补，否则病体不能受艾火而行之，可出现口干、咽痛、头晕、不思饮食等反应。

6. 兼病兼治，急者先治 单一的病患，可按本书下篇中各病常规灸法灸治。然而慢性病兼病的情况较为普遍，比如患高血压的同时尚患有糖尿病，患咳喘病的同时患有牛皮癣等等。如此可将不同病患的常规灸法的穴组合并灸之（其中重复的穴组不必重复灸）。当然如兼病而以某一病患为主时先灸治主要病患也是可取的。特别是兼有外感（感冒）、大便不通、小便不利及水肿者等"急所证"时更应先顾及于此，并可按以下灸法治之：

（1）治外感：灸风门（背部）、阳陵泉（下肢）各25分钟，日灸二三次，以微微汗出为度（还可参考下篇中的"感冒"治法）。

（2）治大便不通：灸承山（下肢）25分钟，左大横（腹部）30分钟。日可两灸，以大便通为度。

（3）小便不利伴水肿者按以下利水常规灸法治疗：

灸 序	穴名及穴数（位置详见13章）	每穴施灸量
1 日	关 元（单穴） 曲 骨（单穴） 三阴交（双穴）	灸30分钟 灸30分钟 各灸30分钟
2 日	水 分（单穴） 水 道（双穴）	灸60分钟 各灸30分钟
3 日	偏 历（双穴） 复 溜（双穴）	各灸25分钟 各灸25分钟
4 日	小肠俞（双穴） 阴陵泉（双穴）	各灸25分钟 各灸25分钟
5 日	大肠俞（双穴） 腹 结（双穴）	各灸25分钟 各灸30分钟

注：①水肿轻，灸以上第1、2日穴一般便可取效，余穴不必全灸。②上述灸法治水肿普遍有效，如果某些特殊病例，灸后见效迟缓，也可以加灸腰骶部命门穴至长强穴这一段督脉及旁开的膀胱经段。此灸法不论穴位，而是自上而下一灸器挨着一灸器施灸，先灸督脉，继灸膀胱经。每日灸2次，每次灸2~4处，每处灸60分钟。亦循环灸之。下肢肿甚者，还可由浮肿处的上缘，自上而下灸腿的内外侧，如同灸督脉段法。③每日灸脐30分钟。

七、灸量掌握

选穴（选择施灸部位）与灸量的掌握是决定灸治成功与否的两个同等重要的因素。后者貌似容易，实则也有讲究，术者须敏于体验，观察，日久才能言有所心得。

灸量，要言之，便是施灸时向体内导入的热量，这主要取决于施灸时间长短、施灸面积大小及施灸面所达到的热度。后两者在施灸过程中一般变动不大。因此灸量实际上主要靠施灸时间长短来控制。

施灸量过小的情况还相当普遍。"某穴，宜温灸5～10分钟"已成为一般针灸书中对穴位灸量的习惯说法便是明证。

少群先生以其数十年的温灸经验为依据，总结出，温筒灸每穴每次的一般灸量应是：头面部穴灸20分钟；背部及四肢穴灸25分钟；胸腹部穴灸30分钟。这尚且是比较谨慎、保守的规定，因恐初灸者不知深浅、随意延长灸时，引起弊端。实则慢性病患者在按此施灸1个月左右，以后多可延长灸时，因周身经脉的滞碍已渐渐灸通，故增加灸量一般不会引起上热及格拒现象而疗效会更好。

施灸量过大的现象在患者自灸的初期可见。1962年一位青岛的女患者给少群先生来信，述说她温灸治疗经历，她患有子宫颈糜烂及盆腔炎等病，初灸10天后出现口干、鼻出血等反应（灸时过长之过），遂止灸。后因病痛所苦再度用灸，病状渐好转，至第2周，口干等反应也消失了。她于是以为多灸无妨，用3个灸筒同时在小腹部做长时间灸，结果导致腹痛反而加重而不得不再度止灸。至此，她方知施灸当循序渐进，不可急于求成。以后她按少群先生拟订的灸法、灸量开始第 3 次施灸，渐渐病愈。像这样的事例并不少，用灸者应引以为戒。

八、马氏温灸器

1. 马氏温灸器的由来 温灸器最早是东方针灸学社从日本引入我国的，由白铜制成，做工复杂，价格高昂（当时一个温灸器的价格相当于两袋面粉的价格）。后来东方针灸学社歇业，温灸器便很难买到了。1959 年，少群先生决定自己动手制作温灸器，经过多次反复试验，最终他用废旧罐头盒研制出了第一个马氏温灸器。

马氏温灸器发展至今，有铁质、不锈钢质、铜质三种材质；有传统手工制作、现代模具冲压两种工艺；有大、小两种规格，大号温灸器为椭圆形底面，小号温灸器为圆形底面，均为内外双层结构。马氏温灸器设计图样及第一代大、小号马氏温灸器见图 10。

2. 马氏温灸器的优点 马氏温灸器由厚 0.2~0.5 毫米的普通铁片、不锈钢片或铜片制成。当年研制温灸器时，少群先生对温灸器的大小以及温灸器上孔眼的大小、数量、位置，都进行了精确的计算。马氏温灸器与日制温灸器以及我国传统的艾灸盒等灸具不同，其疗效更好，也更适合医院、家庭使用。

（1）马氏温灸器由内外两个薄金属板筒（盒）相套而成，内层填装艾绒和灸药，外层进行施灸，这样的构造既有利于艾绒燃烧的热力传递，又可防止火烬外散，灼伤皮肤；既可以使温灸器的温度恒定持久，又使火不易熄灭，有点类似于北方冬天使用的煤球炉子。

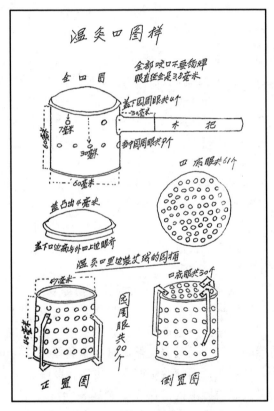

温灸器图样

注：图中的"四"为"器"的简化字。

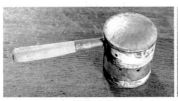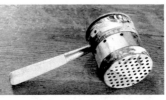

B

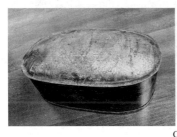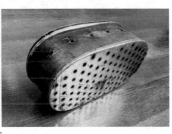

C

图 10 马氏温灸器设计图样及第一代大、小号马氏温灸器
A. 马氏温灸器设计图样；B. 第一代小号马氏温灸器；
C. 第一代大号马氏温灸器

（2）马氏温灸器取消了日制温灸器顶盖上的走烟孔，改变了侧面和底面烟孔的孔径和数量，以利于艾绒和灸药燃烧的烟气借助热力反作用于施灸面。

（3）马氏温灸器扩大了施灸面，除四肢末端和头部穴位使用小号马氏温灸器外，其余部位均可使用大号马氏温灸器。小号马氏温灸器底面呈圆形，直径为6厘米。大号马氏温灸器底面呈椭圆形，尺寸为（15～17）厘米×（8～9）厘米，可保证施灸穴位不跑偏，加大温灸效力。基于少群先生在实践中得出的"热病可灸"及"温灸并无禁灸穴"的论断，少群先生充分考虑了施灸过程中温灸器对穴位的覆盖面积，马氏温灸器不仅能够完全覆盖施灸穴位，还能连带调节施灸穴位周围的穴位和经络。针灸学认为，位置相近的穴位，其功效也有一定的相似性。马氏温灸器可以通过扩大施灸面的方式增强疗效。同时，由于覆盖面积大，所以马氏温灸器对穴位的准确度要求没有针刺、点穴高，即便是不懂医学的普通家庭，也可以很好地利用马氏温灸器来调理身体、治疗疾病。

（4）施灸时，保持马氏温灸器底面朝下，正立放在穴位上，尽量减小倾斜度，避免马氏温灸器横倒放置；马氏温灸器不宜悬起，应隔着垫布置于穴位上，艾绒、灸药燃烧时产生的烟气可以聚于施灸面，最大程度地增强艾绒、灸药的作用。艾绒中的水分随着热气被带到施灸面，使施灸面保持潮润、舒适，这有利于增加施灸面对艾绒和灸药中有效成分的吸收。

（5）马氏温灸器使用方便，除背部的部分穴位外，患者均可自行操作。

（6）马氏温灸器（尤其铁质温灸器）价格低廉，便于普及使用。马氏温灸器在采用现代模具冲压工艺的同时，至今仍保留传统手工制作工艺，完全咬口设计，铆钉连接，不用锡焊，没有其他化学成分的干扰。马氏温灸器虽在制作上稍显粗糙，但有人认为，越是朴素的手工制作，越有原汁原味的感受。传统手工与现代工艺各有千秋。

3. 第二代马氏温灸器 第二代马氏温灸器采用全模压一体成型加工工艺。自1959年少群先生研制出第一代马氏温灸器开始，少群先生及其传人历经60余年，在确保施灸效力的前提下，不断对马氏温灸器进行改进，从手工、半手工发展到现在全模压一体成型加工，大大增加了马氏温灸器的经济价值、实用价值及美观性等。

第二代马氏温灸器的研究、开发历时多年，马氏温灸传承团队开发出了上百件精密加工模具，实现了多种材质的第二代马氏温灸器全模压一体成型。第二代马氏温灸器不仅保持了第一代马氏温灸器的效力，而且做工更加精致、外形更加美观且更易于清理，现已获得国家专利。

九、灸药配制

少群先生习惯于在施灸时将少量灸药掺入艾绒，其配制如下：生五灵脂24克，生青盐15克，夜明砂（微炒）6克，乳香3克，没药3克，大葱根蒂（干者）6克，木通9克，白芷6克。以上药味共研细末（即成即用灸药），可与约500克艾绒配用，若一日一灸，这些灸药大概可使用一个月时间。灸药应装瓶防潮、防走失气味。

十、马氏温灸法操作详解

（一）物品准备

1. 马氏温灸器　一般居家温灸者配备2个大号、2个小号马氏温灸器（简称2大2小）即可。医疗机构可根据床位数量和患者数量灵活准备。

2. 艾绒与灸药　马氏温灸法所用艾绒通常由端午节期间采摘的大叶艾加工而成，灸药通常以马氏灸药配方为基础进行配制。此外，针对不同类型的疾病，临床可以根据辨证结果对药物进行加减。

3. 棉质包布和垫布　大号温灸器所用的包布大小为（40～45）厘米×（40～45）厘米，小号温灸器所用的包布大小约为30厘米×30厘米，包布常折叠成2层使用。大号温灸器的包布也可作为垫布使用，每个温灸器需准备4～6块垫布。

居家温灸者可自备普通棉质布或纱布，也可用旧的棉质床单、衬衣、打底衫等自行裁剪。包布和垫布宜勤洗，以保持干净。

4. 垫枕 每人或每床准备 3～4 个垫枕，尺寸为 (12～14) 厘米×22 厘米，用以支撑温灸器，防止温灸器倾倒而烫伤患者。

5. 点火工具 准备打火机（点火枪）或火柴等。

6. 其他 准备量杯（装填艾绒、灸药）、燕尾夹（固定包布）、松紧带（固定小号温灸器）、刮灰铲（清理温灸器）等。

（二）施灸前准备

1. 装填艾绒和灸药 准备适量艾绒和灸药。如灸药暂时未配好，也可只用艾绒灸治。

（1）小号温灸器直接装填法。打开温灸器，取适量艾绒，装入温灸器内筒，用手指轻轻按平，铺至温灸器内筒的 1/3 处，此为第 1 层艾绒。取灸药约 0.5 克，撒在第 1 层艾绒上，以盖满艾绒为度。接着放入第 2 层艾绒，压实以延长艾绒燃烧时间。再放入第 2 层灸药，重量同样约 0.5 克。最后用艾绒封顶，按压、整理成拱形表面，以便于燃烧。共装填 3 层艾绒、2 层灸药，扣盖备用。小号温灸器一般装填约 6 克艾绒，可燃烧 90 分钟，施灸者须根据实际灸穴数量和施灸时间增减艾绒和灸药的用量。如果只灸 1 组穴位，则取 3～4 克艾绒，装填 2 层艾绒、1 层灸药即可。

扫码看操作视频

（2）大号温灸器直接装填法。大号温灸器装填方法与小号温灸器的装填方法相似。取大号温灸器，将艾绒收拢，使之紧凑、团起，放入温灸器内筒中间位置，其上撒1克左右的灸药。再以同样的方法装填第2层。第3层仅装填1层艾绒。共装填3层艾绒、2层灸药，扣盖备用。大号温灸器一般装填约12克艾绒，这些艾绒可以燃烧90分钟以上，同样需要根据实际灸穴数量和施灸时间增减艾绒和灸药的用量。

扫码看操作视频

（3）量杯装填法。在直接装填温灸器时，若把握不准艾绒和灸药的用量，可以通过马氏温灸特制量杯进行装填。准备适当数量的大、小号量杯，同样按3层艾绒、2层灸药的方式将艾绒、灸药分别装入大、小号量杯中，扣盖备用。装填量通常为量杯容量的3/4。施

扫码看操作视频

灸时将量杯中装好的艾绒、灸药倒扣入相应型号的温灸器内筒中即可。

（4）医疗机构装填法。如果患者较多，可按4层艾绒夹3层灸药的方式将温灸器内筒装满。大号温灸器如装满艾绒、灸药，可连续使用4~5个小时，灸治3~4个患者。这种装填方法适用于多人施灸的情况，既可以充分利用温灸器中的艾绒和灸药，又可以节省更换艾绒和灸药的时间。

扫码看操作视频

2. 点燃温灸器 小号温灸器点燃后需等待1~2分钟，待表层艾绒燃烧充分后即可扣盖备灸；大号温灸器点燃半分钟后即可扣盖备灸。居家温灸者点燃温灸器时，可在厨房开启抽油烟机或在窗口处进行。用打火机或火柴在最上面一层艾绒上点燃3~4个着火点。

扫码看操作视频

点燃温灸器时务必注意用火安全，避免引起火灾。

3. 包裹温灸器 将温灸器扣盖少顷，用棉质包布包裹燃烧好的温灸器，用燕尾夹固定包布连接处，以防止包布散落引起烫伤。包布既有防止烫伤的作用，又有吸收艾烟的作用。马氏温灸器的特殊构造使得艾绒、灸

扫码看操作视频

药燃烧后挥发出来的烟量很少，再经过包布的吸收，基本可以实现无烟温灸。包裹大号温灸器时需注意包布要包裹得宽松、透气一些，以利于艾绒燃烧，特别是在环境潮湿的地区，包布不可包裹过紧。

（三） 施灸操作

待温灸器底面温热后即可开始施灸操作。除四肢末端和头部穴位使用小号温灸器外，其余部位均可使用大号温灸器。当患者自觉施灸部位的皮肤有温热感时开始计时，按照马氏温灸循环灸方建议的时长进行灸治。

1. 施灸体位 施灸时患者的体位一般选用俯卧、仰卧、侧卧或坐位，以患者感觉舒适、放松及温灸器尽量直立正放为准。需要特别提示的一点是，为保证施灸效力，须将温灸器底面朝下，正立放置于穴位之上，尽量减小倾斜度，且避免温灸器横倒放置。

2. 施灸顺序 同一天要施灸的穴位，可按照"先内（躯体）后外（四肢）""先背后腹"的顺序施灸。在患者的体位能够满足灸治需要的情况下，也可同时施灸这些穴位。大、小号温灸器搭配使用，可节省时间，提高施灸效率。例如，中脘、足三里这一组穴可用1大2小马氏温灸器同时施灸；期门、太冲这一组穴则可用2大2小马氏温灸器同时施灸，30分钟即可结束灸治。

3. 温灸器的固定

（1）用小号温灸器灸四肢穴时，可用松紧带固定或用垫枕支撑。灸头部穴时，可多加一层包布，手持施灸。

（2）用大号温灸器灸胸腹部穴和背部穴时，一般不需要固定。

（3）用大号温灸器灸侧面穴位时，用垫枕支撑。

4. 直接熏灸　对于不方便用常规方法施灸的病证，如渗出性外伤、皮肤病、痔疮等，可将点燃的温灸器的盖打开，将温灸器放置于患病部位的下方熏灸，以局部温热、舒适为度。

扫码看操作视频

5. 觉烫加垫布　通常施灸 5～6 分钟后即会感觉到温灸器发烫，这时需要加用垫布。将施灸前准备的垫布每块折叠成 4 层，通常多准备一些垫布放置一旁备用。感觉烫时即加 1 块垫布，再烫再垫，要使施灸部位始终保持温热。当患者不觉热时，应逐步撤减垫布，否则温热度下降会导致温灸效力降低。需要特别注意的是，若施灸后患者出汗较多，甚者下层垫布可完全湿透，此时须用干爽垫布替换已湿透的垫布。

（四）操作注意事项

1. 施灸时体感温度的掌握　温灸是温热疗法，马氏温灸法追求"温而舒"的灸感。施灸时，以患者感到温热、舒适为度，觉烫即加垫布；相反，若觉不热，则撤减垫布。不可一味"追求疗效"而觉烫不加垫布，这很容易烫伤皮肤而引起水疱，此为欲速则不达。初灸时，尤应注意及时加垫布，患者不要刻意忍耐。灸一个循环后，若关节炎或腹寒患者未起水疱，可适当提高温热度，但对于老年体弱或儿童患者，则宜适当降低温热度。

2. 施灸时间和灸量控制

（1）施灸时，不必拘泥于某一特定时间，但一般以饭后1小时以上为宜，不宜在过饱或过饥时施灸。在特殊情况下，如跌打损伤或患急证时，可以随时施灸。

（2）初灸者一般每日灸1次，若施灸1个月后感觉身体状况好转，可以调整为每日上午、下午各灸1次。但要注意的是，有大便干、口干、头部觉热等症状的内热盛者，若出现灸后不适反应，则应减少灸量或改为隔日灸1次。

（3）患病时间久、饮食偏少、体质偏弱者，初灸时，应适当缩减施灸时间，通常每穴施灸时间要比常规的施灸时间减少10分钟，待食量、体重增加后，再恢复常规的施灸时间。

（4）未成年人施灸时，应根据年龄相应减少灸量。

（5）每个穴位的灸量要按照施灸方案（灸方）中提供的时间进行灸治，不能随意延长某一穴位的灸治时间，以免引起不良反应，例如，在给感冒发热的患者灸风门时，若灸的时间过长，可能会导致患者出现短暂的体寒、发抖症状。

（6）一般情况下，常规的施灸时间为胸腹部穴30分钟，背部和四肢穴25分钟，头部穴20分钟。

3. 不良反应 温灸的不良反应较少，极少数人灸后可能会出现头晕、口干、咽燥、鼻出血、纳呆、乏力等症状（多由上下气血不通所致）。如发生上述不良反应，不必过于紧张，一般减少灸量或停灸1天后不良反应即可消失。

对于病程久者，在给个别穴位施灸时，因经络堵塞等会导致施灸部位酸胀不适，此时改灸同一条经络上的其他穴位即可缓解不适症状。

有的患者在施灸后，会排出异常大便或感寒气外出，这是身体正常的排病反应，是疾病向好发展的表现。随着持续施灸，此类症状会逐渐消失。

施灸后患者皮肤若出现黄斑、渐起小水疱或渐起米粒大小的痒疮，不必紧张，此为湿毒排出反应。如果水疱较大，可用消毒针刺破水疱，让水液流出，保持水疱刺破处洁净、干爽，避免感染。

4. 其他注意事项

（1）施灸时建议患者穿棉质衣裤，或者用大片纯棉垫布覆盖拟灸穴位及周边皮肤。

（2）施灸时和施灸后都需注意保暖，施灸后半小时内不要吹风，尤其避免吹"过堂风"。

（3）施灸后2小时内不要洗澡。

（4）施灸后要多喝温开水，1小时内禁冷饮、冷食。

（5）施灸时和施灸后需注意防止烫伤皮肤。

（6）若患者感冒发热，需先灸风门25分钟、阳陵泉25分钟，待感冒痊愈后再灸其他穴位。

（7）若患者大便秘结，需先灸左大横30分钟、承山30分钟，待大便通畅后再灸其他穴位。

5. 艾灰清理与温灸器清洗

（1）艾灰清理。施灸完毕，待火完全熄灭时，倒掉温灸器中的艾灰，用刮灰铲铲掉附着于内筒壁和外筒壁的残留艾灰，清理孔眼，避免艾灰堵塞小孔。注意不要在灸后将艾灰立即倒出，以防艾火未燃尽从而引起火灾。

（2）温灸器清洗。温灸器使用完后，内、外筒壁会形成一层烟油，烟油会堵塞孔眼，使孔眼变小，影响温灸器发散温热的效果。一般温灸器使用1~2个星期清洗一次。清洗时将温灸器放入热水中浸泡数小时，用钢丝球清理干净内、外筒壁及孔眼。温灸器不用时宜放置于干燥处保存。

十一、取穴法

取穴的方法主要有两种，即指量法和骨度法。指量法较为简便，而骨度法较为准确。

1. 指量法 又称"指寸法"，是以患者自己的手指宽度为标准为其测量取穴的方法。如果医生与患者的身材相仿，便可以医生的手指宽度来测量。如不甚相仿，一般仍以医生手指宽度来测量，但须根据患者的高矮胖瘦酌情适量增减之。常用的指寸法有（见图11）。

（1）中指同身寸法：中指第一节和第二节横纹头之间的距离为1寸。

（2）拇指同身寸法：拇指第一节的宽度为1寸。

（3）一夫法：食、中、无名、小指并拢时4个指头第二节总的宽度为一夫（即3寸）；同样以食、中二指的宽度为半夫（1.5寸）。

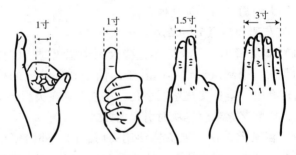

图11　指量法

2. 骨度法 是将人体各部按骨骼标志分为若干等分，折量取穴的方法，每一等分作为1寸，所以又叫"骨度分寸法"

或"分寸折量法"。这种方法不论患者为成人、小孩或高矮胖瘦均可适用（见表1及图12）。

表1 常用骨度分寸法

部位\项目	起止处	分寸（单位：寸）	说明
头颈部	前面头发边际至后面头发边际	12	用在头部、前额及后项部。若前面头发边际不明，可自眉心量至后面发际作15寸；若后发际不明，可自前发际量至第7颈椎棘突作15寸；前、后发际均不明，可自眉心量至第7颈椎棘突作18寸
	前面头发边际至眉心	3	
	后面头发边际至第七颈椎棘突	3	
	两前发角之间	9	
胸腹部	两乳头之间	8	女子可取两锁骨中点之间的距离作8寸，用在胸腹部
	胸骨体下缘至脐中	8	用在上腹部，剑突骨折作0.5寸
	脐至耻骨联合上缘	5	用在下腹部
背腰部	肩胛骨内缘至背正中线	3	用于背部
	骶髂关节内缘至背正中线	1.5	用在腰骶部

续表

部位 \ 项目	起止处	分寸 (单位：寸)	说明	
上肢	腋前（后）横纹至肘横纹	9	用在上臂内外侧	
	肘横纹至腕横纹	12	用在前臂内外侧	
下肢	股骨大粗隆（大转子）至膝中	19	用于大腿	同用于下肢前、外、后侧
	膝中至外踝尖	16	用于小腿	
	耻骨联合上缘至股骨内上髁	18	用于大腿	同用于下肢内侧
	胫骨内侧髁至内踝尖	13	用于小腿	

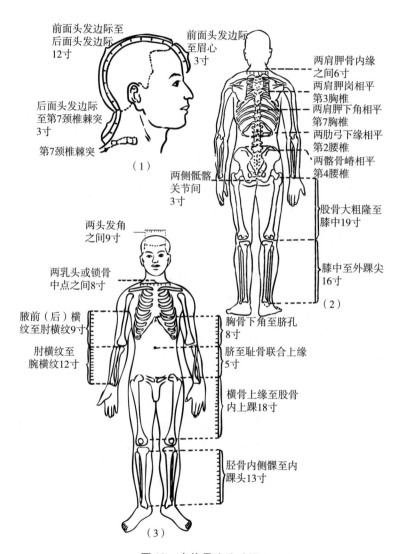

前面头发边际至
后面头发边际
12寸

前面头发边际
至眉心
3寸

后面头发边际
至第7颈椎棘突
3寸

第7颈椎棘突

（1）

两肩胛骨内缘
之间6寸

两肩胛岗相平
第3胸椎

两肩胛下角相平
第7胸椎

两肋弓下缘相平
第2腰椎

两髂骨峰相平
第4腰椎

股骨大粗隆至
膝中19寸

膝中至外踝尖
16寸

（2）

两侧骶髂
关节间
3寸

两头发角
之间9寸

两乳头或锁骨
中点之间8寸

腋前（后）横
纹至肘横纹9寸

肘横纹至
腕横纹12寸

胸骨下角至脐孔
8寸

脐至耻骨联合上缘
5寸

横骨上缘至股骨
内上踝18寸

胫骨内侧髁至内
踝头13寸

（3）

图12　人体骨度分寸图

（1）头部；（2）背面；（3）正面

十二、常用穴

（一）头颈部

1. 大椎 属督脉。

（1）别名：百劳（《大全》）；上杼（《循经》）。

（2）取穴法：低头，于第7颈椎棘突下取穴（图31）。

（3）特定穴：三阳、督脉之会。

（4）主治汇要：

《明堂》：伤寒热盛，烦呕。

《千金》：小儿羊痫之为病，喜扬目吐舌。又：凡灸疟必先问其病之所发病，先灸之。从头项发者，于未发前予灸大椎尖头，渐灸过时止。又：短气不得语。

《千金翼》：诸烦热，时气温病。

《圣惠方·明堂》：五劳虚损，七伤乏力，痎气背腰间，项强不得顾，瘰疬久不愈者。

《资生》：癫病瘛疭，身热目眩，项急，卧不安。

《图翼》：一云能泻胸中之热及诸热气，若灸寒热之法，先大椎次长强，以年为壮数。又：一云治衄血不止，灸二十至三十壮，断根不发。又引《神农经》：小儿急慢惊风。

《腧穴学》：咳嗽，喘逆，骨蒸潮热，角弓反张，霍乱，黄疸，风疹。

（5）灸量：30分钟。

2. 哑门 属督脉。

（1）别名：舌横、舌厌（《甲乙》）。

（2）取穴法：头稍前倾，于后正中线入发际0.5寸凹陷处取穴（图 13）。

（3）特定穴：督脉、阳维之会。

（4）主治汇要：

《治疗学》：哑门（风府的下方 5 分至 1 寸的发际的凹陷中），是言语障碍的主治穴。因此脑出血、血压亢进症、嗜眠性脑炎等出现言语障碍时用之。

作者在此尚需指明，自《明堂》列哑门为禁灸穴以后，历代均信守其言，而日本代田文志氏则以直接灸哑门治疗言语障碍。少群先生的经验是：温灸哑门治高血压、关节炎、头重、头麻木、半身不遂、失语有效，按本书中各病灸法灸此穴断无不良。

（5）灸量：20～25 分钟。

3. 风府 属督脉。

（1）别名：舌本（《甲乙》）；鬼枕、鬼穴（《千金》）；曹溪（《本事》）。

（2）取穴法：头微前倾，于后正中线入发际 1 寸处取穴（图 13）。

（3）特定法：督脉、阳维之会。

（4）主要汇要：

《治疗学》对衄血、肥厚性鼻炎、蓄脓症等鼻疾病，脑充血及脑出血后遗症、血压亢进症等有效。对头痛亦有效。

少群：可治流感。

（5）灸量：20～25 分钟。

4. 百会 属督脉。

（1）别名：三阳五会（《甲乙》）；天满（《资生》）；泥丸宫（《本事》）；巅上（《聚英》）。

（2）取穴法：后发际中点上 7 寸处（头中线与两耳尖连线的交点）取穴（图 13）。

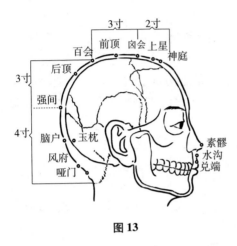

图 13

（3）特定穴：督脉、足太阳之会。

（4）主治汇要：

《明堂》：痉。瘰疬。顶上痛，风头重，目如脱，不可左右顾。癫疾。耳鸣。小儿惊痫。热病汗出而善呕。

《千金》：百会、玉枕主卒起僵仆，恶见风寒。

《圣惠方·明堂》：鼻塞，少心力，忘前失后，心神恍惚，及大人小儿脱肛。

《图翼》：鼻衄。又：女人血风，胎前产后风疾。又：悲哭欲死，四肢冷气欲绝。

《真髓》：许多癔病患者，只要百会一穴，就可以治愈头重，因为百会是一切经脉聚集的地方。又：脑贫血，灸百会一次即愈。是救急疗法的最好方法。因所受之寒，上升头部而致脑贫血的，用百会有效。同时再灸手三里，使向下行。

《治疗学》：对脑充血、脑出血、血压亢进症等有效。当脑出血入于昏睡状态时，作为救急疗法或泻血或灸此穴。对于血压亢进症，灸此穴可以使血压显著下降。为治疗神经衰弱、头痛、头重、偏头痛、精神病等的脑神经疾病的重要穴。

少群按：慢性病患者的体质多为下寒上热、下虚上实，卒灸百会等头部穴，某些患者可出现头晕、口干、耳鸣等反应，故一般宜先灸身体中下部穴，使邪热下行，然后再灸百会等头部穴则无不良反应，且必觉头脑轻松。

（5）灸量：20~25分钟。

5. 囟会 属督脉。

（1）别名：顶门（《玉龙经》）。

（2）取穴法：鼻直上，入前发际 2 寸处取穴（见图 13）。

（3）主治汇要：

《明堂》：痓。寒热，喘喝，目不能视，目泣出。风眩，善呕烦满，头痛颜青。癫疾呕沫，暂起僵仆，恶见风寒，面赤肿。

《圣济》：初灸即不痛，病去即痛，痛即罢灸。若是鼻塞，灸至四日渐退，七日顿愈。

《圣惠方·明堂》：头目眩，头皮肿，生白屑。

《资生》：脑虚冷，脑衄，风寒入脑，久远头疼。

《图翼》：小儿急慢惊风。

《治疗学》：对于神经衰弱、失眠症、它和百会同有著效。失眠症患者在就寝前灸此穴为宜。对肥厚性鼻炎、蓄脓症、嗅觉麻痹等的鼻疾病有效，对血压亢进症亦有效。

少群按：嗜睡亦效。小儿未满 7 岁，囟门未合，宜慎灸。

（4）灸量：25 分钟

6. 上星 属督脉。

（1）别名：鬼堂（《千金》）；明堂（《圣惠方》）；神堂（《聚英》）。

（2）取穴法：鼻直上，入发际 1 寸取穴（见图 13）。

（3）主治汇要：

《明堂》：热病汗不出。痎疟。面胕肿。风眩，善呕烦满，颜青。头痛引颔痛。癫疾，目中痛不能视，鼻鼽衄。

《千金》：鼻中息肉。又：上星、肝俞主目泪出，多眵蒙，内眦赤痛痒，生白肤翳。

《腧穴学》：痫证，小儿惊风。

少群按：此穴灸后眼视物明亮，为眼病常用灸穴。

（4）灸量：20～25分钟。

7. 神庭 属督脉。

（1）别名：发际（《本事》）。

（2）取穴法：鼻直上，入发际0.5寸取穴（图13）。

（3）特定穴：督脉、足太阳、阳明之会。

（4）主治汇要：

《明堂》：头脑中寒，鼻鼽，目泪出。痎证，寒热头痛，喘喝，目不能视。风眩，善呕，烦满，癫疾呕沫。

《圣惠方·明堂》：登高而歌，弃衣而走，角弓反张，羊痫吐舌也。

《腧穴学》：目翳，雀目，鼻渊。

（5）灸量：20～25分钟。

8. 印堂 经外奇穴。

（1）取穴法：两眉头连线的中点取穴（图14）。

（2）主治汇要：

《玉龙经》：小儿惊风，灸七壮，大哭者为效，不哭者难治。随证急慢补泻，急者慢补，慢者急泻。

《腧穴学》：头痛、头晕、鼻渊、鼻鼽、目赤肿痛、重舌，呕吐，产妇血晕，子痫，不寐，颜面疔疮以及三叉神经痛。

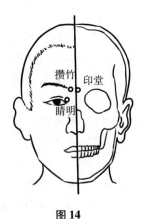

图14

（3）灸量：20～25分钟。

9. 攒竹 属膀胱经。

（1）别名：员在、始光、夜光、明光（《甲乙》）；员柱（《铜人》）。

（2）取穴法：在眉毛内侧端（眶上切迹处）取穴（图14）。

（3）主治汇要：

《明堂》：风头痛，鼻鼽衄，眉头痛，善嚏泣出，汗出寒热，面赤颊中痛，项强不可左右顾，目系急，瘛疭。痔痛。小儿痫发。癫疾互引反折，戴眼及眩，狂走不得卧，心中烦。目眊眊不明，恶风寒。

《腧穴学》：近视，眼睑瞤动，面瘫。

（4）灸量：20~25 分钟。

10. 曲差 属膀胱经。

（1）别名：鼻冲（《甲乙》）。

（2）取穴法：在神庭旁 1.5 寸，入发际 0.5 寸处取穴（图 15）。

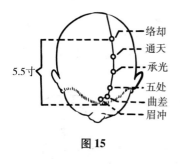

图 15

（3）主治汇要：

《明堂》头痛身热，鼻窒、喘息不利，烦满汗不出。

《千金》：鼻喎僻多涕，鼽衄有疮。

《腧穴学》：目眩，目痛，目视不明。

（4）灸量：20~25 分钟。

11. 通天 属膀胱经。

（1）别名：天白（《甲乙》）；天伯（《铜人》）。

（2）取穴法：于曲差后 4 寸（百会旁开 1.5 寸）取穴（图 15）。

（3）主治汇要：

《明堂》：头项痛重，暂起僵仆，鼻窒鼽衄，喘息不得通。

《千金》：瘿气面肿。又：鼻喎僻多涕。

《图翼》：耳鸣，狂走瘛疭，恍惚，青盲内障。

（4）灸量：20~25 分钟。

12. 玉枕 属膀胱经。

（1）取穴法：百会后 4.5 寸，再旁开 1.3 寸处取穴（图 13）。

（2）主治汇要：

《明堂》：头项恶风，汗不出，悽厥恶寒，呕吐，目内系急痛引颈，头重项痛。头眩目痛，头半寒，癫疾。

《千金》：狂走瘈疭。又：卒起僵仆。

《千金翼》，多汗寒热。

《圣惠方·明堂》：不能远视。

《腧穴学》：鼻塞。

（3）灸量：20~25 分钟。

13. 瞳子髎 属胆经。

（1）别名：太阳、前关（《千金》）。

（2）取穴法：在目外眦外侧，眶骨外侧缘凹陷中取穴（图 16）。

（3）特定穴：手太阳、手足少阳之会。

（4）主治汇要：

《明堂》：青盲无所见，远视䀮䀮，目中淫肤白膜。

《千金》：目泪出，多眵䁾，内眦赤痛痒。

《腧穴学》：头痛。

（5）灸量：20~25 分钟。

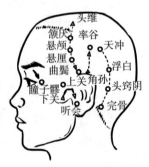

图 16

14. 听会 属胆经。

（1）别名：后关，听呵（《资生经》）。

（2）取穴法：张口时，耳前出现的凹陷处取穴（图 16）。

（3）主治汇要：

《明堂》：聋，耳中颠飕颠飕者若风。齿龋痛。狂，惊，瘛疭，眩仆，喑不能言，羊鸣吐沫。

《千金翼》：牙车急及脱臼相离两寸。

《腧穴学》：聤耳流脓，口眼㖞斜，面痛，头痛。

（4）灸量：20~25分钟。

15. 上关 属胆经。

（1）别名：客主人（《甲乙》）。

（2）取穴法：在耳前，颧骨弓上缘，当下关穴直上方取穴（图16）。

（3）特定穴：手少阳、足阳明之会。

（4）主治汇要：

《明堂》：痉。寒热。瘛疭口沫出。青盲瞳目，恶风寒。耳痛聋鸣。上齿龋痛，口僻噤不开。

《千金翼》：眣目，偏风，眼㖞通睛。又：聤耳脓出。

《腧穴学》：头痛、面痛。

（5）灸量：20~25分钟。

16. 头窍阴 属胆经。

（1）别名：枕骨（《大成》）。

（2）取穴法：在乳突后上方，当浮白穴与完骨穴的弧形连线上取穴（图16）。

（3）特定穴：足太阳、少阳之会。

（4）主治汇要：

《明堂》：项痛引颈，管疽发厉。

《千金》：窍阴、强间主头痛如锥刺，不可动摇。

《腧穴学》：眩晕，胸胁痛，口苦，耳鸣，耳聋，耳痛。

（5）灸量：25分钟。

17. 头临泣 属胆经。

（1）取穴法：瞳孔直上，入发际0.5寸处取穴（图17）。

（2）特定穴：足太阳、少阳、阳维之会。

（3）主治汇要：

《明堂》颊清不得视，口沫泣出，两目眉头痛。小儿惊痫反视。

《西方子》：诸阳之热。厥头痛，寒热，汗出不恶寒，目眩瞑，唇吻强，上齿龋痛，目外眦赤，晄晄远视不明。

《腧穴学》：目翳，鼻塞，鼻渊，耳聋。

（4）灸量：20～25分钟。

18. 目窗 属胆经。

（1）别名：至营（《甲乙》）。

（2）取穴法：在头临泣后1寸，当头临泣与风池连线上取穴（图17）。

（3）特定穴：足少阳、阳维之会。

（4）主治汇要：

《明堂》：头痛。目瞑，远视晄晄，上齿龋痛，龈肿。

《腧穴学》：目赤肿痛，远视，面浮肿，小儿惊痫。

（5）灸量：20～25分钟。

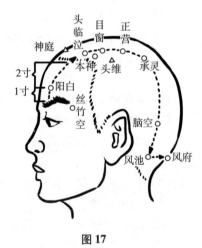

图 17

19. 风池 属胆经。

（1）取穴法：与风府穴相平，当胸锁乳突肌与斜方肌上端之间的凹陷中取穴（图17）。

（2）特定穴：足少阳、阳维之会。

（3）主治汇要：

《明堂》：热病汗不出，颈项痛，不得顾，目泣出，多眵瞙，鼻鼽衄，目内眦赤痛，气厥，耳目不明，咽喉偻引项，筋挛不收。痎疟，寒热，头痛。癫疾，僵仆，狂。

《甲乙》：诸瘿。

《腧穴学》：眩晕，口眼㖞斜。

少群认为：偏头面痛兼齿痛，用于降高血压之高压较好，治严重的眩晕宜配悬钟。

（4）灸量：20~25分钟。

20. 四白 属胃经。

（1）取穴法：瞳孔直下1寸，于凹陷处取穴（图18）。

（2）主治汇要：

《明堂》：目痛口僻，泪出，目不明。

《千金》：多眵蒙，内眦赤痛痒，生白肤翳。又：耳痛鸣聋。

《采艾编翼》：目眴动。

（3）灸量：20~25分钟。

21. 巨髎 属胃经。

（1）取穴法：瞳孔直下，与鼻翼下缘平齐处取穴（图18）。

（2）特定穴：跷脉、足阳明之会。

（3）主治汇要：

《明堂》：面目恶风寒，頞肿臃痛，招摇视瞻，瘛疭口僻。青盲无所见，远视䀮䀮，目中淫肤白膜。

《千金》：目泪出，多眵瞙，内眦赤痛痒。

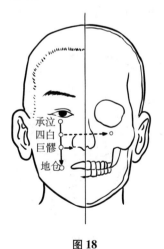

承泣
四白
巨髎
地仓

图18

《腧穴学》：鼻衄。

（4）灸量：20～25分钟。

22. 地仓 属胃经。

（1）别名：会维（《甲乙》）；胃维（《外台》）。

（2）取穴法：瞳孔直下，嘴角旁开约0.4寸处取穴（图18）。

（3）特定穴：跷脉、手足阳明之会；手足阳明、任脉、阳跷之会（《奇经八脉考》）。

（4）主治汇要：

《明堂》：口缓不收，不能言语，手足痿躄不能行。

《金鉴》：口眼㖞斜灸地仓，颊肿唇弛牙噤强，失音不语目不闭，瞤动视物目𥉠𥉠。

（5）灸量：20～25分钟。

23. 大迎：属胃经。

（1）别名：髓孔（《甲乙》）。

（2）取穴法：当闭口鼓气时，下颌角前下方即出现一沟形凹陷，于此取穴（图19）。

（3）主治汇要：

《明堂》：痉，口噤。寒热，颈瘰疬。瘛疭互引，口㖞，喘悸。厥，下牙痛，颊肿，恶寒，口不收，舌不能言，不得嚼。

《资生经》：目不能闭。

《腧穴学》：牙关脱臼，唇吻瞤动。

少群：也用治疟腮。

（4）灸量：20～25分钟。

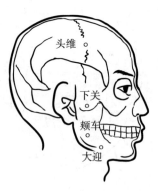

图 19

24. 颊车 属胃经。

（1）别名：鬼床（《千金》）；机关、曲牙（《大成》）。

（2）取穴法：上下牙咬紧，于咬肌隆起处的高点取穴（图19）。

（3）主治汇要：

《明堂》颊肿口急，颊车骨痛，齿不可以嚼。

《腧穴学》：口眼㖞斜，失音，颈项强痛。

（4）灸量：20～25分钟。

25. 下关 属胃经。

（1）取穴法：在颧弓下缘凹陷处（闭口有凹陷，张口则无）取穴（图19）。

（2）特定穴：足阳明、少阳之会。

（3）主治汇要：

《明堂》：口僻，耳聋鸣。下齿龋，下牙痛，颔肿，痓，恶风寒不可以嚼。

《腧穴学》：面疼，眩晕。

少群：灸上牙痛亦效。

（4）灸量：20～25分钟。

26. 头维 属胃经。

（1）别名：颡大（《灵枢·根结》马莳注）。

（2）取穴法：额角发际向外上方向入发际0.5寸（即神庭穴旁开4.5寸）处取穴（图19）。

（3）特定穴：足少阳、阳明之会（《素问·气府论篇》王冰注）。

（4）主治：少群常用治头脑昏沉，目视不明。

（5）灸量：20～25分钟。

27. 天鼎 属大肠经。

（1）取穴法：扶突与缺盆之间，于胸锁乳突肌后缘凹中取穴（扶突平喉结，在胸锁乳突肌的胸骨头与锁骨头之间）（图20）。

（2）主治汇要：

《明堂》：暴喑气哽，喉痹咽肿不得息，饮食不下。

《腧穴学》：瘿气，瘰疬。

少群：舌麻痹。

（3）灸量：20～25分钟。

28. 禾髎　属大肠经。

（1）别名：长频（《图翼》）。

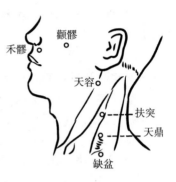

图 20

（2）取穴法：于鼻孔外缘直下约0.3寸处取穴（图20）。

（3）主治汇要：

《明堂》：鼻窒口僻，清涕出，不可止，鼽衄有痈。

《千金》：风头痛。

《圣惠方·明堂》：尸厥。

（4）灸量：20～25分钟。

29. 天容　属小肠经。

（1）取穴法：下颌角后缘凹陷中取穴（图20）。

（2）主治汇要：

《明堂》：寒热。疝积，胸中痛，不得穷屈，咳逆上气唾沫。肩痛不可举，颈项痈肿不能言，耳聋嘈嘈无所闻。喉痹。瘿。

（3）灸量：20～25分钟。

30. 颧髎　属小肠经。

（1）别名：兑骨（《甲乙》）。

（2）取穴法：在目外眦直下，颧骨下缘凹陷处取穴（图

20）。

（3）特定穴：手少阳、太阳之会（《铜人》）。

（4）主治汇要：

《明堂》：口僻，颔肿唇痛。面赤、目赤、目黄，口不能嚼，齿痛。

《腧穴学》：眼睑眴动。

（5）灸量：20~25 分钟。

31. 丝竹空 属三焦经。

（1）别名：巨髎（《甲乙》）；目髎（《外台》）。

（2）取穴法：在眉毛外端凹陷处取穴（图17）。

（3）主治：少群常用治眼结膜充血，角膜白翳，睫毛倒立内刺，颜面神经麻痹。

（4）灸量：20~25 分钟。

32. 天突：属任脉。

（1）别名：玉户（《甲乙》）；天瞿（《千金》）。

（2）取穴法：于胸骨上窝（俗称嗓子窝）正中取穴（图21）。

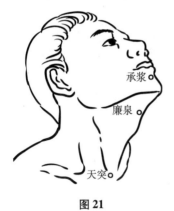

承浆

廉泉

天突

图 21

（3）特定穴：阴维、任脉之会。

（4）主治汇要：

《明堂》：咳逆上气，喘，暴喑不能言及舌下夹缝青脉，颈有大气，喉痹，咽中干急，不得息，喉中鸣，翕翕寒热，颈肿肩痛，胸满腹皮热，衄，气哽，心痛，隐疹，头痛，面皮赤热，身肉尽不仁。

《图翼》：一切瘿瘤初起。

《腧穴学》：噎膈，梅核气。

少群：食管肿瘤，舌麻痹。

（5）灸量：20~25分钟。

33. 承浆 属任脉。

（1）别名：天池（《甲乙》）；鬼市（《千金》）；垂浆（《圣济》）；悬浆（《铜人》）。

（2）取穴法：于颏唇沟的正中凹陷处取穴（图21）。

（3）特定穴：足阳明、任脉之会。

（4）主治汇要：

《明堂》：寒热悽厥鼓颔。痓，口噤互引，口干，小便赤黄或时不禁。癫疾呕沫。消渴嗜饮。目瞑，身汗出。衄血不止。

《肘后方》：卒中恶死。

《外台》：上齿龋。

《资生经》：新生儿不吮奶多啼，先灸承浆七壮，次灸颊车七壮，炷如雀屎。

《腧穴学》：面肿，龈肿，流涎，口舌生疮，暴喑不言。

（5）灸量：20~25分钟。

34. 颈四椎旁 经外奇穴。

（1）取穴法：第4颈椎棘突下凹陷处旁开1寸取穴（图32）。

（2）主治：少群常用治目疾。

（3）灸量：20~25分钟。

35. 百劳 经外奇穴。

（1）取穴法：大椎穴旁开1寸，再上2寸取穴（图32）。

（2）主治：《腧穴学》：骨蒸潮热，盗汗自汗，瘰疬，咳嗽，气喘，颈项强痛。

（3）灸量：20~25分钟。

（二）胸腹部

1. 会阴 属任脉。

（1）别名：屏翳（《甲乙》）；海底（《六集》）；下极（《金鉴》）。

（2）取穴法：于肛门与阴囊根部（女性为大阴唇后联合部）连线的中点取穴（图22）。

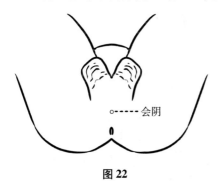

○----- 会阴

图22

（3）特定穴：任脉别络，侠督脉、冲脉之会。

（4）主治汇要：

《明堂》：窍中热，实则腹皮痛，虚则痒瘙。痔，阴中诸病，前后相引痛，不得不小便。痹。男子阴端寒，上冲心中很很。女子血不通。

《针灸集成》：产后暴卒，灸会阴、三阴交。

《腧穴学》：溺水窒息，昏迷，癫狂，惊痫。

（5）灸量：30分钟。

2. 曲骨 属任脉。

（1）别名：尿胞（《圣济》）。

（2）取穴法：脐下5寸（正当耻骨上缘）取穴（图23）。

（3）特定穴：任脉、足厥阴之会。

（4）主治汇要：

《明堂》：膀胱胀、小便难，水胀满。癫疾。妇人下赤白淫，绝嗣，阴中干痛，恶合阴阳。

少群：治妇科各种病，如子宫下垂、子宫肿瘤等，亦治

尿频。

（5）灸量：30～60分钟。

3. 中极　属任脉。

（1）别名：气原、玉泉（《甲乙》）。

（2）取穴法：脐下4寸取穴（图23）。

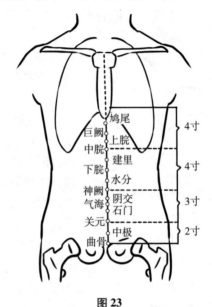

图 23

（3）特定穴：膀胱募；足三阴、任脉之会。

（4）主治汇要：

《明堂》：奔豚上抢心，甚则不得息，忽忽少气，尸厥，心烦痛，饥不能食，善寒中腹胀，引膪而痛，小腹与脊相控暴痛。丈夫失精。女子禁中（注：谓不得合阴阳也），腹热痛，乳余疾，绝子，内不足，子门不端，少腹苦寒，阴痒及痛，经闭不通，小便不利。

《千金》：腰痛，苦胞转。又：妇人胞落颓。又：少腹积聚，坚如石，小腹满。

《腧穴学》：带下，崩漏，阴挺，水肿。

少群：卵巢肿瘤、睾丸炎、肾炎。

（5）灸量：30～60分钟。

4. 关元 属任脉。

（1）别名：下纪（《素问·气穴论篇》）；三结交（《灵枢·寒热病》）；次门（《甲乙》）；大中极、丹田（《资生》）。

（2）取穴法：脐下3寸取穴（图23）。

（3）特定穴：小肠募；足三阴、任脉之会。

（4）主治汇要：

《明堂》：奔豚，寒气入小腹，时欲呕，伤中溺血，小便数，腰背脐痛引阴，腹中窘急欲凑，后泄不止。石水，痛引胁下胀，头眩痛，身尽热。胞转不得溺，少腹满，暴疝，少腹大热。气癃溺黄。女子绝子，衃血在内不下。

《肘后方》：卒得霍乱，若绕脐痛急者。

《扁鹊心书》：伤寒少阴证，六脉缓大，昏睡自语，身重如山，或生里黡，噫气吐痰，腹胀，足指冷过节。又：伤寒太阴证，身凉足冷过节，六脉弦紧，发黄紫斑，多吐涎沫，发燥热，噫气。又：虚劳咳嗽，潮热咯血，吐血，六脉弦紧。又：上消病，日饮水三五升。又：中消病，多食而四肢羸瘦，困倦无力。又：腰足不仁，行步少力。又：耳轮焦枯，面色渐黑，乃肾劳也。又：中年以上之人，口干舌燥，乃肾水不生津液也。又：中年以上之人，腰腿骨关节作疼。又：腿骱间发赤肿，乃肾气虚，邪著骨，恐生附骨疽。又：老人气喘。又：老人大便失禁，乃脾肾气虚，灸左命关、关元各二百壮。又：两眼昏黑，欲成内障。又：破伤风，牙关紧急，项背强直。又：牙疳。又：肠痔。又：手颤。

《图翼》：妊娠下血。又：赤白带下。

《丹溪心法》：大病虚脱，本是阴虚，用艾灸丹田者（注：丹田即指石门或关元），所以补阳，阳生则阴长故也。

《腧穴学》：遗精，白浊，阳痿，早泄，月经不调，经闭，经痛，阴挺，崩漏，阴门瘙痒，恶露不止，眩晕。

（5）灸量：30~60分钟。

5. 气海 属任脉。

（1）别名：脖胦、下肓（《甲乙》）。

（2）取穴法：脐下1.5寸取穴（图23）。

（3）特定穴：肓之原，出于脖胦（《灵枢·九针十二原》）。

（4）主治汇要：

《明堂》：少腹疝气游行五脏，腹中切痛，卧善惊。

《千金》：奔豚。又：遗尿。又：妇人水泄痢。又：癥瘕。

《外台》：引甄权：下热小便赤，气痛状如刀搅。

《圣惠方·明堂》：冷病，面黑，肌体羸瘦，四肢力弱。

《图翼》：呕吐不止。又：阴证伤寒，卵缩，四肢厥冷。又：白浊。

《治疗学》：对神经衰弱、精神病、忧虑症等有效，并能医治所谓下元不足、真气不足、阳脱虚冷、下焦虚冷等。因此对于慢性疾病多用之。如肠炎、慢性腹膜炎、肾脏疾病、子宫疾病、不育、阳痿、夜尿、腰痛等，它的应用范围极广。特别在患阑尾炎时，灸此穴30~40壮有消除右髂骨窝激痛的显著效力。在肠炎腹泻剧烈时，将水分穴和此穴灸30~50壮，常常可以立刻见效。

《腧穴学》：水肿鼓胀，大便不通，疝气，月经不调，痛经，经闭，崩漏，带下，阴挺，产后恶露不止，胞衣不下。

（5）灸量：30~60分钟。

6. 阴交 属任脉。

（1）别名：少关、横户（《甲乙》）。

（2）取穴法：脐下 1 寸取穴（图 23）。

（3）特定穴：任脉、冲脉、少阴之会（《外台》）。

（4）主治汇要：

《明堂》：奔豚气上，腹膜坚痛引阴中，不得小便，两丸骞。水胀，水气行皮中。阴疝引睾。惊不得眠，善龄，水气上下，五脏游气、女子手脚拘挛，月水不下，乳余疾，绝子，阴痒。

《肘后方》：胸胁腹内绞急切痛，不可抑按，或即吐血，或鼻中出血，或下血。又：卒得霍乱，吐止而利不止。

《千金》：大小便不通。又：肠鸣濯濯如有水声。

《扁鹊心书》：斑疹……但黑泡斑及缩陷等证。

《治疗学》：（脐下 5 分钟的凹陷中，距脐与水分相同），小儿慢性腹泻时，因此穴和身柱穴一起灸有特效，是小儿科必需的灸穴。

《腧穴学》：小儿陷囟，腹膝拘挛。

少群：盗汗。

（5）灸量：30 分钟。

7. 神阙 属任脉。

（1）别名：脐中（《甲乙》）；环谷（《黄帝内经太素》）；气舍（《外台》）；维会（《循经》）。

（2）取穴法：于肚脐窝中点取穴（图 23）。

（3）主治汇要：

《明堂》：脐疝绕脐痛，冲胸不得息。水肿，大脐平腹，无理不治。肠中常鸣，时上冲心。绝子。

《肘后方》：卒中恶死。又：卒得霍乱，烦闷凑满。

《千金》：妇人胞落颓。又：气淋。又：寒冷脱肛。又：

落水死。

《铜人》：小儿奶利不绝。又久冷伤惫。

《扁鹊心书》：肠癖下血久不止。又：老人滑肠困重，乃阳气虚脱，小便不禁。虚劳人及老人与病后大便不通，难服利药。

《资生》：中风不省人事。

《聚英》：风痫，角弓反张。

《循经》：阴证伤寒。

少群：使脑出血昏迷及脑血栓昏迷患者复苏，须长时间灸此穴。慢性病，不论何证，多宜灸此，治急证亦效，以其助护元气尔。

（4）灸量：30~60分钟，脑出血及脑血栓昏迷者可灸至苏醒止。

8. 水分 属任脉。

（1）别名：中守（《千金》）。

（2）取穴法：脐上1寸取穴（图23）。

（3）主治汇要：

《明堂》：痉，脊强里急，腹中拘急痛。

《千金》：反胃，食即吐出，上气。

《外台》：引甄权：水病腹肿。

《腧穴学》：泄泻，小儿陷囟。

（4）灸量：30~60分钟。

9. 下脘 属任脉。

（1）别名：下管（《千金》）；幽门（《圣济》）。

（2）取穴法：脐上2寸取穴（图23）。

（3）特定穴：足太阴、任脉之会。

（4）主治汇要：

《明堂》：食欲不化，入腹还出。

《外台》：引甄权：小便赤，腹坚硬。

《图翼》：虚肿。

《腧穴学》：脘痛，腹胀，呕吐，呃逆，肠鸣，泄泻。

(5) 灸量：30～60 分钟。

10. 建里 属任脉。

(1) 取穴法：脐上 3 寸取穴（图 23）。

(2) 主治汇要：

《明堂》：心痛上抢心，不欲食，支痛斥膈。

《腧穴学》：肠中切痛，水肿。

(3) 灸量：30～60 分钟。

11. 中脘 属任脉。

(1) 别名：上纪（《素问·气穴论》）；太仓（《甲乙》）；中管（《千金》）。

(2) 取穴法：脐上 4 寸取穴（图 23）。

(3) 特定穴：胃募；八会之一——腑会；手太阳、少阳、足阳明、任脉之会（《大成》）。

(4) 主治汇要：

《明堂》：痊，先取太溪，后取太仓之原。心下大坚。胃胀。心痛身寒，难以俯仰，心疝冲冒，死不知人。伤忧悁思，气积。腹胀不通，寒中伤饱，食饮不化，小肠有热，溺赤黄。溢饮，胁下坚痛。霍乱，泄出不自知，先取太溪，后取太仓之原。头热，鼻鼽衄，目黄振寒，噫，烦满，积聚，鼻间焦臭，大便难。

《千金》：虚劳。又：呕逆，吐血，少食多饱多唾，百病。又：狂癫风痫吐舌。又：中恶。又：腹中甚痛作脓肿，往来上下。

《真髓》：先生（注：指泽田健氏）善于治疗子宫左屈或后屈，治左屈时灸左手阳池，后屈灸中脘，均可立愈，屡试屡验。灸前，脐的左侧压时觉痛，关元附近有空虚感，灸阳池、中脘后，脐左立即不痛，关元附近也觉得充实了。这是子宫转正的征兆，的确有神效。但子宫转正以后，经过一些时候，还是会左屈或后屈的，应该继续天天施灸，使肌肉习于正常，使可以永久固定于正常的部位上了，否则是不易收效的。

《治疗学》：妊娠呕吐。

《腧穴学》：疝积，便血，哮喘，头痛，失眠，惊悸，怔忡。

少群：中脘的主治已不胜枚举，要言之，灸中脘有清除胃肠瘀滞，开启、强壮脾胃之效用。肠胃清则五脏六腑之瘀滞有倾泄之途，脾胃健则五脏六腑生化有源。因此中脘实为治疗一般慢性病之必要灸穴，急证亦多用。

（5）灸量：30～60分钟。

12. 上脘 属任脉。

（1）别名：上管（《千金》）；胃脘（《聚英》）。

（2）取穴法：脐上5寸取穴（图23）。

（3）特定穴：任脉、足阳明、手太阳之会。

（4）主治汇要：

头眩痛，身热汗不出。心痛有三虫，多涎，不得反侧。寒中伤饱，食饮不化，五脏腹胀，心腹满，胸胁楮满，脉虚则生百病。心下有隔，呕血。

《千金》：心下坚积聚冷胀。又：霍乱。又：若吐下不禁，两手阴阳脉俱疾数者。

《外台》：引甄权：心风惊悸。又：目眩。

《腧穴学》：黄疸，咳嗽痰多，癫痫。

（5）灸量：30分钟。

13. 巨阙 属任脉。

（1）取穴法：脐上6寸取穴（图23）。

（2）主治汇要：

《明堂》：热病，胸中澹澹，腹满暴病，恍惚不知人，手清，少腹满，瘕疝，心痛，气满不得息。狂，息贲时唾血，胸胁楷满，呕吐。狐疝，惊悸少气，霍乱，噫，膈中不通利。

《真髓》：抽筋，腰曲。

《腧穴学》：痫证，健忘，黄疸，泄利。

少群：心积伏梁。

（3）灸量：30 分钟。

14. 鸠尾 属任脉。

（1）别名：尾翳、鹘骭（《甲乙》）。

（2）取穴法：脐上 7 寸取穴（图 23）。

（3）主治汇要：

《明堂》：心中寒，胀满不得食，息贲，时唾血，血瘀，热病，胸中痛，不得卧，心腹痛不可按，善哕，心疝，太息，面赤，心背相引而痛，数噫喘息，胸满咳呕，腹皮痛，瘙痒，喉痹。

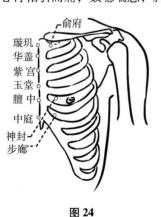

俞府
璇玑
华盖
紫宫
玉堂
膻中
中庭
神封
步廊

图 24

《圣惠方·明堂》：心惊悸，神气耗散，癫痫病，狂歌不择言。

（4）灸量：30 分钟。

15. 膻中 属任脉。

（1）别名：元儿（《甲乙》）；上气海（《图翼》）。

（2）取穴法：乳头连线的中点取穴（图 24）。

（3）特定穴：募穴；八会之一——气会。

（4）主治汇要：

《明堂》：胸痹心痛，烦满，咳逆上气，唾，喘，短气不得息，口不能言。

《肘后方》：卒死尸厥。

《圣惠方·明堂》：妇人姊脉滞，无汗，下火立愈。又引岐伯云：积气成干噎。

《金鉴》：肺痈，气瘿。

少群：肺结核，产后乳汁不下及乳疡。

（5）灸量：30 分钟。

16. 紫宫　属任脉。

（1）取穴法：于膻中穴上 3.2 寸（平第 2 肋间）处取穴（图 24）。

（2）主治汇要：

《明堂》：胸胁榰满，痹痛骨疼，饮食不下，咳逆上气，烦心。

《圣惠方·明堂》：上气吐血，及唾如白胶。

《腧穴学》：喉痹。

（3）灸量：25～30 分钟。

17. 华盖　属任脉。

（1）取穴法：于膻中穴上 4.8 寸（平第 1 肋间）处取穴（图 24）。

（2）主治汇要：

《明堂》：咳逆上气，喘不能言。胸胁榰满，骨痛引胸中。

《腧穴学》：喉痹，咽肿。

（3）灸量：25～30 分钟。

18. 步廊　属肾经。

（1）取穴法：乳头下 1 肋间，前正中线旁开 2 寸处取穴（图 24）。

（2）主治汇要：

《明堂》：胸胁榰满，鬲逆不通，呼吸少气，喘息，不得举臂。

《腧穴学》：乳痈。

（3）灸量：25 分钟。

19. 神封　属肾经。

（1）取穴法：膻中穴旁开 2 寸，于第 4 肋间取穴（图24）。

（2）主治汇要：

《明堂》：胸胁楂满，不得息，咳逆，乳痈，洒淅恶寒。

《图翼》：呕吐不食。

（3）灸量：25 分钟。

20. 俞府　属肾经。

（1）取穴法：于锁骨下缘，前正中线旁开 2 寸处取穴（图24）。

（2）主治汇要：

《明堂》：咳逆上气，喘不得息，呕吐，胸满，不得饮食。

（3）灸量：25 分钟。

21. 气户　属胃经。

（1）取穴法：在乳中线上，锁骨中点之下缘取穴（图25）。

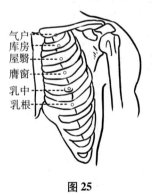

气户
库房
屋翳
膺窗
乳中
乳根

图 25

（2）主治汇要：

《明堂》，胸胁楂满，喘逆上气，呼吸肩息，不知食味。

《腧穴学》吐血，呃逆，胸背疼痛。

（3）灸量：25 分钟。

22. 膺窗　属胃经。

（1）取穴法：于乳中线上，乳头上 1 肋间取穴（图25）。

（2）主治汇要：

《明堂》：胸胁肿痛。乳痈，寒热短气，卧不安。

《千金》：肠鸣泄注。

少群：治各种乳腺病，包括乳腺癌。

（3）灸量：25 分钟。

23. 乳根　属胃经。

（1）取穴法：乳头直下 1 肋间取穴（图 25）。

（2）主治汇要：

《明堂》：胸下满痛，膺肿。乳痈，凄索寒热，痛不可按搔。

《金鉴》：小儿龟胸。

《腧穴学》：乳汁少，噎膈。

少群：各种乳腺病，包括乳腺癌。

（3）灸量：25 分钟。

24. 不容　属胃经。

（1）取穴法：脐上 6 寸，再旁开 2 寸处取穴（图 26）。

（2）主治汇要：

《明堂》：呕血，肩息，胁下痛，口干，心痛与背相引，不可咳，咳则引肾痛。

《千金方》：脉不出。

《圣惠方·明堂》：腹内弦急，不得食，腹痛如刀刺，两胁积气膨膨然。

少群：治各种胃病，包括胃癌。

（3）灸量：30 分钟。

25. 承满　属胃经。

（1）取穴法：脐上 5 寸，再旁开 2 寸处取穴（图 26）。

（2）主治汇要：

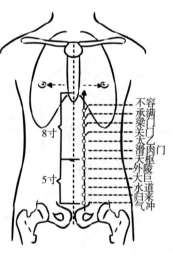

图 26

《明堂》：胁下痛，肠鸣相逐，不可倾侧，肩息唾血。

《千金》：痢下。

《腧穴学》：胃痛，呕吐。

（3）灸量：30 分钟。

26. 梁门　属胃经。

（1）取穴法：脐上 4 寸，旁开 2 寸取穴（图 26）。

（2）主治汇要：

《明堂》：腹中积气结痛。

《治疗学》：除对于胃炎、胃痉挛、胃弛缓等胃的各种疾病有效外，对胆石症和黄疸亦有效，对幽门狭窄有时亦效，作为中脘的补充穴用。

《腧穴学》：大便溏。

（3）灸量：30 分钟。

27. 滑肉门　属胃经。

（1）取穴法：脐上 1 寸，旁开 2 寸取穴（图 26）。

（2）主治汇要：

《明堂》：狂癫疾，吐舌。

《治疗学》：用于胃疾病，患肾盂肾炎或肾脏炎时，有时要在水分与滑肉门的中间取穴，为"司天之穴"，在扁桃体炎、中耳炎或耳鸣时亦用。

（3）灸量：30 分钟。

28. 天枢　属胃经。

（1）别名：长溪、谷门（《甲乙》）。

（2）取穴法：脐旁开 2 寸取穴（图 26）。

（3）特定穴：大肠募。

（4）主治汇要：

《明堂》：疟，振寒，热甚狂言。脐疝绕脐而痛，时上冲心。烦呕，面肿，奔豚。肠中切痛而鸣濯濯，冬日重感于寒则泄，食不化，不嗜食，身重。女子胞中痛，恶血，月水不以时休止。

《千金》：妇人癥瘕，小便不利，大便注泄。

《千金翼》：体重四肢不举。

少群：急性肠炎及痢疾，配下脘、气海，往往一灸便愈，亦治肾炎。

（5）灸量：30分钟。

29. 外陵 属胃经。

（1）取穴法：脐下1寸，旁开2寸取穴（图26）。

（2）主治汇要：

《明堂》：腹中尽痛。

《景岳方书》：疝。

《腧穴学》：月经痛。

30. 大巨 属胃经。

（1）别名：腋门（《甲乙》）。

（2）取穴法：脐下2寸，旁开2寸取穴（图26）。

（3）主治汇要：

《明堂》：癫疝。偏枯，四肢不用，善惊。腹满痛，善烦，小便难。

《真髓》：下痢、便秘、肠卡他、支气管卡他、咽喉卡他、肺炎、肋膜炎。子宫病、带下、月经困难。

《腧穴学》：遗精，早泄。

少群：治失眠，睡前灸此穴配太溪。

（4）灸量：30分钟。

31. 水道 属胃经。

（1）取穴法：脐下3寸，旁开2寸取穴（图26）。

（2）主治汇要：

《明堂》：三焦约，大小便不通。小腹胀满痛引阴中，月水至则腰背痛。

《千金》：三焦、膀胱、肾中热气。

《千金翼》：妊胎不成，若堕胎腹痛，漏胞见赤，灸胞门五十壮，关元左边两寸是也，右边名子户；子藏闭塞不受精，灸胞门五十壮。

（3）灸量：30 分钟。

32. 归来 属胃经。

（1）别名：溪穴（《甲乙》）。

（2）取穴法：脐下 4 寸，旁开 2 寸取穴（图 26）。

（3）主治汇要：

《明堂》：奔豚。少腹痛。女子阴中寒。

《治疗学》：用于男女泌尿生殖系统疾病、腰痛等，对于子宫肌瘤或卵巢囊肿特别必要。

（4）灸量：30 分钟。

33. 气冲 属胃经。

（1）别名：气街（《铜人》）。

（2）取穴法：天枢穴下 5 寸（曲骨穴旁开 2 寸）取穴（图 26）。

（3）主治汇要：

《明堂》：石水。脱肛下。腰痛控睾、小腹及股。阴疝，瘘，茎中痛，两丸蹇。女子月水不利，或暴闭塞，身热，腹中绞痛。妇人无子及少腹痛。

少群：下痢里急。

（4）灸量：30 分钟。

34. 中府 属肺经。

（1）别 名：膺 中 俞（《甲

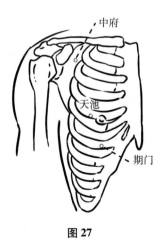

图 27

乙》）：膺俞（《大成》）。

（2）取穴法：前正中线旁开 6 寸，于锁骨下 1 寸取穴（图 27）。

（3）特定穴：肺募：手足太阴之会（《铜人》）。

（4）主治汇要：

《明堂》：肺系急，咳，胸中痛，恶寒，胸满悒悒然，善呕食，胸中热，喘逆，逆气相追逐，多浊唾不得息，肩背风汗出，面腹肿，膈中不下食，喉痹，肤骨痛，寒热，烦满。

《千金》：奔豚上下，腹中痛与腰相引痛。

《扁鹊心书》：肺寒胸膈胀，时吐酸，逆气上攻，食已作饱，困倦乏力，口中如冰雪，此名冷痨，又名膏肓病。

少群：治肺结核等各种肺病，亦用于下肢水肿。

（5）灸量：25 分钟。

35. 天池 属心包经。

（1）别名：天会（《甲乙》）。

（2）取穴法：于同一肋间，乳头外 1 寸处取穴（图 27）。

（3）特定穴：手厥阴、足少阳之会。

（4）主治汇要：

《明堂》：寒热，胸满颈痛，四肢不举，腋下肿，上气，胸中有声，喉中鸣。

《腧穴学》：瘰疬，乳痈。

少群：治各种乳腺病，包括乳癌。

（5）灸量：25 分钟。

36. 府舍 属脾经。

（1）取穴法：脐旁开 4 寸再向下 4.3 寸处取穴（图 28）。

（2）特定穴：足太阴、阴维、厥阴之会。

（3）主治：《明堂》疝瘕，髀中急痛，循胁上下抢心，腹满积聚，厥气霍乱。

（4）灸量：30 分钟。

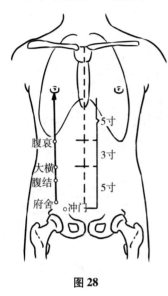

图 28

37. 腹结 属脾经。

（1）别名：腹屈（《甲乙》）；肠结（《千金翼》）；肠窟（《外台》）。

（2）取穴法：脐旁开 4 寸，再向下 1.3 寸处取穴（图 28）。

（3）主治汇要：

《明堂》：绕脐痛，抢心，膝寒，注利。

少群：阑尾炎。

（4）灸量：30 分钟。

38. 大横 属脾经。

（1）别名：肾气（《医学纲目》）。

（2）取穴法：脐旁 4 寸取穴（图 28）。

（3）特定穴：足太阴、阴维之会。

（4）主治汇要：

《明堂》：大风，逆气，多寒，善悲。

《真髓》：脱肠。

《腧穴学》：虚寒泄利，大便秘结，小腹痛。

少群：治大便不通只灸左侧大横，并配双侧承山穴，一般晚间灸，次日晨便下。

（5）灸量：30 分钟。

39. 大包 属脾经。

（1）取穴法：侧卧举臂，于腋中线，腋下 6 寸（第 6 肋间）取穴（图 29）。

（2）特定穴：脾之大络。

（3）主治汇要：

《明堂》：大气不得息，息即胸胁中痛，实则其身尽寒，虚则百节皆纵。

少群：治脾约证配商丘。

（4）灸量：25～30分钟。

40. 章门 属肝经。

（1）别名：长平，肋髎（《甲乙》）。

（2）取穴法：在第11浮肋游离端之下际取穴，屈肘合腋时，约当肘尖尽处（图29）。

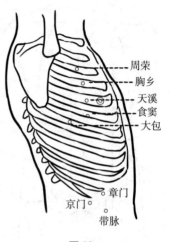

周荣
胸乡
天溪
食窦
大包

章门
京门
带脉

图 29

（3）特定穴：脾之募；八会之一——脏会；足厥阴、少阳之会。

（4）主治汇要：

《明堂》：奔豚，食不化，胁痛不得卧，烦热，四肢懈堕，善怒，咳。

《千金》：溺多白浊。又：癫疾呕沫，寒热痉互引。又：脚挛。

《千金翼》：偏风半身不遂，脚重热风疼不得履地。

《金鉴》：章门主治痞块病，但灸左边可拔根，若灸肾积脐下气，两边齐灸自然平。

《治疗学》：对缓解胃痉挛有效，对胃下垂亦有效，是腹膜炎、腹水的特效穴。

《腧穴学》小儿疳积。

少群：章门所治甚广，因脾虚、脾气呆滞所致诸症皆宜灸之，无论气痞、癥瘕、肝积肥气及各种肝、胆病证皆宜灸之。

（5）灸量：30 分钟。

41. 期门 属肝经。

（1）取穴法：乳头直下两肋间取穴（图 27）。

（2）特定穴：肝之募；足太阴、厥阴、阴维之会。

（3）主治汇要：

《明堂》：痉，腹大坚不得息。咳，胁下积聚，喘逆，时寒热。心下大坚。奔豚胁下气上下，胸中有热。伤食，胁下满，不能转展反侧，目青而呕。霍乱泄注。喑不能言。

《采艾编翼》：伤寒过汗不汗，预防要穴。

《真髓》：胸部纵引作痛属肾，用太溪可愈。横引作痛，属肝经，用期门可愈，或用日月亦可愈。肝行横经，肾行竖经。又：产后瘀血不净，灸期门可下，期门是不可思议的经穴。月经闭止时，如用血海无效，灸期门即通。

少群：期门所治甚广，如肝气盛、肝炎、肝硬化、肾炎、肋膜炎、脾肿大、伤寒不解、热入血室及喘息等证。大凡各脏腑有瘀滞，治须调肝者皆宜灸此穴配太冲。

（4）灸量：30 分钟。

42. 京门 属胆经。

（1）别名：气府、气俞（《甲乙》）。

（2）取穴法：当 12 肋骨游离端下际取穴（图 29）。

（3）特定穴：肾之募。

（4）主治汇要：

《明堂》：痉，脊强反折。寒热，腹䐜胀快快然不得息。腰痛不可以久立俯仰。溢饮，水道不过，溺黄，小腹痛，里急肿，洞泄，髀痛引背。

少群：肾炎。

（5）灸量：30 分钟。

43. 带脉 属胆经。

（1）取穴法：于第 11 取肋骨游离端直下与脐相平处取穴（图 29）。

（2）特定穴：足少阳、带脉二经之会（《素问·气府论篇》王冰注）。

（3）主治汇要：

《明堂》：妇人少腹坚痛，月水不通。

《圣惠方·明堂》：带下赤白，两胁下气转连背痛不可忍。

《腧穴学》：疝气。

（4）灸量：30 分钟。

44. 五枢 属胆经。

（1）取穴法：在腹侧髂前上棘之前 0.5 寸，约平脐下 3 寸处取穴（图 30）。

（2）特定穴：足少阳、带脉二经之会（《素问·气府论篇》王冰注）。

（3）主治汇要：

《明堂》：男子阴疝，两丸上下，小腹痛。妇人下赤白，里急瘛疭。

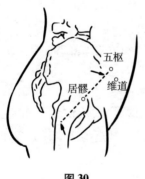

图 30

《圣惠方·明堂》：膀胱气攻两胁。

《腧穴学》：阴挺，月经不调，便秘，腰胯痛。

（4）灸量：30 分钟。

45. 维道 属胆经。

（1）别名：外枢（《甲乙》）。

（2）取穴法：于五枢穴前下 0.5 寸处取穴（图 30）。

（3）特定穴：足少阳、带脉

之会。

（4）主治汇要：

《明堂》：呕，咳逆不止，三焦有水气，不能食。

《腧穴学》：腰胯痛，少腹痛，阴挺，疝气，带下，月经不调。

（5）灸量：30分钟。

（三）背、腰骶部

1. 长强 属督脉。

（1）别名：气之阴郄（《甲乙》）；橛骨（《聚英》）。

（2）取穴法：尾骨尖与肛门连线的中点取穴（图31）。

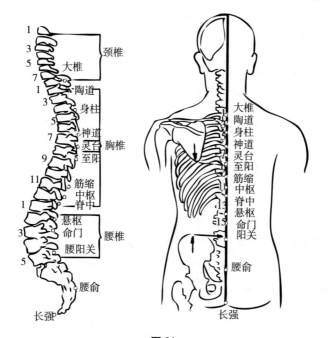

图31

（3）主治汇要：

《明堂》：寒热，腰痛上寒，实则脊急强，虚则头重洞泄。癞痔，大小便难，腰尻重，难起居。小儿惊痫，瘛疭。

《图翼》：失精呕血，小儿囟陷。又：少年注夏羸瘦。

《腧穴学》：阴部湿痒。

（4）灸量：30分钟。

2. 腰阳关　属督脉。

（1）取穴法：第4腰椎棘突下取穴，约与髂嵴相平（图31）。

（2）主治汇要：

《腧穴学》：腰骶疼痛，下肢痿痹，月经不调，赤白带下，遗精，阳痿，便血。

少群：膝肿，脊髓炎。

（3）灸量：30分钟

3. 命门　属督脉。

（1）别名：属累（《甲乙》）。

（2）取穴法，第2腰椎棘突下（与脐水平相对）处取穴（图31）。

（3）主治汇要：

《明堂》：头痛如破，身热如火，汗不出，瘛疭里急，腰腹相引痛。

《千金》：五脏热及身体热，脉弦急者。

《图翼》：耳鸣，手足冷痹，挛疝，惊恐，头眩。

《腧穴法》：虚损腰痛，脊强反折，遗尿，尿频，泄泻，遗精，白浊，阳痿，早泄，赤白带下，胎屡坠，五劳七伤，癫痫。

少群：小儿急惊风、肾炎、脊髓炎、痔疾。

（4）灸量：30分钟。

4. 脊中 属督脉。

（1）别名：神宗、脊俞（《圣惠方》）。

（2）取穴法：第 11 胸椎棘突下取穴（图 31）。

（3）主治汇要：

《千金》：久冷五痔便血。

《腧穴学》：腰脊强痛，黄疸，腹泻，痢疾，小儿疳积，癫痫。

（4）灸量：30 分钟。

5. 筋缩 属督脉。

（1）取穴法：第 9 胸椎棘突下取穴（图 31）。

（2）主治汇要：

《明堂》：狂走，癫疾，脊急强，目转上插。小儿惊痫，瘛疭。

《腧穴学》：胃痛，黄疸。

少群：小儿急惊风速灸甚效，配命门、中脘、脐。

（3）灸量：30 分钟。

6. 至阳 属督脉。

（1）取穴法：第 7 胸椎棘突下取穴（图 31）。

（2）主治汇要：

《明堂》：寒热解烂（杨注：风成为寒热，为疮解烂），淫泺胫酸，四肢重痛，少气难言。

《图翼》：胃中寒，不食。又：胸胁支满。又引《神农经》：咳嗽。

《金鉴》：至阳专灸黄疸病，兼灸痞满喘促声。又：腰背痛疼，脊强，身热。

（3）灸量：30 分钟。

7. 灵台 属督脉。

（1）取穴法：第 6 胸椎棘突下取穴（图 31）。

（2）主治汇要：

《图翼》：风冷久嗽。

《腧穴学》：咳嗽，气喘，项强，背痛，身热，瘰疬。

少群：哮喘发作时速灸灵台配身柱、太溪。

（3）灸量：30分钟。

8. 神道　属督脉。

（1）别名：藏俞（《千金》）。

（2）取穴法：第5胸椎棘突下取穴（图31）。

（3）主治汇要：

《明堂》：身热头痛，进退往来，痎疟，悲愁，恍惚，肩痛腹满，腰背急强。

《肘后方》：乍得咳嗽。

《千金翼》：乏力。

《西方子》：热喘且痛，视物不明。

《腧穴学》：心痛，惊悸，怔忡，失眠健忘，中风不语，癫痫，瘛疭。

（4）灸量：30分钟。

9. 身柱　属督脉。

（1）取穴法：第3胸椎棘突下取穴（图31）。

（2）主治汇要：

《明堂》：身热狂走，谵语见鬼，瘛疭，癫疾，怒欲杀人。

《外台》：备急疗得中风不语者方，急灸第三或第五椎上百五十壮。

《西方子》：胸热，口干，烦渴，头痛，汗不出。

《针灸说约》：头、项、背、肩疼痛。

《日用灸法》：瘰癧，小儿惊痫，疝气，习俗称为身柱灸，小儿必灸者也，出生七十五日灸之，如若疳疮满身，或患惊悸，虽七十五日之内亦可灸之。

（3）灸量：30 分钟。

10. 陶道 属督脉。

（1）取穴法：第 1 胸椎棘突下取穴（图 31）。

（2）特定穴：督脉、足太阳之会。

（3）主治汇要：

《明堂》：头重目暝，悽厥寒热，项强难以反顾，汗不出。

《图翼》：一传此穴善退骨蒸之热。

《腧穴学》：咳嗽，气喘，胸痛，脊痛酸痛，癫狂，角弓反张。

（4）灸量：30 分钟。

11. 大杼 属膀胱经。

（1）取穴法：第 1 胸椎棘突下，旁开 1.5 寸取穴（图 32）。

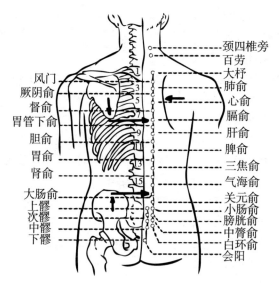

图 32

（2）特定穴：八会之———骨会；足太阳、手太阳之会。

（3）主治：《明堂》：颈项痛，不可以俯仰，头痛振寒，瘈疭，气实则胁满，夹脊有并气，热，汗不出，腰背痛。痉，脊强互引，恶风，时振栗，喉痹，大气满，喘息，胸中郁郁，目肮肮项强，寒热，僵仆，不能久立，烦满里急。痎疟。癫疾。

（4）灸量：30分钟。

12. 风门　属膀胱经

（1）别名：热府（《甲乙》）。

（2）取穴法：第2胸椎棘突下，旁开1.5寸取穴（图32）。

（3）特定穴：督脉、足太阳之会。

（4）主治汇要：

《明堂》：风眩头痛，鼻鼽不利，时嚏，清涕自出。

《千金》：马黄、黄疸。又：上气、短气、咳逆，胸背痛。又：鼻衄、窒、喘息不通。

《图翼》：能泻一身热气，常灸之，永无痈疽疮疥等患。

《金鉴》：风门主治易感风，风寒痰嗽吐血红，兼治一切鼻中病，艾火多加嗅自通。

少群：配阳陵泉治四时感冒，初觉有异便急灸之，往往立愈；能退感冒等引起的高热，少数患者于灸后热不退，可止灸，并无不良。

（5）灸量：25~30分钟。

13. 肺俞　属膀胱经。

（1）取穴法：第3胸椎棘突下旁开1.5寸取穴（图32）。

（2）特定法：背俞穴。

（3）主治汇要：

《明堂》：肺寒热，呼吸不得卧，咳上气，呕沫，喘气相追逐，胸满背膺急，振栗，肢鼓，气膈，胸中有热，支满不嗜食，汗不出，腰脊痛。癫疾，憎风时振寒，身热狂走欲自杀，目反妄见，瘛疭，泣出，死不知人。

《千金》：喉痹，口中涎垂。又：吐血唾血。又：水疰，口中涌水。又：黄疸。又：肺痈。又：瘿。

《千金翼》：盗汗寒热恶寒。

《圣惠方·明堂》：小儿龟背。

《资生》：积聚。

《图翼》：能泻五脏之热。

少群：治肺结核等各种肺病、瘙痒、疮等各种皮肤病，常配尺泽。

（4）灸量：25~30分钟。

14. 厥阴俞 属膀胱经。

（1）别名：厥俞（《大成》）。

（2）取穴法：第4胸椎棘突下，旁开1.5寸取穴（图32）。

（3）特定穴：背俞穴。

（4）主治汇要：

《千金》：胸中膈气聚痛，好吐。

《图翼》：咳逆。

《腧穴学》：心痛，心悸。

（5）灸量：25~30分钟。

15. 心俞 属膀胱经。

（1）取穴法：第5胸椎棘突下，旁开1.5寸取穴（图32）。

（2）特定穴：背俞穴。

（3）主治汇要：

《明堂》：瘖疟。寒热，心痛循循然，与背相引而痛，胸中悒悒不得息，咳唾血，多涎，烦中善噎，食不下，呕逆，汗不出，如疟状，目晾晾，泪出悲伤。心胀。

《圣惠方·明堂》：小儿龟背。

《腧穴学》：癫狂，痫证，惊悸，失眠，心悸，健忘，梦遗。

（4）灸量：25～30分钟。

16. 膈俞 属膀胱经。

（1）取穴法：第7胸椎棘突下，旁开1.5寸取穴（图32）。

（2）特定穴：八会之一——血会。

（3）主治汇要：

《明堂》：咳而呕，膈寒，食饮不下，寒热，皮肉骨痛，少气不得卧，胸满支两胁，膈上竞竞，胁痛腹膜，胃脘暴痛，上气，肩背寒痛，汗不出，喉痹，腹中痛，积聚，嘿嘿嗜卧，身常湿湿，心痛无可摇者。大风汗出。癫狂。周痹，身背痛，无可大汗出。

《圣惠方·明堂》：小儿龟背。

《图翼》：诸血病者皆宜灸之，如吐血、衄血不已，虚损昏晕，血热妄行，心肺二经呕血，脏毒便血不止。

《腧穴学》：潮热，盗汗。

（4）灸量：25～30分钟。

17. 胃管下俞 经外奇穴。

（1）别名：八俞、膵俞（《针灸学讲义》）；胰俞（《常用新医疗法手册》）。

（2）取穴法：第8胸椎棘突下，旁开1.5寸取穴（图32）。

（3）主治汇要：

《千金》：消渴，咽喉干。

《腧穴学》：胃痛，胰腺炎，胸胁痛，咳嗽。

（4）灸量：25～30分钟。

18. 肝俞 属膀胱经。

（1）取穴法：第9胸椎棘突下，旁开1.5寸取穴（图32）。

（2）特定穴：背俞穴。

（3）主治汇要：

《明堂》：痉，筋痛急互引。咳而胁满急，不得息，不得反侧，腋胁下与脐相引，筋急而痛反折。目上视，眩，目中循循然，眉头痛，惊狂，衄，少腹满，目晾晾生白翳，咳引胸痛，筋寒热，唾血，短气，鼻酸。肝胀。癫狂。

《千金》：目泪出。内眦赤痛痒。又：热病差后食五辛多患眼阉如雀目。又：黄疸。又：胸满，心腹积聚痞痛。

《金鉴》：更同命门一并灸，能使瞽目复重明。

少群：痈疮，梅尼埃病。

（4）灸量：25～30分钟。

19. 胆俞 属膀胱经。

（1）取穴法：第10胸椎棘突下，旁开1.5寸取穴（图32）。

（2）特定穴：背俞穴。

（3）主治汇要：

《明堂》：胸满，呕无所出，口苦舌干，饮食不下。

《千金》：胁痛不得卧。

《金鉴》：惊悸卧睡不能安，酒疸目黄色，面发赤斑。

《腧穴学》：咽痛，肺痨，潮热，腋下肿。

少群：胆囊炎，胆石症。

（4）灸量：25～30分钟。

20. 脾俞 属膀胱经。

（1）取穴法：第 11 胸椎棘突下，旁开 1.5 寸取穴（图 32）。

（2）特定穴：背俞穴。

（3）主治汇要：

《明堂》：热痉。脾胀。腹中气胀引脊痛，饮食多，身羸瘦，名曰食晦，先取脾俞，后取季胁。大肠转气，按之如覆杯，热引胃痛，脾气寒，四肢急烦，不嗜食。黄疸善欠，胁下满欲吐，身重不欲动。

《千金》：泄痢食不消，不作肌肤。又：胞转小便不得。又：虚劳尿血白浊。又：胀满水肿。又：唾血吐血。

《图翼》：食积肚大。又：泻五脏之热。又：久年积块胀痛。又：久疟不愈，黄瘦无力。

《金鉴》：婴儿慢脾风。

《腧穴学》：便血。

（4）灸量：25～30 分钟。

21. 胃俞 属膀胱经。

（1）取穴法：第 12 胸椎棘突下（命门穴上两椎间），旁开 1.5 寸取穴（图 32）。

（2）特定穴：背俞穴。

（3）主治汇要：

《明堂》：胃中寒、胀、食多、身羸瘦，腹中满而鸣，腹䐜，风厥，胸胁榰满，呕吐，脊急痛，筋挛，食不下。

《图翼》：小儿痢下赤白，秋末肛脱，肚疼不可忍。又：一传治水肿鼓胀，气膈不食，泄泻年久不止，多年积块。

《金鉴》：胃俞主治黄疸病，食毕头目即晕眩，疟疾善饥不能食，艾火多加自可痊。

少群：治各种胃肠病，如溃疡病、胃癌等。

（4）灸量：25～30 分钟。

22. 三焦俞 属膀胱经。

（1）取穴法：第 1 腰椎棘突下（命门穴上一椎间），旁开
1.5 寸取穴（图 32）。

（2）特定穴：背俞穴。

（3）主治汇要：

《明堂》：头痛，饮食不下，肠鸣胪胀欲呕，时泄注。

《千金》：五脏六腑心腹满，腰背疼，寒热往来，小便不
利，羸瘦少气。又：少腹积聚，坚大如盘。又：虚劳尿白浊。

《千金翼》：妇人癥聚瘦瘠。又：尿血。

少群：可治消化不良所致的慢性荨麻疹。

（4）灸量：25～30 分钟。

23. 肾俞 属膀胱经。

（1）取穴法：第 2 腰椎棘突下与脐水平相对，旁开 1.5
寸取穴（图 32）。

（2）特定穴：背俞穴。

（3）主治汇要：

《明堂》：热痉。寒热，食多，身羸瘦，两胁引痛，心下
膜痛，心如悬，下引脐，少腹急痛热，面黑，目䀮䀮，喘咳
少气，溺浊赤。骨寒热，溲难。肾胀。腰痛不可俯仰反侧。风
头痛如破，足寒如水，头重身热，振栗，腰中、四肢淫泺，欲
呕，腹鼓大，寒中洞泄，食不化，骨寒热，引背不得息。

《千金》：黄疸。又：丈夫梦失精，及男子小便浊难。又：
消渴小便数。

《千金翼》：百病水肿。又：尿血。

《外台》：便难。

《扁鹊心书》：肾俞二穴，凡一切大病，于此灸二三百壮。
盖肾为一身之根蒂，先天之真源，本牢则不死。又：治中风失

音，手足不遂，大风癞疾。

《图翼》：主脏之热。色欲过度，虚肿，耳痛耳鸣。

《金鉴》：兼灸吐血。

《腧穴学》：月经不调，白带。

（4）灸量：25~30分钟。

24. 大肠俞 属膀胱经。

（1）取穴法：第4腰椎棘突下，旁开1.5寸取穴（图32）。

（2）特定穴：背俞穴。

（3）主治汇要：

《明堂》：大肠转气，按之如覆杯，食饮不下，善噎，肠中鸣，腹䐜面肿，暴泄，腰痛。

《千金》：小腹绞痛，大小便难。

《普济方》：是主津液所生病者，目黄口干，衄血喉痹，前肩臑痛，大指次指痛不用，气盛有余则热肿，虚则寒栗。

少群：肾炎，阑尾炎。

（4）灸量：25~30分钟。

25. 小肠俞 属膀胱经。

（1）取穴法：平第1骶后孔，后正中线旁开1.5寸处取穴，当髂后上棘内缘与骶骨间的凹陷中（图32）。

（2）特定穴：背俞穴。

（3）主治汇要：

《明堂》：少腹痛热控睾引腰脊，疝痛，上冲心，腰脊强，溺难黄赤，口干。

《千金》：小腹胀满，虚乏。又：消渴口干不可忍者。又：妇人带下。又：大小便难，淋癃。又：泄注五痢，便脓血，重下，腹痛。

《外台》：痔。

《资生》：不嗜食。

《腧穴学》：遗精，遗尿，尿血。

（4）灸量：25～30分钟。

26. 膀胱俞　属膀胱经。

（1）取穴法：平第2骶后孔，当髂后上棘内缘下与骶骨间的凹陷中取穴（图32）。

（2）特定穴：背俞穴。

（3）主治汇要：

《明堂》：热痉互引，汗不出，反折，尻臀内痛似痹症状。腰脊痛强引背、少腹，俯仰难，不得仰息，脚痿重，尻不举，溺赤，腰以下至足清不仁，不可以坐起。

《千金》：坚结积聚。

《圣惠方·明堂》：大便难。

《腧穴学》：遗精，遗尿，腹痛泄泻，阴部肿痛生疮，淋浊。

（4）灸量：25～30分钟。

27. 中膂俞

（1）别名：中膂内俞（《外台》）；脊内俞（《铜人》）。

（2）取穴法：平第3骶后孔，后正中线旁1.5寸处取穴（图32）。

（3）主治汇要：

《明堂》：痉反折互引，腹胀。寒热。腰痛不可俯仰。

《千金》：疝痛。

《腧穴学》，痢疾，消渴。

（4）灸量：25～30分钟。

28. 白环俞　属膀胱经。

（1）取穴法：平第4骶后孔，后正中线旁开1.5寸取穴（图32）。

（2）主治汇要：

《明堂》：腰脊痛，不得俯仰，小便赤黄，尻重不能举。

《圣惠方·明堂》：手足不仁。

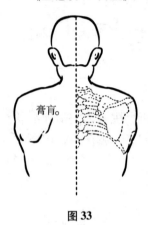

膏肓。

图33

《腧穴学》：白带，疝气，遗精，月经不调。

（3）灸量：25～30分钟。

29. 膏肓俞 属膀胱经。

（1）取穴法：两手臂抱肩头，于第4胸椎棘突下，再旁开3寸处取穴（两臂抱肩头，将肩胛骨闪开，方能取到此穴，灸时亦然）（图33）。

（2）主治汇要：

《千金》：膏肓俞无所不治，主羸瘦虚损，梦中失精，上气咳逆，狂惑忘误。又：灸讫后令人阳气康盛。

《千金翼》：停痰宿疾。

《景岳全书》：噎膈。

《循经》：传尸痨瘵，骨蒸盗汗，吐血衄血，目眩头晕，脾胃虚弱，噎膈翻胃，痈疽发背。

《神灸经纶》：自汗。

（3）灸量：30～60分钟。

30. 意舍 属膀胱经。

（1）取穴法：第11胸椎棘突下，旁开3寸取穴（图34）。

（2）主治汇要：

《明堂》：腹满胪胀，大便泄。消渴身热，面目黄。

《圣惠方·明堂》：背痛，恶寒，饮食不下，呕吐不留住。

（3）灸量：25～30分钟。

31. 肓门 属膀胱经。

（1）取穴法：第 1 腰椎棘突下（命门上一椎间），旁开 3 寸取穴（图 34）。

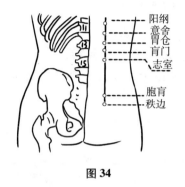

阳纲
意舍
胃仓
肓门
志室

胞肓
秩边

图 34

（2）主治汇要：

《明堂》：心下大坚。妇人乳余疾。

《腧穴学》：便秘。

（3）灸量：25～30 分钟。

32. 志室 属膀胱经。

（1）别名：精宫（《金鉴》）。

（2）取穴法：第 2 腰椎棘突下（即命门穴），旁开 3 寸取穴（图 34）。

（3）主治汇要：

《明堂》：腰痛脊急，胁下满，小腹坚急。

《圣惠方·明堂》：大便难，食饮不下。

《金鉴》：夜梦遗精。

《腧穴学》：阳痿，阴痛不肿，小便淋沥，水肿。

少群：肾炎。

（4）灸量：25～30 分钟。

33. 胞肓 属膀胱经。

（1）取穴法：平第 2 骶后孔，后正中线旁开 3 寸取穴（图 34）。

（2）主治汇要：

《明堂》：腰脊痛，恶寒，少腹满坚，癃闭下重，不得小便。

《千金》：大小便难。

《腧穴学》：阴肿。

（3）灸量：25～30分钟。

（四）上肢部

1. 尺泽　属肺经。

（1）别名：鬼受（《千金》）；鬼堂（《千金翼》）。

（2）取穴法：微屈肘，在肘横纹上，肱二头肌腱的桡侧缘凹陷中取穴（图35）。

（3）特定穴：合穴。

（4）主治汇要：

《明堂》：振栗瘛疭，手不伸，咳嗽唾浊，气膈善呕，鼓颔不得汗，烦满身痛目眮（注：即目不正）纵，衄。两胁下痛，呕泄上下出，胸满短气。心膨膨痛，少气不足以息。舌干胁痛，心烦满乱，肩背寒，腹胀，喘。手臂不得上头，肘痛。癫疾。喉痹。

《千金》：五脏一切诸疟。

《外台》：实则肩背热痛，汗不出，四肢暴肿，虚则臂背寒，短气。

《圣惠方·明堂》：小儿缓惊风。

《图翼》：舌干，咳唾脓血。

《采艾编翼》：各气病之要穴。

《腧穴学》：咯血，潮热，乳痛。

（5）灸量：25分钟。

2. 孔最　属肺经。

（1）取穴法：在尺泽与太渊的连线上，距太渊7寸取穴（图35）。

（2）特定穴：郄穴。

（3）主治汇要：

《明堂》：热病汗不出。臂厥，头痛，振寒。

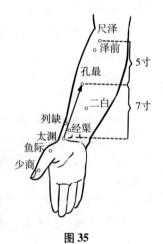

图35

《腧穴学》：咳嗽，气喘，咯血，咽喉肿痛，失音，肘臂掌痛，痔疮。

（4）灸量：25分钟。

3. 列缺 属肺经。

（1）取穴法：立掌，在桡骨茎突上方，腕横纹上1.5寸处取穴（图35）。

（2）特定穴：络穴；八脉交会穴——通任脉。

（3）主治汇要：

《明堂》：身热瘛疭，唇口聚，鼻张，目下汗出如转珠，两乳下三寸坚，胁下满悸。善忘，四肢逆厥，善笑，溺白。寒热咳唾沫，掌中热，虚则肩背寒栗，少气不足以息，寒厥交两手而瞀，为口沫出，实则肩背热痛，汗出，四肢暴肿，身湿，摇时寒热，饥则烦，饱则面色变，口噤不开，恶风泣出。

《千金》：小便热痛。又：男子阴中疼痛，溺血精出。又：肘中痛。

《外台》：偏风口喎，半身不遂，腕劳。

《采艾编翼》：本经络与大肠凡病皆治。

《腧穴学》：咽喉痛，掌中热，偏正头痛，项强，惊痫，牙痛。

（4）灸量：25分钟。

4. 经渠 属肺经。

（1）取穴法：在腕横纹上1寸，当桡骨茎突内侧与桡动脉之间陷中取穴（图35）。

（2）特定穴：经穴。

（3）主治：《针灸学辞典》：咳嗽，气喘，热病汗不出，胸背痛，喉痹，手腕痛，掌中热。

（4）灸量：25分钟。

5. 太渊 属肺经。

（1）别名：大泉（《千金》）。

（2）取穴法：腕横纹桡动脉之桡侧陷中取穴（图35）。

（3）特定穴：输穴；原穴；八会之一——脉会。

（4）主治汇要：

《明堂》：痁疟。臂厥，肩膺胸痛，目中白眼青，转筋，掌中热，乍寒乍热，缺盆中相引痛，数欠，臂内廉痛，上膈，饮已烦满。寒厥急热烦心，善唾，哕噫，胸满噫呼，胃气上逆，心痛。咳逆，烦闷不得卧，喘不得息，背痛。唾血，振寒，嗌干。狂言。妒乳。

《腧穴学》：无脉证，手腕无力疼痛。

少群：目翳，白睛充血。

（5）灸量：25分钟。

6. 鱼际 属肺经。

（1）取穴法：在第1掌指关节后，掌骨中点，赤白肉际处取穴（图35）。

（2）特定穴：荥穴。

（3）主治汇要：

《明堂》：寒厥及热烦心，阴湿痒，腹痛不下饮食，肘挛支满，喉中焦干渴。痓，上气。厥心痛，卧若从居，心痛间，动作痛益，色不变者，肺心痛。短气心痹，悲怒逆气，恐，狂易。胃逆，霍乱逆气。

《图翼》：酒病。又：齿痛不能食饮。

（4）灸量：25分钟。

7. 泽前 经外奇穴。

（1）取穴法：尺泽穴下1寸，直对中指取穴（图36）。

（2）主治：《针灸学辞典》：甲状腺肿大，上肢麻痹，前臂痉挛。

（3）灸量：25 分钟。

8. 二白 经外奇穴。

（1）取穴法：掌侧腕横纹中点上 4 寸取穴（图 35）。

按：二白为两个穴之合名，此为二白穴之一，另一个于此处外 0.4 寸，筋外缘取穴，温灸时两穴使用一个灸筒可同时灸到。

（2）主治汇要：

《腧穴学》：痔疮，脱肛，前臂痛，胸胁痛。

少群：痈疽。

（3）灸量：25 分钟。

9. 肘尖 经外奇穴。

（1）取穴法：位于肘尖取穴（图 36）。

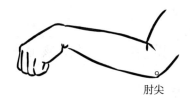

肘尖

图 36

（2）主治汇要：

《千金》：肠痈。

《疮疡经验全书》：治瘰疬已成未成，已溃未溃。

《腧穴学》：疔疮，霍乱。

（3）灸量：25 分钟。

10. 曲泽 属心包经。

（1）取穴法：肘微屈，于肘横纹之肱二头肌腱尺侧缘取穴（图 37）。

（2）特定穴：合穴。

（3）主治：《明堂》：心澹澹然善惊，身热，烦心，口干，手清，逆气，呕唾，肘痪，善摇头，颜清，汗出不过眉，伤寒温病。

（4）灸量：25分钟。

11. 郄门 属心包经。

（1）取穴法：掌侧腕横纹中点上5寸取穴（图37）。

（2）特定穴：郄穴。

（3）主治汇要：

《明堂》：心痛，衄，哕，呕血，惊恐畏人，神气不足。

《千金》：疔疮。

《图翼》：久痔。

《腧穴学》：心悸，胸痛，心烦，咳血，癫疾。

（4）灸量：25分钟。

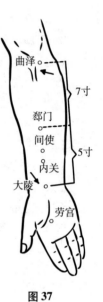

图 37

12. 间使 属心包经。

（1）取穴法：掌侧腕横纹中点上3寸取穴（图37）。

（2）特定穴：经穴。

（3）主治：《明堂》：热病烦心，善哕。卒中心痛，瘈疭互相引，肘内廉痛。胸痹引背时寒。心痛善悲，厥逆，悬心如饥之状，心澹澹而惊。头身风热，善呕，忧惕，寒中少气，掌中热，肘挛腋肿。面赤目黄。头大浸淫。喑不能语，咽中哽。

（4）灸量：25分钟。

13. 内关 属心包经。

（1）取穴法：掌侧腕横纹中点上2寸取穴（图37）。

（2）特定穴：络穴；八脉交会穴——通阴维脉。

（3）主治汇要：

《明堂》：面赤皮热，热病汗不出，中风热，目赤黄，肘挛腋肿，实则心暴痛，虚则烦，心惕惕不能动，失智。心澹澹而善惊恐，心悲。

《图翼》：中风失志。又：目昏。又：生疮。

《腧穴学》：胃痛，呕吐，呃逆，失眠，癫狂，痫证，郁证眩晕，哮喘，偏头痛，产后血晕。

（4）灸量：25分钟。

14. 大陵 属心包经。

（1）取穴法：掌侧腕横纹中点取穴（图37）。

（2）特定穴：输穴；原穴。

（3）主治汇要：

《明堂》：热病烦心而汗不出，肘挛腋肿，善笑不休，心中痛，目赤黄，小便如血，欲呕，胸中热，狂言，不乐，太息，喉痹嗌干，喘逆，身热如火，头痛如破，短气胸痛，厥逆，悬心如饥之状，心澹澹而惊。两手挛不伸及腋偏枯不仁，手瘈偏小，筋急。呕血，瘈疭（按：疮肿瘙痒）。耳鸣。

《肘后方》：霍乱若惋者。

《千金》：舌本痛。

《腧穴学》：癫狂，痫证。

少群：治风疹、疥癣等各种皮肤病。

（4）灸量：25分钟。

15. 劳宫 属心包经。

（1）别名：五里（《甲乙》）。

（2）取穴法：掌心横纹中，屈指握掌时，中指指尖所点处取穴（图37）。

（3）特定穴：荥穴。

（4）主治汇要：

《明堂》热病发热，烦满而欲呕，哕，三日以往不得汗，怵惕，胸胁痛，不可反侧，咳满溺赤，大便血，衄不止，呕吐血，气逆，噫不止，嗌中痛，食不下，善渴，口干烂，掌中热。少腹积聚。胸胁榰满。风热，善怒，心中悲，喜思慕歔欷，喜笑不休。黄疸目黄。大人小儿口中腥臭。热痔。

《真髓》：劳宫虽治中风有效，但最有效的是治咳嗽。

《腧穴学》：中暑，心痛，癫狂，痫证，口疮，鹅掌风。

（5）灸量：25～30分钟。

16. 极泉 属心经。

（1）取穴法：在腋窝正中，动脉跳动处取穴（图38）。

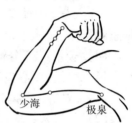

少海　极泉

图38

（2）主治汇要：

《明堂》：心痹，干呕哕，四肢不举，心痛，渴而欲饮，为臂厥嗌干。

《腧穴学》：胸肋疼痛，目黄，瘰疬。

（3）灸量：25分钟。

17. 少海 属心经。

（1）取穴法：屈肘，在肘横纹尺侧端凹陷中取穴（图38）。

（2）特定穴：合穴。

（3）主治汇要：

《明堂》：身热，痎疟，气逆，呼吸噫，哕，呕吐，手臂挛急。

《千金翼》：腋下瘰疬漏，臂疼屈伸不得，风痹。

《治疗学》：耳鸣，眼充血，蓄脓症。

《采艾编翼》：寒热汗出。

《腧穴学》：心痛，臂麻，手颤健忘，暴喑，颈痛，癫狂善笑，痫证，头痛，目眩，齿龋痛。

（4）灸量：25 分钟。

18. 通里 属心经。

（1）取穴法：掌侧腕横纹上 1 寸，直对小手指尖取穴（图 39）。

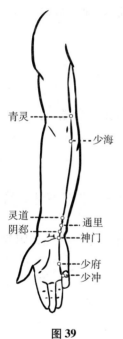

青灵
少海
灵道——通里
阴郄——神门
少府
少冲

图 39

（2）特定穴：络穴。

（3）主治汇要：

《明堂》：数欠频伸，心下悸，悲恐，癫，臂臑肘痛，实则支满，虚则不能言，苦呕，喉痹，少气，遗溺。

《腧穴学》：舌强不语，经血过多，崩漏，肩臑肘臂内后侧痛。

（4）灸量：25 分钟。

19. 阴郄 属心经。

（1）取穴法：掌侧腕横纹上 0.5 寸，直对小手指尖取穴（图 39）。

（2）特定穴：郄穴。

（3）主治汇要：

《明堂》：凄凄寒，咳吐血，气惊心痛。

《外台》：十二痫，失音不能言。

《腧穴学》：骨蒸盗汗，衄血。

（4）灸量：25 分钟。

20. 神门 属心经。

（1）别名：兑冲、中都（《甲乙》）；兑骨（《难经》）；锐骨（《聚英》）。

（2）取穴法：于掌侧腕横纹中，直对小手指尖取穴（图

39）。

（3）特定穴：原穴；输穴。

（4）主治汇要：

《明堂》：遗溺。手及臂寒。呕血上气。热中咽干，不嗜食，心痛，数噫恐悸，气不足，喘逆短气，身热，狂，悲哭。胸满脐胀，喉痹。

《腧穴学》：目黄胁痛，掌中热，大便脓血，头痛眩晕，失音。

少群：甲状腺肿。

（5）灸量：25 分钟。

21. 少府　属心经。

（1）取穴法：屈指握拳，当小指端与无名指端之间的手掌处取穴（图 39）。

（2）特定穴：荥穴

（3）主治汇要：

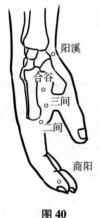

图 40

《明堂》：烦满，少气，悲恐畏人，臂酸，掌中热，手卷不伸。

《千金》：阴痛，实则挺长，寒热，阴暴痛，遗尿，偏虚则暴痒气逆，卒疝，小便不利。

《腧穴学》：痈疡。

（4）灸量：25 分钟。

22. 合谷　属大肠经。

（1）别名：虎口（《甲乙》）。

（2）取穴法：在第 1、2 掌骨之间，约当第 2 掌骨桡侧之中点取穴（图 40）。

（3）特定穴：原穴。

（4）主治汇要：

《明堂》：鼻鼽衄，热病汗不出，瞤目，目痛瞑，头痛，龋齿痛。痦疟。寒热，痱，痿，臂腕不用，唇吻不收。狂易。喑不能言，口噤不开，聋，耳中不通。喉痹。面肿。

《千金》：吐舌颈戾喜惊。

《千金翼》：产后脉绝不还。又：胎上抢心。

《圣惠方·明堂》：目不明，生白翳，皮肤痂疥，遍身风疹。又：小心疳眼。

《资生经》：疮毒久不合。

《真髓》：治眼球突出宜用合谷。又：合谷治血压亢进的眼之白内障，亦治近视眼。

《腧穴学》：疔疮，疳腮，发热恶寒，多汗，咳嗽，经闭，滞产，胃痛，腹痛，痢疾，小儿惊风，瘾疹，疥疮，疟疾。

（5）灸量：30分钟。

23. 阳溪 属大肠经。

（1）别名：中魁（《甲乙》）。

（2）取穴法：在腕背桡侧，拇指跷起时，当拇短伸肌腱与拇长伸肌腱之间的凹陷中取穴（图40）。

（3）特定穴：经穴。

（4）主治汇要：

《明堂》：热病烦心，瞤目，目痛泣出，厥头痛，胸满不得息。热病，肠澼，臑肘臂痛，虚则气膈满，肩不举，吐舌，戾颈，妄言，疟寒甚。寒热。癫疾。痂疥。耳聋鸣。喉痹。齿痛惊掣。

《千金》：热病烦心，心闷而汗不出，掌中热，心痛，身热如火，浸淫烦满，舌本痛。

（5）灸量：25~30分钟。

24. 偏历 属大肠经。

（1）取穴法：屈肘立掌，在阳溪与曲池连线上，阳溪向上3寸取穴（图41）。

（2）特定穴：络穴。

（3）主治汇要：

《明堂》：风疟，汗不出，寒热。癫疾多言，耳鸣，口僻，颊肿，实则聋，喉痹不能言，齿龋痛，鼻鼽衄，虚则痹鬲。瞤目，目䀮䀮。

《腧穴学》：水肿，肩膊肘腕酸痛。

（4）灸量：25～30分钟。

25. 温溜 属大肠经。

（1）别名：逆注、蛇头（《甲乙》）；池头（《资生经》）。

（2）取穴法：屈肘立掌，在阳溪穴与曲池穴连线上，阳溪上5寸取穴（图41）。

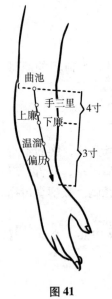

图41

（3）特定穴：郄穴。

（4）主治汇要：

《明堂》：伤寒，寒热头痛，哕衄，肩不举。疟，面赤肿，肠鸣而痛。癫疾吐舌，鼓颔，狂言见鬼。狂仆。口齿痛。喉痹不能言。

《腧穴学》：口舌肿痛。

（5）灸量：25～30分钟。

26. 上廉 属大肠经。

（1）取穴法：屈肘立掌，在阳溪与曲池连线上，曲池下3寸取穴（图41）。

（2）主治汇要：

《明堂》：小便黄，肠鸣相追逐。

《资生经》：偏风，腰腿手足不仁。

《图翼》：胸痛喘息，小便涩，主泻胃中之热。又：大肠气滞。

《腧穴学》：头痛，手臂肩髆酸痛麻木。

（3）灸量：25～30 分钟。

27. 手三里　属大肠经。

（1）取穴法：屈肘立掌，在阳溪与曲池连线上，曲池下 2 寸取穴（图 41）。

（2）主治汇要：

《明堂》：腹膜肘寒，腰痛不得卧。

《甲乙》：痎疟，心下胀满痛，上气。又：瞳目，目䀮䀮，少气。又：嗜卧，四肢不欲动摇，身体黄。

《外台》：风劳惊恐，久吐血，肘不欲举，风痫。

《治疗学》：遇到疖、疔、痈等时要灸此穴三十壮甚至一百壮。可以使尚未化脓的病灶消散，开始化脓的病灶加速化脓而易医易愈。一般多和合谷穴并用。亦是蓄脓症（鼻渊）、肥厚性鼻炎的必要穴。

《腧穴学》：腹胀，吐泻，齿痛，失音，颊肿，瘰疬，偏瘫，手臂麻痛，肘挛不伸。

（3）灸量：25～30 分钟。

28. 曲池　属大肠经。

（1）别名：鬼臣（《千金》）；阳泽（《千金翼》）。

（2）取穴法：屈肘，在肘横纹桡侧端凹陷处取穴（图 41）。

（3）特定穴：合穴。

（4）主治汇要：

《明堂》：伤寒余热不尽。胸中满，耳前痛，齿痛，目赤痛，颈肿，寒热，温饮辄汗出，不饮则皮干热。肩肘中痛，难屈伸，手不可举，腕重急。目不明，身热，惊狂，躄痿痹，瘾疹。癫疾吐舌。喉痹不能言。

《千金》：举体痛痒如虫啮，痒而搔之，皮便脱落作疮。

又：恶风邪气泣出喜忘。又：湿痹。

《千金翼》：瘾疹。又：瘿。

《图翼》：瘰疬。

《治疗学》：确有将肩背部与头、颈、颜面之气下引的效力。因此对头痛、头重、神经衰弱、失眠、血压亢进、脑出血、肩酸痛、齿痛等证有效。对于消除眼部充血亦有良效。对所有的眼科疾病如眼睑炎、结膜炎、麦粒肿（俗称偷针眼）、角膜或结膜上之小水疱（俗称葡萄花眼）、沙眼、血管翳、老花眼、眼突出等均有效。又为皮肤病与预防化脓的重要穴。

《腧穴学》：月经不调，腹痛如泻，痢疾。

（5）灸量：25~30 分钟。

29. 手五里 属大肠经。

（1）取穴法：在曲池与肩髃连线上，曲池上 3 寸取穴（图 42）。

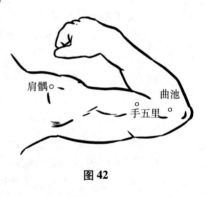

图 42

（2）主治汇要：

《明堂》：痎疟，心下胀满痛，上气。寒热，颈疬，逆咳，呼吸难。嗜卧，四肢不欲动摇，身体黄。瞳目，目䀮䀮，少气。

《外台》：风劳惊恐，久吐血，风痫。

（3）灸量：25~30 分钟。

30. 肩髃 属大肠经。

（1）别名：中肩井、肩偏（《千金》）；扁骨（《外台》）。

（2）取穴法：上臂平举，肩关节部出现两个凹陷，于前方的凹陷中取穴（图 42）。

（3）特定穴：手阳明、跷脉之会；手太阳、阳明、阳跷之会（《图翼》）；手阳明、少阳、阳跷之会（《奇经八脉考》）。

（4）主治汇要：

《明堂》：肩中热，指痹臂痛。

《千金》：诸瘿。又：偏风，不得挽弓。又：颜色焦枯，劳气失精，肩臂痛不得上头。

《腧穴学》：风热瘾疹，瘰疬。

（5）灸量：25~30分钟。

31. 中渚 属三焦经。

（1）取穴法：在手背第4、5掌指关节后掌骨间凹陷中取穴（图43）。

（2）特定穴：输穴。

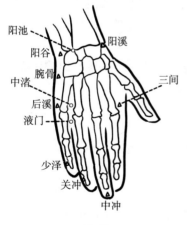

阳池
阳谷
阳溪
腕骨
中渚
三间
后溪
液门
少泽
关冲
中冲

图43

（3）主治汇要：

《明堂》：疟，发有四时，面上赤，目眅眅无所见。寒热。嗌外肿，肘臂痛，五指瘈不可屈伸，头眩，颔额颅痛。狂，互引，头痛耳鸣，目痛。耳聋，两颞颥痛。喉痹。

《外台》：身面痒。

《圣惠方·明堂》：小儿目涩怕明，状如青盲。

《腧穴学》：脊膂痛。

（4）灸量：25分钟。

32. 阳池 属三焦经。

（1）别名：别阳（《甲乙》）。

（2）取穴法：于手背侧腕横纹的中央凹陷处取穴（图

43）。

（3）特定穴：原穴。

（4）主治汇要：

《明堂》：痎疟。寒热。肩痛不能自举，汗不出，颈痛。

《千金》：热病汗不出。

《千金翼》：消渴口干烦闷。

《外台》：颈肿。

《治疗学》：整体治疗应先调理三焦的原气，藉着原气的力量使各病自然治愈，阳池与中脘二穴决不可少的原因即在此。《难经》云："三焦者原气之别使也。"而特别采用左阳池是因为人身左侧属阳的缘故，但并非说右边的即不能使用，有时候用右阳池亦有必要。左阳池能松弛腹直肌的紧张，因此能医治子宫左屈，又能促进小肠乳糜管吸收。如果与中脘合用，可矫正腹部内脏的位置，使下焦的原气充满，因此也可治子宫后屈。

左阳池与中脘同灸，可以立刻解除左方的腹直肌的压痛。

《腧穴学》：腕痛，耳聋，喉痹。

（5）灸量：25分钟。

33. 外关 属三焦经。

（1）取穴法：手背侧腕横纹中点上2寸取穴（图44）。

（2）特定穴：络穴；八脉交会穴——通阳维脉。

（3）主治汇要：

《明堂》：口僻噤。肘中濯濯，臂内廉痛，不可及头。耳谆谆浑浑无所闻。

《普及方》喉痹嗌肿。

《腧穴学》：热病，头痛，颊痛，目赤肿痛，胁痛，手指疼痛，手颤。

（4）灸量：25分钟。

34. 支沟 属三焦经。

（1）别名：飞虎（《大成》）。

（2）取穴法：手背侧腕横纹中点上3寸取穴（图44）。

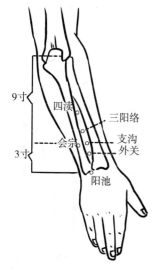

图44

（3）特定穴：经穴。

（4）主治汇要：

《明堂》：咳，面赤热。马刀肿瘘，目痛，心痛楂满，逆气，汗出，口噤不可开。热病汗不出，互引，颈嗌外肿，肩臂酸重，胁腋急痛，四肢不举，痂疥，项不可顾。霍乱。男子脊急，目赤。暴喑不能言。

《千金翼》：偏风半身不遂。

（5）灸量：25分钟。

35. 会宗 属三焦经。

（1）取穴法：手背侧腕横纹上3寸，于尺骨的内缘（直对无名指）取穴（图44）。

（2）特定穴：郄穴。

（3）主治：《明堂》：上空主皮毛，中空主肌肉，下空主耳聋，羊痫。

（4）灸量：25分钟。

36. 三阳络 属三焦经。

（1）别名：过门（《大成》）；通间（《图翼》）。

（2）取穴法：手背侧腕横纹上4寸，两骨之间取穴（图44）。

（3）主治汇要：

《明堂》：嗜卧，身体不能动摇，大温，内伤不足。

《圣惠方·明堂》：卒聋暴证及齿痛。

（4）灸量：25 分钟。

37. 天井　属三焦经。

（1）取穴法：屈肘，当肘尖上 1 寸之凹陷处取穴（图 45）。

（2）主治汇要：

《明堂》：疟，食时发，心痛，悲伤不乐。胸痹心痛，肩肉麻木。大风默默不知所痛，嗜卧，善惊，瘛疭。肘痛引肩，不可屈伸，振寒热，颈项肩背痛，臂痿痹不仁。癫疾吐舌沫出，羊鸣，戾颈。

《腧穴学》：偏头痛，耳聋，瘰疬，瘿气。

（3）灸量：25 分钟。

38. 臑会　属三焦经。

（1）别名：臑窌（《甲乙》）；臑交（《聚英》）。

（2）取穴法：肩髎至肘尖连线上，于肩髎下 3 寸取穴（举臂，于肩关节部会出现两个凹陷，后方的凹陷即是肩髎穴）（图 45）。

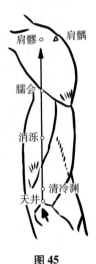

图 45

（3）主治汇要：

《明堂》：腠理气瘿。

《千金》：咽肿。又：癫疾。

《外台》：臂痛气肿。

《西方子》：寒热，颈瘰疬，臂酸重，腋急痛，肘难屈伸。

《腧穴学》：目疾。

（4）灸量：25 ~ 30 分钟。

39. 肩井　属胆经。

（1）别名：膊井（《铜人》）。

（2）取穴法：在肩上，当大椎穴与肩峰连线的中点取穴（图46）。

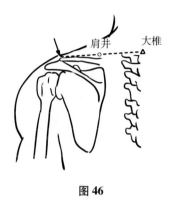

肩井　　大椎

图 46

（3）特定穴：手足少阳、阳维之会。

（4）主治汇要：

《明堂》：肩背痹痛，臂不举，寒热凄索，气上不得眠卧。

《千金》：难产。又：上气咳逆短气，风劳百病。又：卵偏大癫。

《千金翼》：颈漏。又：癫狂。

《资生经》：妇人堕胎后，手足厥逆。

《腧穴学》：乳痈，中风，瘰疬。

少群：配灸足三里能使腹中逆气下行并使大便通畅。

（5）灸量：25～30分钟。

40. 腕骨　属小肠经。

（1）取穴法：在腕前方，三角骨的前缘，赤白肉际处取穴（图43）。

（2）特定穴：原穴。

（3）主治汇要：

《明堂》：痓，互引。痎疟，寒热。偏枯，臂腕发痛，肘屈不得伸，风头痛，泣出，肩臂颈痛，项急烦满，惊，五指瘈，不可屈伸，战忕。狂易。消渴。耳鸣无闻。热病汗不出，胁痛不得息，颈颔肿。衄。

《腧穴学》：目翳，黄疸。

（4）灸量：25分钟。

41. 阳谷　属小肠经。

（1）取穴法：在三角骨后缘，赤白肉际上，当豌豆骨与尺骨茎突之间取穴（图43）。

（2）特定穴：经穴。

（3）主治汇要：

《明堂》：热病汗不出，胸胁痛，不得息，颈颔肿，寒热，耳鸣聋无所闻。泄风汗出至腰，项急不可以左右顾及俯仰，肩弛肘废，痂疥，生疣，瘰疬，头眩目痛。痎疟。风眩惊，手腕痛。肩痛不可自带衣，臂腕外侧痛，不举。狂癫疾。上牙齿龋痛。

《千金》：腹满阴痿色不变。又：下牙齿痛。又：痔痛，腋下肿。

《资生经》：小儿舌强。

（4）灸量：25分钟。

42. 养老　属小肠经。

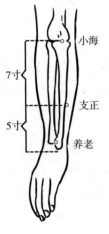

图47

（1）取穴法：掌心向下时，在尺骨茎突的高点处取穴，当屈肘掌心向胸时，转手骨开，穴在尺骨茎突的桡侧骨缝中（图47）。

（2）特定穴：郄穴。

（3）主治汇要：

《明堂》：肩痛欲折，臑如拔，手不能自上下。

《图翼》：引张仲文：腰重痛，不可转侧，起坐艰难，及筋挛脚痹不可屈伸。

《治疗学》：医治疗、痈时和手三里及合谷一起灸。又：对腕关节风湿，上臂神经痛有效。

《腧穴学》：目视不明。

（4）灸量：25 分钟。

43. 支正 属小肠经。

（1）取穴法：当阳谷与小海的连线上，于腕上 5 寸取穴（图 47）。

（2）特定穴：络穴。

（3）主治汇要：

《明堂》：振寒，寒热，颈项肿，实则肘挛，头眩痛，狂易，虚则生疣，小者痂疥。风疟。

《千金》：热病先腰胫酸，喜渴数饮食，身热项痛而强。

《外台》：惊恐。

《圣惠方·明堂》：手不握，十指尽痛。又引秦承祖云：兼主五劳，四肢力弱，虚乏等病。

少群：眼睑麦粒肿。

（4）灸量：25 分钟。

44. 小海 属小肠经。

（1）取穴法：屈肘，当尺骨鹰嘴与肱骨内上髁之间取穴（图 47）。

（2）特定穴：合穴。

（3）主治汇要：

《明堂》：风眩头痛。疟，背膂振寒，项痛引肘腋，腰痛引少腹，四肢不举。寒热。狂易。齿龈痛。

《千金》：头痛寒热。汗出不恶寒。又：痫发瘈疭，狂走不得卧，心中烦。

《外台》：痫肿。

《腧穴学》：耳聋、耳鸣。

（4）灸量：25 分钟。

（五）下肢部

1. 行间 属肝经。

（1）取穴法：在足第1、2趾缝间，趾蹼缘的上方纹头处取穴（图48）。

（2）特定穴：荥穴。

（3）主治汇要：

《明堂》：心痛色仓仓然如死灰状，终日不得太息，肝心痛。咳逆上气，唾沫。善惊悲不乐，厥，胫足下热，面尽热，嗌干渴。溺难痛，白浊，卒疝，少腹肿，呕吐，卒阴跳腰痛不可以俯仰，腹中膜满。腹痛上抢心，心下满，癃，茎中痛，怒瞋不欲视，泣出，长太息。癫疾，短气，呕血，胸背痛。喉痹气逆，口㖞，月事不利，见血而有身反败，阴寒。

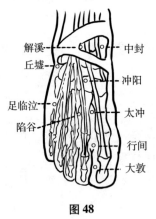

图48

《千金》：小儿重舌。

《采艾编翼》：四肢逆冷。

《腧穴学》：月经过多，闭经，痛经，白带，遗尿，胸胁满痛，呃逆，洞泻，头痛，眩晕，目赤痛，青盲，中风，瘕疝，失眠，膝肿，下肢内侧痛，足跗肿痛。

（4）灸量：25～30分钟。

2. 太冲 属肝经。

（1）取穴法：在足第1、2跖骨结合部之前凹陷中取穴（图48）。

（2）特定穴：输穴；原穴。

（3）主治汇要：

《明堂》：环脐痛，阴骞，两丸缩，腹坚痛不得卧。呕，厥寒，时有微热，胁下支满，喉痹痛，嗌干，膝外廉痛，淫泺胫酸，腑下肿，马刀瘘，肩肿，吻伤痛。暴胀，大便难，面唇色白，时时呕血。狐疝。飧泄。黄疸，热中，善渴。男子癫疝，精不足。乳难。女子疝及少腹肿，溏泄，遗溺，阴痛，面尘黑，目下眦痛。女子漏血。

《千金》：痢泄下血。

《千金翼》：产后出汗不止。

《腧穴学》：月事不调，遗尿，小儿惊风，癫狂，痫证，膝股内侧痛，足跗肿。

（4）灸量：25～30 分钟。

3. 中封 属肝经。

（1）取穴法：当内踝前方，在商丘与解溪二穴之间，靠胫骨前肌腱的内侧凹陷中取穴（图48）。

（2）特定穴：经穴；原穴（《千金》）。

（3）主治汇要：

《明堂》：疝，癥，脐少腹引痛，腰中痛。身黄，时有微热，不嗜食，膝内廉内踝前痛，少气身体重。女子少腹大，乳难，嗌干嗜饮。女子侠脐疝。

《千金》：男子虚劳失精阴缩。又：瘿。

《西方子》：咽遍肿，不可以咽。

《资生经》：膝肿。

《图翼》：一云能止汗出。

（4）灸量：25～30 分钟。

4. 蠡沟 属肝经。

（1）取穴法：在内踝尖上 5 寸，胫骨内侧面中央取穴（图49）。

（2）特定穴：络穴。

（3）主治汇要：

《明堂》：阴跳腰痛，实则挺长，寒热，挛，阴暴痛，遗溺偏大，虚则暴痒，气逆，睾肿，卒疝，小便不利如癃状，数噫恐悸，气不足，腹中悒悒，少腹痛，嗌中有热如有息肉状，背挛不可俛仰。女子疝，小腹肿，赤白淫时多时少。

《圣惠方·明堂》：足寒胫酸，屈伸难。

（4）灸量：25～30分钟。

5. 膝关　属肝经。

（1）取穴法：屈膝，于胫骨内踝后下方，当阴陵泉穴后1寸取穴（图49）。

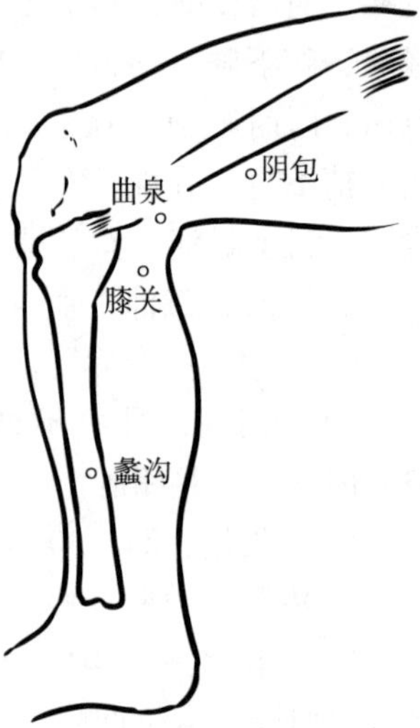

图49

（2）主治汇要：

《明堂》：膝内廉痛引髌，不可屈伸，连腹引咽喉痛。

《图翼》：寒湿走注，白虎历节风痛，不能举动。

《采艾编翼》：风痒。

（3）灸量：25～30分钟。

6. 曲泉　属肝经。

（1）取穴法：屈膝，在膝关节内侧横纹头上方，当胫骨内踝之后，于半膜肌、半腱肌止端之前上方取穴（图49）。

（2）特定穴：合穴。

（3）主治汇要：

《明堂》：丈夫癫疝，阴跳痛引篡中不得溺，腹膜，胁下楂满，闭癃阴痿，后时少泄，四肢不收，实则身热头痛汗不出，目䀮䀮然无所见，筋挛，膝痛不可屈伸，狂如新发，衄，不食，喘呼，少腹痛引嗌，足厥痛。女子疝瘕，按之如以汤沃两股中，少腹肿，阴挺出痛，经水来下，阴中肿或痒，漉青汁若葵羹，血闭无子，不嗜食。

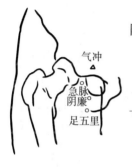

气冲
急脉
阴廉
足五里

图50

《腧穴学》：产后腹痛，遗精，阳痿。

（4）灸量：25～30分钟。

7. 阴廉 属肝经。

（1）取穴法：由腹部气冲穴直下2寸取穴（图50）。

（2）主治汇要：

《明堂》：妇人绝产若未曾产。

《腧穴学》：月经不调，赤白带下，少腹疼痛，股内侧痛，下肢挛急。

（3）灸量：25～30分钟。

8. 急脉 属肝经。

（1）取穴法：当气冲穴之外下方，耻骨联合下缘中点旁开2.5寸处取穴（图50）。

（2）主治：《腧穴学》：疝气，阴挺，阴茎痛，少腹痛，股内侧痛。

（3）灸量：25～35分钟。

9. 公孙 属脾经。

（1）取穴法：于第1跖骨基底前下缘，赤白肉际处取穴（图51）。

（2）特定穴：络穴；八脉交会穴——通冲脉。

（3）主治汇要：

《明堂》：疟，好太息，不嗜食，多寒热，汗出，病至则善呕，呕已乃衰，实则腹中切痛，厥头痛，面肿起，烦心，狂，多饮不嗜卧，虚则鼓胀，腹中气大满，热痛，霍乱。

《腧穴学》：水肿，失眠，嗜卧，肠风下血，脚气。

（4）灸量：25~30分钟。

10. 商丘 属脾经。

（1）取穴法：于内踝前下方凹陷处取穴（图51）。

（2）特定穴：经穴。

（3）主治汇要：

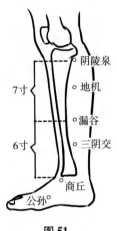

图51

《明堂》：寒热善呕。厥头痛，面肿起。脾虚令人病寒，不乐，好太息。腹满，不便，心下有寒痛。阴股内痛，气痈，狐疝走上下，引少腹痛，不可俯仰。痔，骨蚀。骨痹烦满。癫疾，狂，多食，善笑不发于外，烦心，渴。善厌梦。管疽。喉痹。绝子。小儿咳而泄，不欲食。痿痹，手足扰，目昏，口噤，溺黄。筋挛痛。

《千金》：血泄后重。

《千金翼》：偏风半身不遂，脚重热风疼不得履地。

《腧穴学》：舌本强痛，黄疸，怠惰嗜卧，小儿痫疾，足踝痛。

（4）灸量：25~30分钟。

11. 三阴交 属脾经。

（1）别名：承命、太阴（《千金》）。

（2）取穴法：内踝尖上3寸，胫骨内后缘取穴（图51）。

（3）特定穴：足太阴、厥阴、少阴之会。

（4）主治汇要：

《明堂》：足下热，胫痛不能久立，湿痹不能行。

《肘后方》：卒得霍乱，先手足逆冷者。

《千金》：卵偏大上入腹。又：梦泄精。又：女人漏下赤白及血。又：脾中痛不得行，足外皮痛。又：胫寒不得卧。又：咳逆，虚劳寒损，忧恚，鼻衄，鼻中干燥，烦满狂易。又：胆虚寒。

《千金翼》：产难，月水不禁，横生胎动。又：牙车失欠蹉跌。

《外台》：脾病者身重若饥，足痿不欲行，善瘛，脚下痛，虚则腹胀，腹鸣，溏泄，食饮不化。

《腧穴学》：癥瘕，产后血晕，恶露不行，阳痿，阴茎痛，遗尿，水肿，脚气，失眠，神经性皮炎，湿疹，荨麻疹，高血压。

（5）灸量：25~30分钟。

12. 漏谷　属脾经。

（1）别名：太阴络（《甲乙》）。

（2）取穴法：内踝尖上6寸处取穴（图51）。

（3）主治汇要：

《明堂》：腹中热若寒，肠善鸣，强欠，膝内痛，心悲，气逆，腹满，腹胀而气快然引肘胁下。少腹胀急，小便不利。厥气上头巅。

《千金》：久湿痹不能行。又：失精。

《圣惠方·明堂》：足热痛，腿冷疼，不能久立，麻痹不仁。

（4）灸量：25~30分钟。

13. 地机　属脾经。

（1）别名：脾舍（《甲乙》）。

（2）取穴法：阴陵泉穴下3寸处取穴（图51）。

（3）特定穴：郄穴。

（4）主治汇要：

《明堂》：癫疝。溏瘕，腹中痛，藏痹。

《圣惠方·明堂》：足痹痛，屈伸难也。

《腧穴学》：腹胀，食欲不振，痢疾，月经不调，痛经，遗精，女子瘕瘕，腰痛不可俯仰，小便不利，水肿。

（5）灸量：25～30分钟。

14. 阴陵泉　属脾经。

（1）取穴法：在胫骨内侧髁下缘凹陷入取穴（图51）。

（2）特定穴：合穴。

（3）主治汇要：

《明堂》：水胀逆不得卧。腹中气胀嗑嗑不嗜食，胁下满。肾腰痛不可俯仰。气癃溺黄。溏泄，谷不化，寒热不节。女子疝瘕，按之如以汤沃其股内至膝，飧泄，妇人阴中痛，少腹坚，急痛重下湿，心下满，寒中，小便不利，霍乱，足痹痛。

《腧穴学》：喘逆，黄疸，小便失禁，阴茎痛，遗精，膝痛。

（4）灸量：25～30分钟。

15. 血海　属脾经。

（1）别名：百虫窠（《图翼》）。

（2）取穴法：在髌骨内上缘上2寸取穴（图60）。

（3）主治汇要：

《明堂》：妇人漏下，若血闭不通，逆气胀。

《杂病穴法》：气淋、血淋最效。兼治偏坠疝疥。

《图翼》：带下。

《腧穴学》：月经不调，痛经，股内侧痛，皮肤湿疹，瘾疹，湿疮，瘙痒，丹毒，小便淋涩。

（4）灸量：25～30分钟。

16. 涌泉 属肾经。

（1）别名：地冲（《甲乙》）。

（2）取穴法：位于足心前三分之一的凹陷中取穴（图52）。

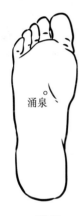

涌泉

图52

（3）特定穴：井穴。

（4）主治汇要：

《明堂》：热中少气，厥寒，烦心不嗜食，咳而短气善喘，喉痹，身热痛，脊胁相引，忽忽善忘。足下清至膝。大便难。少腹中满，小便不利。风入腹中，侠脐急，胸胁楂满，衄不止，五指端尽痛，足不得践地。肩背颈痛，时眩。喑不能言。妇人无子。癫疾。

《千金翼》：心中懊恼痛。又：霍乱……转筋。

《扁鹊心书》：远年脚气肿痛，或脚心连胫骨痛，或下粗腿肿，沉重少力。

《采艾编翼》：中风不语。

《治疗学》：肾脏炎，尿毒症。

《腧穴学》：舌干，失音，小儿惊风，昏厥。

（5）灸量：30～60分钟。

17. 然谷 属肾经。

（1）别名：龙渊（《甲乙》）；龙泉（《千金》）。

（2）取穴法：在舟骨粗隆下缘凹陷中取穴（图53）。

（3）特定穴：荥穴。

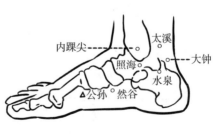

内踝尖   太溪

照海   大钟

水泉

公孙   然谷

图53

（4）主治汇要：

《明堂》：痉，互引，身热。寒热。石水。不嗜食，心如悬，哀而乱，善恐，嗌内肿，多漾出，喘，少气，吸吸不足以息。癃疝。胸中寒，脉代时不至，上重下轻，足不能安地，少腹胀，上抢心，胸胁榰满，咳唾有血。痿厥，癫疾，洞泄。消渴，黄疸，足一寒一热，舌纵烦满，喉痹。女子不孕，阴暴出，经水漏。小儿脐风，口不开，善惊。男子精溢，胫酸不能久立。

《千金》：心痛如锥刺，甚者手足寒至节不息。

《图翼》：泻肾脏之热。

《腧穴学》：月经不调，阴痒，口噤不开。

（5）灸量：25~30分钟。

18. 太溪 属肾经。

（1）别名：吕细（《大成》）。

（2）取穴法：内踝尖与跟腱之间取穴（图53）。

（3）特定穴：输穴；原穴。

（4）主治汇要：

《明堂》：热病汗不出，默默嗜卧，溺黄，少腹热，嗌中痛，腹胀内肿，心痛如锥针刺。疟，咳逆心闷不得卧，呕甚，热多寒少，欲闭户牖而处，寒厥，足热。胞中有大疝瘕积聚，与阴相引而痛，苦涌泄上下出。消瘅，善噫，手足清，大便难，唾血，口中热，唾如胶。

《外台》：胸中满痛，乳肿溃。

《圣惠方·明堂》：鼻衄不止。

《资生经》：腹胁痛连脊。

《图翼》：阴股内湿痒生疮，便毒。

《腧穴学》：头痛目眩，齿痛，耳聋，耳鸣，月经不调，失眠，健忘，遗精，阳痿，小便频频，内踝肿痛。

（5）灸量：25～30分钟。

19. 大钟 属肾经。

（1）取穴法：太溪穴后下方0.5寸，于凹限中取穴（图53）。

（2）特定穴：络穴。

（3）主治汇要：

《明堂》：咳，喉中鸣；咳唾血。喘，少气不足以息，腹满，时上走胸中鸣，胀满，口舌干，口中吸吸，善惊，咽中痛，不可内食，善怒，惊恐不乐。实则闭癃，嗜卧，虚则腰痛，寒厥，烦心闷。

《腧穴学》：痴呆，足跟痛，月经不调。

（4）灸量：25～30分钟。

20. 水泉 属肾经。

（1）取穴法：太溪穴直下1寸，于凹陷中取穴（图53）。

（2）特定穴：郄穴。

（3）主治汇要：

《明堂》：月水不来，来而多，少而闭，心下痛，目䀮䀮不可远视。

《腧穴学》：痛经，阴挺，小便不利，腹痛。

（4）灸量：25～30分钟。

21. 照海 属肾经。

（1）取穴法：内踝尖下1寸取穴（图53）。

（2）特定穴：八脉交会穴——通阴跷脉。

（3）主治汇要：

《明堂》：惊，善悲不乐如堕坠，汗不出，面尘黑，病饮不欲食。卒疝少腹痛，病在左取右，右取左，立已。痹。女子不下月水。妇人淋沥，阴挺出，四肢淫泺，身闷。

《千金》：阴中肿或痒，漉清汁若葵汁。

《聚英》：引洁古：痫病夜发，灸阴跷、照海。

《腧穴学》：咽喉干燥，失眠，嗜卧，目赤肿痛，小便频数，脚气。

少群：高血压、半身不遂、关节炎、便秘、小便不利、水肿、癫痫昼发及夜发均可用。

（4）灸量：25～30分钟。

22. 复溜 属肾经。

（1）别名：伏白、昌阳（《甲乙》）。

（2）取穴法：太溪穴上2寸，于跟腱前缘取穴（图54）。

（3）特定穴：经穴。

（4）主治汇要：

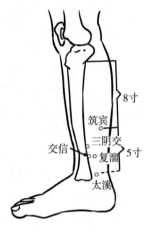

图54

《明堂》：疟热，少气，足胕寒不能自温，腹膜切痛引心。心如悬，阴厥，脚腨后廉急，肠澼便脓血，足跗上痛，舌卷不能言，善笑，足痿不收履。血痔，鼻孔中痛，腹中雷鸣，骨寒热无所安，汗出不休。嗌干，坐起目䀮䀮，善怒多言。风逆，四肢肿。乳难。

《千金》：血淋。又：龋齿。

《圣惠方·明堂》：女子赤白漏下，五淋，小便如散灰色。

《图翼》引《神农经》：面色萎黄。

《腧穴学》：盗汗，脉微细时无，身热无汗，腰脊强痛。

（5）灸量：25～30分钟。

23. 交信 属肾经。

（1）取穴法：复溜与胫骨后缘之间取穴（图54）。

（2）特定穴：阴跷之郄（《甲乙》）。

（3）主治汇要：

《明堂》：气癃，癫疝，阴急，股枢腨内廉痛。

《千金》：泄痢赤白漏血。

《圣惠方·明堂》：大便难。

《腧穴学》：月经不调，阴挺，睾丸肿痛，五淋，阴痒。

（4）灸量：25～30分钟。

24. 筑宾 属肾经。

（1）取穴法：太溪穴直上5寸取穴（图54）。

（2）特定穴：阴维之郄（《甲乙》）。

（3）主治汇要：

《明堂》：狂癫疾，大疝，绝子。

《外台》：呕吐。

《圣惠方·明堂》：小儿胎疝。

《治疗学》：是解毒的特效穴。能下败小儿的胎毒，亦能解梅毒、淋病等的病毒及药毒。对脚气、腓肠肌痉挛亦有效。

《腧穴学》：小腿内侧病。

（4）灸量：25～30分钟。

25. 阴谷 属肾经。

（1）取穴法：当腘窝内侧，和委中相平，在半腱肌腱和半膜肌腱之间，屈膝取穴（图55）。

（2）特定穴：合穴。

（3）主治汇要：

《明堂》：男子如蛊，女子如阻，寒热腹遍肿。狂癫。脊内廉痛，溺难，阴痿不用，少腹急引阴及脚内廉痛。舌纵漾下，烦闷。妇人漏血，腹胀满不得息，小便黄。

《图翼》：少妊。

（4）灸量：25～30分钟。

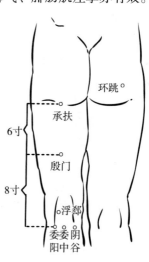

环跳

承扶

6寸

殷门

8寸

浮郄

委阳
委中
阴谷

图55

26. 承扶　属膀胱经。

（1）别名：肉郄、阴关、皮部（《甲乙》）。

（2）取穴法：在臀横纹正中取穴（图55）。

（3）主治汇要：

《明堂》：腰脊尻臀股阴寒，大痛，虚则血动，实则并热痛，痔，篡痛，尻脽中肿，大便胝出。阴胞有寒，小便不利。

《千金》：失精。又：腑下肿。

（4）灸量：25分钟。

27. 委中　属膀胱经。

（1）别名：血郄（《灵枢》）。

（2）取穴法：膝后横纹当中取穴（图55）。

（3）特定穴：合穴。

（4）主治汇要：

《明堂》：胸满膨膨然，实侧闭癃，腋下肿，虚则遗溺，脚急兢兢然，筋急痛，不得大小便，腰痛引腹不得俯仰。痔。

《圣惠方·明堂》：半身不遂。

《腧穴学》：中风昏迷，吐泻，癫疾反折，衄血不止，自汗，盗汗，丹毒，疔疮，发背。

（5）灸量：25分钟。

28. 合阳　属膀胱经。

（1）取穴法：膝后横纹当中，向下2寸取穴（图56）。

（2）主治汇要：

《明堂》：跟厥，膝急，腰脊痛引腹，篡、阴股热，阴暴痛，寒热，膝酸重，瘛疭拘急。癫疾。

《腧穴学》：崩漏。

（3）灸量：25~30分钟。

29. 承山　属膀胱经。

（1）别名：鱼腹、肉柱（《甲乙》）。

（2）取穴法：于腓肠肌肌腹下，伸小腿时，当肌腹下出现交角处取穴（图 56）。

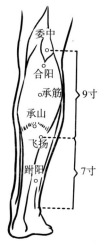

图 56

（3）主治汇要：

《明堂》：髀胕，腰背痛，脚腨酸重，战栗不能久立，腨如裂，脚急跟痛，足挛，少腹痛引喉咽，大便难，膜胀。寒热篡反出。霍乱转筋。癫疾瘛疭。

《千金》：肠澼之为病，不动摇。又：头热。

（4）灸量：25 ~ 30 分钟。

30. 飞扬 属膀胱经。

（1）别名：厥阳（《甲乙经》）。

（2）取穴法：于承山外下方，当昆仑上 7 寸取穴（图 56）。

（3）主治：《明堂》：下部寒，热病汗不出，体重，逆气，头眩痛，痉，反折。疟，实则腰背痛，虚则髀胕。疟，不渴，间日作。痔，篡痛。腰痛，颈项痛，历节汗出而步失履，寒腹不仁，腨中痛。癫狂疾。

（4）灸量：25 ~ 30 分钟。

31. 跗阳 属膀胱经。

（1）取穴法：昆仑穴上 3 寸取穴（图 56）。

（2）特定穴：郄穴（阳跷脉）。

（3）主治汇要：

《明堂》：痿厥，风头重，颈痛，枢股腨外廉骨痛，瘛疭，痹不仁，振寒，时有热，四肢不举。

《圣惠方·明堂》：腰痛不能久立。

《腧穴学》：外踝红肿。

（4）灸量：25～30 分钟。

32. 昆仑 属膀胱经。

（1）取穴法：足外踝与跟腱之间取穴（图57）。

（2）特定穴：经穴。

（3）主治汇要：

《明堂》：痓，脊强，头眩痛，脚如结，腨如裂。疟，多汗，腰痛不能俯仰，目如脱，项如拔。寒热，大风，头多汗，腰尻腹痛，腨跟肿，上齿痛，闻食臭，恶闻人音，泄风从头至足。狂易，癫疾，目䀮䀮，衄。女子字难，若胞衣不出。痛，瘈，口闭不能开，

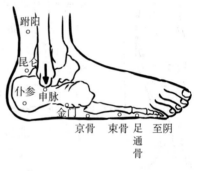

图 57

每大便腹暴满，按之不下，噫，悲，喘。

《西方子》：小儿阴肿，头眩痛，脚痿，转筋尸厥，中恶吐逆。

（4）灸量：25～30 分钟。

33. 申脉 属膀胱经。

（1）取穴法：外踝尖下方凹陷中取穴（图57）。

（2）特定穴：八脉交会穴——通阳跷脉。

（3）主治汇要：

《明堂》：寒热，颈腋下肿。腰痛不能举足，少坐若下车踬地，胫中㤭㤭然。癫狂互引，僵仆。

《腧穴学》：头痛，眩晕，失眠，足胫寒，目赤痛。

少群：高血压、半身不遂、关节炎；癫痫病不论昼发、夜发均宜灸。

（4）灸量：25 分钟。

34. 金门 属膀胱经。

（1）别名：关梁（《甲乙》）；梁关（《聚英》）。

（2）取穴法：在申脉前下方，当骰骨外侧凹陷中取穴（图57）。

（3）特定穴：郄穴。

（4）主治汇要：

《明堂》：癫疾，尸厥暴死，霍乱转筋，小儿马痫。

《腧穴学》：腰痛，外踝痛，下肢痹痛。

（5）灸量：25 分钟。

35. 京骨 属膀胱经。

（1）取穴法：在足跗外侧，第 5 跖骨粗隆下，赤白肉际取穴（图57）。

（2）特定穴：原穴。

（3）主治汇要：

《明堂》：衄衊血不止，淫泺头痛，目白翳，跟尻瘈疭，头肿痛，泄注，上抢心，目赤眦烂无所见，痛从内眦始，腹满，眩，心痛，肩背相引，如以后触之状，身伛偻。痓，目反白多，鼻不通利，涕黄，便去血。痎疟。寒热，善唏头重，足寒，不欲食，脚挛。善自啮颊，偏枯，腰髀枢痛，善摇头，癫疾，狂妄行，振寒。

《圣惠方·明堂》：善惊悸。

（4）灸量：25 分钟。

36. 束骨 属膀胱经。

（1）取穴法：在足跗外侧，第 5 跖骨小头后下方，赤白肉际取穴（图57）。

（2）特定穴：输穴。

（3）主治汇要：

《明堂》：暴病头痛，身热痛，肌肉动，耳聋，恶风，目眦烂赤，项不可以顾，髀枢痛，泄，肠澼。痉，惊，互引，脚如结，腨如裂。疟从胻起。寒热，腰痛如折。狂，癫疾。

少群：小便淋沥。

（4）灸量：25分钟。

37. 环跳 属胆经。

（1）取穴法：侧卧屈股，在股骨大转子最高点与骶骨裂孔的连线上，外1/3与中1/3的交点取穴（图55）。

（2）特定穴：足少阳、太阳之二脉之会（《素问·气府论篇》王冰注）。

（3）主治汇要：

《明堂》：腰胁相引急痛，髀筋瘛，胫痛不可屈伸，痹不仁。

《圣惠方·明堂》：偏风半身不遂。

《腧穴学》：遍身风疹，膝踝肿痛不能转侧。

少群：高血压。

（4）灸量：25～30分钟。

38. 风市 属胆经。

（1）取穴法：身体直立，两手自然贴腿下垂，于中指尖所点压的大腿处取穴（图58）。

（2）主治汇要：

《千金》：两膝挛痛，引胁拘急，躄躄或青或焦或枯或黧如腐木。又：缓纵痿痹，腨肠疼冷不仁。

《圣惠方·明堂》：冷痹，脚胫麻，腿膝酸痛，腰尻重，起坐难。

《金鉴》：风市主治腿中风，两膝无力脚气冲，兼治浑身麻瘙痒，艾火烧针皆就功。

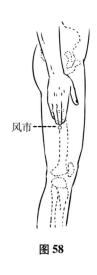

图 58

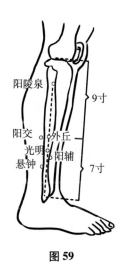

图 59

少群：高血压、半身不遂。

（3）灸量：25~30 分钟。

39. 阳陵泉 属胆经。

（1）取穴法：在腓骨小头前下方凹陷中取穴（图 59）。

（2）特定穴：合穴；八会之一——筋会。

（3）主治汇要：

《灵枢·邪气藏府病形》：胆病者，善太息，口苦，呕宿汁，心下淡淡，恐人将捕之，嗌中吤吤然数唾，在足少阳之本末，亦视其脉之陷下者灸之；其寒热者，取阳陵泉。

《明堂》：胆胀，胁下楛满。髀痹引膝股外廉痛，不仁，筋急。

《千金》：治诸阳。又：失禁遗尿不自知。

《圣惠方·明堂》：喉中鸣。

《治疗学》：主治筋病。对坐骨神经痛、腓骨神经痛、颜面神经麻痹、半身不遂、腰痛、脚气等有效。能治侧胁部的疼痛、在内脏出血时能作止血用（若对年轻妇人在此穴施灸会使月经停止，或会使它迟缓，因此希望在施灸时要和三阴交并用）。

《腧穴学》：黄疸，小儿惊风，破伤风。

少群：感冒，高血压。

（4）灸量：25～30分钟。

40. 阳交 属胆经。

（1）别名：阳维郄（《甲乙》）；足髎（《千金》）；阳维（《铜人》）；别阳（《大成》）。

（2）取穴法：在外踝尖上7寸，腓骨后缘取穴（图59）。

（3）主治汇要：

《明堂》：寒热，髀胫不收。寒厥癫疾，噤断，瘈疭，惊狂。喑不能言，喉痹。胸满面肿。

《腧穴学》：胸胁胀满疼痛。

（4）灸量：25～30分钟。

41. 外丘 属胆经。

（1）取穴法：在外踝尖上7寸，腓骨前缘取穴（图59）。

（2）特定穴：郄穴。

（3）主治汇要：

《明堂》：胸胁楮满，头痛，项内寒热。腹痛痿痹。癫疾。

《铜人》：猘犬所伤，毒不出，发寒热，速以三壮，又可灸所啮外，立愈。

《腧穴学》：小儿龟胸。

（4）灸量：25～30分钟。

42. 光明 属胆经。

（1）取穴法：外踝尖直上5寸取穴（图59）。

（2）特定穴：络穴。

（3）主治汇要：

《明堂》：淫泺胫酸。痓。虚则痿躄，坐不能起，实则厥，胫热膝痛，身体不仁，手足偏小，善啮颊。狂疾。

《外台》：身体寒少热甚，恶心惕然。又：淋沥。

《腧穴学》：目痛，夜盲，乳胀痛，颊肿。

（4）灸量：25～30分钟。

43. 阳辅　属胆经。

（1）别名：分肉（《大成》）。

（2）取穴法：外踝尖上4寸，微向前，当腓骨前缘取穴（图59）。

（3）特定穴：经穴。

（4）主治汇要：

《明堂》：寒热，酸痛，四肢不举，腋下肿，马刀瘘，喉痹，髀膝胫骨摇酸，痹不仁。

《千金》：胸胁痛。

《腧穴学》：偏头痛，目外眦痛，缺盆中痛，瘰疬，疟疾，半身不遂。

（5）灸量：25～30分钟。

44. 悬钟　属胆经。

（1）别名：绝骨（《千金》）。

（2）取穴法：外踝尖上3寸，当腓骨后缘与腓骨长、短肌腱之间凹陷处取穴（图59）。

（3）特定穴：八会之一——髓会。

（4）主治汇要：

《明堂》：腹满，胃中有热，不嗜食。小儿腹满不能食饮。

《千金》：髀枢痛，膝胫骨摇酸痹不仁，筋缩，诸节酸折。又：风劳身重。又：逆气虚劳，寒损忧患，筋骨挛痛，心中咳逆，泄注腹满，喉痹，颈项强，肠痔逆气，痔血阴急，鼻衄，骨痛，大小便涩，鼻中干，烦满，狂走易气。又：湿痹流肿。又：五淋。又：病热欲呕。又：痿。又：脚气。

《资生经》：手足沉重，日觉羸瘦。

《采艾编翼》：足五指痛。

《腧穴学》：半身不遂。

少群：高血压及各种属于上热下寒、上实下虚病证。

（5）灸量：25~30分钟。

45. 丘墟 属胆经。

（1）取穴法：在外踝前下缘，当趾长伸肌腱的外侧凹陷中取穴（图48）。

（2）特定穴：原穴。

（3）主治汇要：

《明堂》：目视不明，振寒，目翳，瞳子不见，腰两胁痛，脚酸转筋。疟振寒，腋下肿。寒热颈肿。大疝腹坚。胸胁痛，善太息，胸满膨膨然。痿厥寒，足腕不收，躄，坐不能起，髀枢脚痛。狂疾。

（4）灸量：25~30分钟。

46. 足临泣 属胆经。

（1）取穴法：在第4、5跖骨结合部的前方凹陷中取穴，穴当小趾伸肌腱的外侧（图48）。

（2）特定穴：输穴。

（3）主治汇要：

《明堂》：厥，四逆，气满，风身汗出而清，髋髀中痛，不得行，足外皮痛。疟，日西发。胸中满，腋下肿，马刀瘘，善自啮颊，天牖中肿，淫泺胫酸，头眩，枕骨颔颅痛，目涩，身痹，洒淅振寒，季胁下支满，寒热，胸胁腰腹膝外廉痛。胸痹心痛不得息，痛无常处。大风目外眦痛，身热疿，缺盆中痛。月水不利，见血而有身则败及乳肿。

《腧穴学》：中风偏瘫，足跗肿痛。

（4）灸量：25～30 分钟。

47. 伏兔 属胃经。

（1）取穴法：髌骨外上缘直上 6 寸取穴（图 60）。

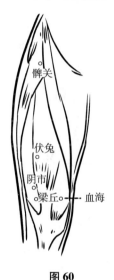

（2）主治：《腧穴学》：腰胯疼痛，腿膝寒冷，麻痹，脚气，疝气，腹胀。

（3）灸量：25～30 分钟。

48. 阴市 属胃经。

（1）别名：阴鼎（《甲乙》）。

（2）取穴法：髌骨外上缘直上 3 寸取穴（图 60）。

（3）主治汇要：

《明堂》：寒疝，下至腹腠膝腰，痛如清水，疝痛腹胀满，痿厥少气。

《玉龙歌》：膝腿无力身立难，原因风湿致伤残，倘知二市穴能灸，步履悠然渐自安。

（4）灸量：25～30 分钟。

图 60

49. 梁丘 属胃经。

（1）取穴法：髌骨外上缘直上 2 寸取穴（图 60）。

（2）特定穴：郄穴。

（3）主治汇要：

《明堂》：大惊乳痛。胫苕苕痹，膝不能屈伸，不可以行。

《腧穴学》：胃痛。

（4）灸量：25～30 分钟。

50. 犊鼻 属胃经。

（1）取穴法：屈膝，在髌骨下方，髌韧带外侧凹陷中取穴（图 61）。

（2）主治汇要：

《明堂》：犊鼻肿，其上坚勿攻，攻之者死。膝中痛不仁，难跪起。

《资生经》：膝及膝下病。又：膝髌痈肿。

《腧穴学》：脚气。

（3）灸量：25～30分钟。

51. 足三里　属胃经。

（1）别名：下陵（《灵枢·本输》）；鬼邪（《千金》）。

（2）取穴法：在犊鼻下3寸，距胫骨前崤外侧一横指，当胫骨前肌上取穴（图61）。

（3）特定穴：合穴。

（4）主治汇要：

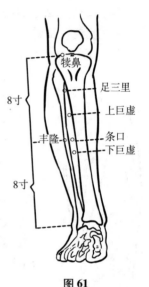

图61

《明堂》：喉痹不能言。五脏六腑胀。皮肿。腹中寒，胀满，善噫，恶闻食臭，胃气不足，肠鸣腹痛，泄利，食不化，心下胀。霍乱，遗尿，矢气。阴气不足，热中，消谷善饥，腹热身烦，狂言。胸中瘀血，胸胁榰满，膈痛，不能久立，膝痿寒。乳痈有热。

《千金》：脚气初得脚弱。又：僻嗫。

《千金翼》：黄疸。

《圣惠方·明堂》：食气水气，蛊毒癥癖，四肢肿满，腿膝酸痛，目不明。又引华佗云：五劳羸瘦，七伤虚乏，大小人热。又引《外台》云：凡人年三十岁以上，若不灸三里，合气上眼闇，所以三里下气也。

《大成》：未中风时，一两月前或三四个月前，不时足胫上发痠重麻，良久方解，此将中风之候也，便宜急灸三里，绝骨四处各三壮。

《真髓》：鼻塞，鼻管干燥，愈头痛。

《灸法口诀指南》：隔症，便血，上火，凡灸过上部者，须少灸此处，以减火气。此外，凡灸四华、膏肓、百会等上部穴位时，尤须灸此。又：人过四十以后，阴气渐衰，火气易于上冲，常灸此穴三至五壮可防上逆。

《腧穴学》：产妇血晕。

少群：不少的古医籍均载：小儿不能灸足三里。认为灸之可妨碍小儿生长及引起目疾等。如《图翼》云："一云小儿禁灸三里，三十外方可灸，不尔反生疾。"实则像小儿脾胃不和、泻利、呕吐、痰喘等证，在灸其他穴时配灸三里是常可取效的。只是应当注意，小儿不宜像成人一样以足三里作为常规保健穴使用，以免撤热于下，妨碍小儿生长。

（5）灸量：25～30分钟。

52. 上巨虚　属胃经。

（1）别名：巨虚上廉（《甲乙》）。

（2）取穴法：于犊鼻穴下6寸取穴（图61）。

（3）特定穴：大肠下合穴。

（4）主治汇要：

《明堂》：风水面肿。胸胁榰满，恶闻人声与木音。大肠有热，肠鸣腹满，侠脐痛，食不化。狂，妄走，善欠。飧泄，大肠痛。

《千金》：脚气初得脚弱。又：骨髓冷疼痛。又：小便难黄。

《外台》：引甄权：大气不足，偏风，腰腿脚不随。

《圣惠方·明堂》：脚胫酸痛，屈伸难。

《腧穴学》：便秘，肠痈。

（5）灸量：25～30分钟。

53. 条口 属胃经。

（1）取穴法：犊鼻穴下 8 寸取穴（图 61）。

（2）主治汇要：

《明堂》：胫疼足缓失履，湿痹，足下热，不能久立。胫寒不得卧。

《千金》：膝股肿，腨酸转筋。

（3）灸量：25~30 分钟。

54. 下巨虚 属胃经。

（1）别名：巨虚下廉（《甲乙》）。

（2）取穴法：髌韧带外侧之犊鼻穴直下 9 寸，胫骨外侧取穴（图 61）。

（3）特定穴：小肠下合穴。

（4）主治汇要：

《明堂》：飧泄，出糜，次指间热，寒热身痛，唇干不得汗出，毛发焦，脱肉少气，内有热，不欲动摇，泄脓血，腰引少腹痛，暴惊狂言非常。痹，胫重，足跗不收，跟痛。乳痈。

《千金》：脚气初得，脚弱。又：腰脚不遂，不能跪起。又：小便难黄。

（5）灸量：25~30 分钟。

55. 丰隆 属胃经。

（1）取穴法：在条口穴后方 1 横指处取穴（图 61）。

（2）特定穴：络穴。

（3）主治汇要：

《明堂》：厥头痛，面浮肿，烦心，狂见鬼，善笑不休，发于外，有所大喜，喉痹不能言。四肢肿，身湿。厥逆，足暴清，胸痛如刺，腹若刀切之，闷不能食，大小便涩难。

《采艾编翼》：止汗与肾经复溜合用。

《圣惠方·明堂》：四肢不收，身体怠堕，腿膝酸痛，屈伸难。

《腧穴学》：痰多，哮喘，咳嗽。

（4）灸量：25～30 分钟。

56. 解溪　属胃经。

（1）取穴法：平齐外踝高点，在足背与小腿交界处的横纹中，踇长伸肌腱与趾长伸肌腱之间取穴（图 48）。

（2）特定穴：经穴。

（3）主治汇要：

《明堂》：热病汗不出，善噫，腹胀满，胃热谵语。疟，瘛疭，惊，股膝重，胻转筋，头眩痛风水面胕肿，颜黑。厥气上楂。足大指搏伤，下车挃地，通背指端伤，为筋痹。风从头至足，而目赤，口痛，啮舌。癫疾，发寒热，欠，烦满，悲，泣出。狂易见鬼与火。霍乱。白膜覆珠，瞳子无所见。

《圣惠方·明堂》：上气咳喘息急。

《图翼》：泻胃热。又：一传气逆发噎。

《腧穴学》：便秘，眉棱骨疼。

（4）灸量：25～30 分钟。

57. 冲阳　属胃经。

（1）别名：会原（《甲乙》）。

（2）取穴法：足背动脉搏动处，距陷谷穴 3 寸取穴（图48）。

（3）特定穴：原穴。

（4）主治汇要：

《明堂》：热病汗不出，口中热痛，胃脘痛，时寒热。风水面胕肿。腹大不嗜食。足下缓失履。齿龋痛。振寒而欠，狂妄而行，登高而歌，弃衣而走。

《资生》：瘿劳气。

《腧穴学》：口眼㖞斜，脚背红肿。

（5）灸量：25～30分钟。

58. 陷谷 属胃经。

（1）取穴法：在第1、3跖趾关节后方，2、3跖骨结合部之前的凹陷中取穴（图48）。

（2）特定穴：输穴。

（3）主治汇要：

《明堂》：善啮唇，善噫，腹痛，胀满，肠鸣，热病汗不出。

《千金》：咳逆。

《圣惠方·明堂》：卒疝，小腹痛。

（4）灸量：25～30分钟。

59. 内踝尖 经外奇穴。

（1）取穴法：于内踝尖取穴（图53）。

（2）主治：《针灸学辞典》：转筋，脚气，牙痛。

少群：肿瘤。

（3）灸量：25分钟。

60. 女膝 经外奇穴。

（1）取穴法：位于足跟后正中线赤白肉际处取穴（图62）。

（2）主治：《针灸学辞典》：吐泻转筋，骨槽风，齿龈炎、惊悸，精神病。

（3）灸量：25分钟。

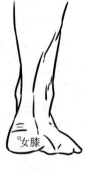

女膝

图62

下篇 各种病证的常规灸法

一、风湿性心脏病

风湿性心脏病的确切病因，尚未完全搞清楚。一般认为，感染了 A 组溶血性链球菌（如患急性扁桃体炎及上呼吸道炎症等）人体内产生变态或过敏反应，引起心脏，特别是心脏瓣膜的病变。也有人认为，风湿性心脏病与病毒感染有关。

【症状】

常有低热，乏力，心率增快，心律失常，左胸闷，不愿向左侧睡眠，四肢关节疼痛，消化不良，易出汗及做噩梦，厌恶、恐惧噪声等症状。严重时伴心衰，则有小便不利、水肿、肝脾大、咳喘等表现。

【治疗】

（1）按心脏病常规灸法灸治。

（2）如水肿、腹水较重则先按利水常规灸法灸治（见上篇"灸治要诀"），好转后再按此法灸治。

（3）如有咳喘及肝脾大则兼用咳喘及肝脾大灸法。

心脏病常规灸法

灸　序	穴名及穴数	每穴施灸量
1 日	中　脘（单穴） 足三里（双穴）	灸 30 分钟 各灸 30 分钟
2 日	下　脘（单穴） 气　海（单穴） 天　枢（双穴）	灸 30 分钟 灸 30 分钟 各灸 30 分钟
3 日	关　元（单穴） 曲　骨（单穴） 三阴交（双穴）	灸 30 分钟 灸 30 分钟 各灸 25 分钟
4 日	期　门（双穴） 太　冲（双穴）	各灸 30 分钟 各灸 25 分钟
5 日	心　俞（双穴） 神　门（双穴）	各灸 25 分钟 各灸 25 分钟
6 日	膈　俞（双穴） 膻　中（单穴） 巨　阙（单穴）	各灸 25 分钟 灸 30 分钟 灸 30 分钟
7 日	厥阴俞（双穴） 少　海（双穴）	各灸 25 分钟 各灸 25 分钟
8 日	天　池（双穴） 间　使（双穴）	各灸 25 分钟 各灸 30 分钟
9 日	肾　俞（双穴） 照　海（双穴）	各灸 30 分钟 各灸 25 分钟

注：（1）风湿性心脏病，冠心病，心肌炎，心律失常及其他心脏病均按此法灸治。

（2）以上穴循环灸至愈，每日灸脐 30 分钟。

兼咳喘及肝脾大灸法

灸 序	穴名及穴数	每穴施灸量
1 日	风　门（双穴） 阳陵泉（双穴）	各灸 25 分钟 各灸 25 分钟
2 日	天　突（单穴） 中　府（双穴） 合　谷（双穴）	灸 30 分钟 各灸 25 分钟 各灸 25 分钟
3 日	肺　俞（双穴） 尺　泽（双穴）	各灸 25 分钟 各灸 25 分钟
4 日	肝　俞（双穴） 章　门（双穴）	各灸 25 分钟 各灸 30 分钟
5 日	脾　俞（双穴） 阴陵泉（双穴）	各灸 25 分钟 各灸 25 分钟
6 日	关　元（单穴） 曲　骨（单穴） 三阴交（双穴）	灸 30 分钟 灸 30 分钟 各灸 25 分钟

注：与心脏病常规灸法中的穴穿插交替施灸，亦做循环灸，每日灸脐 30 分钟，俟咳喘及肝脾大症状消失后，可继续按心脏病常规灸法灸治。

【病案介绍】

病案一

高某，女，51 岁，住天津市河北区宿纬路三马路。1960 年 1 月 15 日初诊。

病史：11 年前，于感冒后出现心悸、头晕、咳嗽等症状，时轻时重。6 年前在某医院拍胸片发现"心脏不正常"，后在某医院心脏科诊为风湿性心脏病。5 年前月经终止。1 个月前，于感冒后症状加重并伴有房颤。

现症：胸闷憋气，心悸，睡眠差，多噩梦，出虚汗，腰背痛，少食，胁胀，嗝逆，咳喘。有时全身摇动，虽子女抱持而不能止。易怒，易感冒，每于感冒后病情加重，现已卧床不起。检查：扪其左乳下心动撞手，剑下触有硬物，肝大两指。

治疗：自1月15日，先予每天灸膻中、中脘、昆仑各20分钟。

至于1月18日，已觉胸部舒畅，食欲稍好，然不慎又受寒感冒，体温39℃，咳嗽，复有纳呆，乏力。予灸风门20分钟，足三里、中脘各30分钟。

至1月20日，体温37.8℃，精神显好，咳嗽减轻，腹部舒适，已有食欲。予灸乳根、足三里、三阴交各20分钟。

到1月21日，体温36.9℃，感冒愈。以后随症择灸风门、肺俞、心俞、膈俞、肝俞、膻中、期门、乳根、巨阙、承满、中脘、下脘、天枢、气海、关元、通里、神门、足三里、复溜、昆仑等穴。

至2月17日，心悸、咳嗽已好转，饮食、睡眠、精神均显好，噩梦止，打嗝及出虚汗均止，矢气增多，剑下硬块已显活动。予拟灸法继续自灸：1日，中脘、足三里各30分钟；2日，下脘、气海、天枢各30分钟；3日，关元30分钟，乳根、三阴交各25分钟；4日，心俞、通里各25分钟；5日，天池、间使各25分钟；6日，膈俞25分钟，膻中、巨阙各30分钟；7日，肝俞25分钟，期门30分钟；8日，膏肓30分钟，昆仑20分钟。以上8穴循环灸，每日灸脐30分钟，感冒时加灸风门、阳陵泉各25分钟。

至2月29日，心悸已少，有时一天之内不发作，咳嗽、咳痰均少，曾连两日解下黑色球形硬便（肠中积滞通开），已能做些家务。

至3月10日，感觉心胸至脐畅快，脐下小腹仍胀，咳已甚少，有时一天均不发作。嘱其可多灸 1 日与 2 日的穴。

至 5 月 26 日，云：一次灸膏肓穴，感觉里边响动一下，随之有气流下行，全身舒服。现已常外出购物，从粮店可拎 5 千克粮食回家也不觉累。

至 6 月 25 日，云：已能外出看戏，不嫌热闹，也未觉劳累（不怕噪声是心脏病好转的重要指征）。

至 1961 年 2 月 17 日随访时患者云，秋冬季虽天寒而未感冒，身体甚好，自觉病已愈。每日做工，操持家务，不再灸了。

附记：

1960 年 4 月 3 日，李铭周老中医（时年高龄 70 余）约马少群面谈，其曰：我用中药为高某治疗数年。病重时，每次处方后，次日晨必到她家门前看看是否挂上了死亡标志。那么，我没有治好她的病，你是怎么治好的？

少群答曰：我本从商，非医也。只因自己曾患高血压、梅尼埃病等，求治于中西医达 12 年之久，竟不效（彼时研究温灸 9 年，但不会自治）。在等死未死之际，经老伴启发，再度研究温灸而图自治，亦不得已之事。不料，灸有神效，半年去病，一年而使体健。自此才知灸能治大证，以己之验试济他人，亦效。此非少群高明，实因温灸特有其功。

以后，经少群指导，此老中医亦亲自施灸，使一位有严重风湿性心脏病的患者康复（见以下病案）。

病案二

刘某，女，21 岁，住天津市河东区郭庄子。1960 年 4 月 3 日，由李铭周老中医引来就诊。

病史：于 1 年前因感冒而引起心悸等症状，经某医院诊为风湿性心脏病，久治不效。

现症：胸闷，心悸，腰背痛，两胁胀满，不能稍事劳作，月经闭止，白带多，纳呆，便溏，小便短赤，下肢浮肿。检查：少海穴和 3～7 胸椎均有压痛，肝脾大，剑下有横卧硬块，长约 5 寸，宽约 3 寸。

治疗：拟方如前述"心脏病常规灸法"，增加 4 天的灸穴：10 日，灸小肠俞 25 分钟，水道 30 分钟；11 日，灸脾俞、阴陵泉各 25 分钟；12 日，灸胃俞 25 分钟。不容 30 分钟；13 日，灸肝俞 25 分钟，章门 30 分钟。由李铭周老中医施灸。

至 4 月 28 日，小便量增多，下肢肿消，食欲增加，已能下床扫地。

至 5 月 14 日，剑下硬块颇显软小，腹气渐通。

至 6 月 14 日，胸闷、心悸等诸症均好转，剑下硬块已很小，月经尚未通。

至 7 月 14 日，剑下硬块消失，体力恢复，已能洗衣服。

至 9 月 8 日，月经已通，余病均愈。

病案三

王某，女，11 岁，住天津市南开区北马路。1960 年 5 月 17 日初诊。

病史：于 4 年前开始咳喘，1 年前开始伴严重的心悸，经天津市第二中心医院诊为风湿性心脏病，曾住院治疗 1 个月，未效。

现症：心动悸，咳喘，走动则甚，不能平卧，自汗，胃脘胀满，纳少，便秘色黑，小便短赤，腰背痛。检查：面肿而苍白，骨瘦如柴，脉搏 112 次/分，心前肋凸如覆碗，扪左乳下，心动撞手，肝脾大，脐旁有硬块，下肢浮肿。

治疗：由于患者不能卧位，许多穴不易灸，故嘱其先自灸：1 日，中脘、昆仑各 20 分钟；2 日，通里、太冲各 20 分钟，以上两日穴循环灸，每日灸脐 30 分钟。

至 5 月 21 日，进食、精神均显好，腿肿略消，大便下白色黏物（湿浊通下）。嘱加灸：1 日，心俞、期门各 15 分钟，巨阙 20 分钟，关元 25 分钟；2 日，肺俞 15 分钟，下脘、照海各 20 分钟。以上两日穴与前穴循环灸。

至 5 月 25 日，咳痰轻畅快，到院中玩时未觉心动悸加重，大小便已正常，面肿见消。嘱加灸肝俞、乳根各 15 分钟，上脘、三阴交各 20 分钟与前穴循环灸。

至 6 月 6 日，咳喘轻，咳痰已少，肝脾触之显软。嘱加两日穴：1 日，天突、中府、膻中各 15 分钟；2 日，大肠俞 15 分钟，长强 25 分钟，中极 60 分钟与前穴循环灸。

至 7 月 19 日，心动悸明显减轻，腿肿全消，食欲佳，体力颇增，已能外出游玩，自汗已止。

至 7 月 30 日，肝脾及脐旁硬块均已软小。嘱加灸脾俞、三焦俞、鸠尾各 15 分钟，涌泉 20 分钟，与前穴循环灸。

至 8 月 16 日，面色已显红润，心前凸出的肋骨略显平复。

至 12 月 30 日，不再咳喘，每天干活不感觉心动悸。检查：脉搏 90 次/分，扪左乳下仍心动应手，肝脾仍可触及，但无触痛，心前肋骨已平复如正常。

1962 年 12 月 30 日随访时，见其体格健壮，发育正常。进行一切活动已无心悸，憋气，月经已通，只是每日做工，灸得少了。检查：扪左乳下仍心动应手，肝仍可及。嘱其再继续灸，以防心脏病再度加重。

以后患者未坚持灸，至 1963 年 3 月，心脏病再度加重，自以为身体已壮实，不会有危险，未予重视，时灸时止，不料于 4 月上旬天气忽变，患者闻雷声后病情迅速恶化，肝脾大，全身水肿，送往医院治疗，无效而亡。

病案四

米某，女，45 岁，天津市中心妇产科医院护士。于 1975 年 5 月中旬托别人来代述病情（患者因病重，未能前来就诊）。

病史：于 1950 年继高热 20 余天后，出现心悸、气短；于 1951 年开始有咯血症状，自以为是肺部的病，也未予重视；至 1952 年考入护校查体时才明确为风湿性心脏病，二尖瓣狭窄；以后病情渐重，自 1958 年后开始有慢性心衰；于 1959 年和 1965 年两次做二尖瓣分离术；至 1972 年，出现房颤，伴有血小板减少，身上常出紫斑。

现症：心悸，气短，全身浮肿，卧位则呼吸困难，故夜间只好坐着睡觉，小便少而黄，不服利尿剂就无尿，食欲极差，怕风，易感冒，生活不能自理。

治疗：嘱自灸。1 日，中脘、足三里各 30 分钟；2 日，期门 30 分钟，太冲 25 分钟；3 日，下脘 30 分钟，天枢、气海各 25 分钟；4 日，心俞、神门各 25 分钟；5 日，膈俞 25 分钟，膻中、巨阙各 30 分钟；6 日，厥阴俞、少海各 25 分钟；7 日，天池、间使各 25 分钟。以上 7 日穴循环灸，每日灸脐 30 分钟。因患者体质甚差，嘱于第 1 个月，每穴每次灸时减 10 分钟。因来者未讲清患者有全身水肿，故未予拟利水灸穴。患者求愈心切，初灸时未减灸量，故灸后颇感不适，心动悸更甚；在灸下脘、天枢、气海这组穴后，浮肿更为严重，以后每日灸量减 10 分钟，便无不适（虚甚、滞甚者，初灸宜"小火"，俟积滞渐松动，艾火渐流行后，可用常规灸，不然，艾火亦可聚而为害）。灸 1 个月后，患者采用常规灸量。但连灸 3 个月诸症无明显改善（未灸利水穴之过，若灸之，进展要快）。待灸至 3 个半月时，患者已很少感冒，并能扇扇子乘凉而不怕风了，这是患者 20 多年来所未曾有之事。灸至 5 个月时，大小便已基本恢复正常，全身浮肿消退，并已停服利尿剂，夜间已基本能卧位睡眠。灸至半年，饮食量大增，体力明显恢复，能外出购物及做家务而无心悸。血小板已回升至正常数值。

10 年后随访，其云：一直参加工作而未再犯心脏病。至 1987 年，天津电视台为介绍温灸疗法，曾播放了对她的采访录像。

【临床体会】

风湿性心脏病在造成心脏瓣膜的器质性改变之后，保守治疗几无彻底根治之可能性，但长期做温灸治疗，确能使多数，甚至于危重患者的病证基本控制，身体状况能大幅度改善。

风湿性心脏病患者多怕风易感冒，灸至好转时，有部分患者会放松对感冒的防范而招致病情因感冒而反复，甚至急剧恶化而死亡。

有些患者，如病案三王某，对养病不重视，症状有好转，便时灸时止或停灸，这往往会有不良的后果。像风湿性心脏病这样顽固的慢性病，病情基本控制后仍坚持做长期的保健灸是十分有益的。

二、冠心病

冠心病是指心脏的冠状动脉粥样硬化并造成血管腔狭窄或阻塞，致使心肌供血受障碍而引起的缺血性心脏病。有病变而无症状的，称为隐性冠心病。有临床症状的，又分为心绞痛、心肌梗死两种。

心绞痛是心肌暂时性缺血、缺氧引起的临床证候群，典型的心绞痛呈发作性绞痛或缩窄痛、压迫痛，位于胸骨后或左前胸，疼痛可放射到左肩臂、左手外侧甚至颈、喉部。多发生在体力劳动、情绪激动、饱餐、受寒时。历时短暂，几秒钟到十几秒钟，休息或含硝酸甘油片后即可缓解。

心肌梗死是心肌持久严重缺血而引起的部分心肌坏死。心肌血液供应障碍是冠状动脉急性闭塞的结果，而这种闭塞与冠状动脉血栓形成有关。典型心肌梗死的临床表现是胸骨后或心前区突然出现强烈持续性疼痛，与呼吸无关，可持续半小时以上至1～2天，休息或使用硝酸甘油制剂不能缓解；可伴体温升高，呕吐，大汗淋漓，四肢厥冷，发绀，血压降低，脉细弱，心音减弱，心率增快，心律失常，心力衰竭，休克或猝死。

不典型的心肌梗死的临床表现为无胸痛而有上述体征；或无胸痛而突然昏厥；或仅有呕吐而被误诊为胃炎；或上腹部痛而误诊为外科急腹症；更有毫无症状、体征，而于体检做心电图检查时发现有陈旧性心肌梗死者。

【治疗】

按"心脏病常规灸法"灸治（见"风湿性心脏病"栏下），每日灸脐、左乳头四周各25分钟。

心绞痛、心肌梗死发作时，须立即灸左乳头四周，疼痛可迅速缓解。

【病案介绍】

病案一

魏某，男，65岁，住天津市南开区大水沟。1971年4月30日初诊。

病史及症状：有高血压史多年，两年前曾发生心肌梗死，住院治疗后好转。现心肌梗死复发，经医院治疗未效，症见心前区堵闷疼痛，总感觉饥饿，两季肋下不舒，两胳膊有麻木感，头、胸部有汗，季肋以下至两腿无汗，呃逆频，血压自发生心肌梗死后已不高。检查：4~7 胸椎及少海穴压痛甚。

治疗：嘱其自灸。1 日，中脘、足三里各 30 分钟；2 日，期门 30 分钟，太冲 25 分钟；3 日，下脘、天枢各 30 分钟，气海 60 分钟；4 日，心俞、神门各 25 分钟；5 日，膈俞 25 分钟，膻中、巨阙各 30 分钟；6 日，厥阴俞、少海各 25 分钟；7 日，天池、间使各 25 分钟。以上 7 日穴循环灸，每日灸脐 30 分钟，灸左乳头四周各 20 分钟。灸左乳头四周时，心前区痛立止。第 2 天灸期门、太冲后呃逆止。继续施灸，吃饭增多，全身松快，连灸 40 天诸症消失痊愈。

5 年后随访，患者病愈后数年间只有一次受寒后心前区不适，但不严重，灸后即止。

病案二

崔某，女，46 岁，住天津市和平区哈尔滨道。

病史：有多年喘息史，于 1974 年在天津和平医院诊为冠心病，心源性哮喘。至 1975 年间断有心前区疼痛并出现左半身麻木，轻度口㖞。经医院做心电图及检查眼底等为心肌梗死、动脉硬化。1976 年 3 月 5 日午饭时突觉心前区异常难受，当即休克。经家人将硝酸甘油急塞入口中始醒。

现症：心前区及后背痛，两肩如压有重物。

治疗：由友人代授其灸法（同病案一），于 1976 年 3 月 12 日开始自灸。心前区痛时，灸左乳头四周，疼痛立止。灸至 7 日，诸症减轻，灸至近 1 个月，心前区痛已不再犯，背痛大减，两肩亦轻松许多，饭量大增，余症均减轻。

病案三

李某，男，73 岁，老干部。

病史及症状：患冠心病 13 年，并发生过一次心肌梗死。病重时，稍事活动，如穿衣、洗脚、散步等，心绞痛便会发作。在 1981 年他去北戴河休养时，听说西山开放了，而自己却因病缠身，不能上山观光，感慨之际，写了篇短文《时不我待，抒情怀》，登在《天津日报》上。少群先生读到此文后，写了封信请报社转交他，表示用温灸可以治好病，使他能上山，并给他寄去灸法及操作说明。起初他不太信，未灸。后来，从病友处了解到温灸治疗冠心病良效，才开始用灸。

治疗：基本按"心脏病常规灸法"自灸。从 1983 年开始施灸，计 72 天，灸后的效果使他自己惊奇：不仅在散步时没有出现心绞痛，还能自己上山了。经过几次大运动量活动，心脏未出现任何异常反应。至此，他确信了温灸的疗效，以后写了篇文章《温灸奇迹》，刊登在《长寿》杂志 1984 年第 3 期上。

病案四

段某，男，68 岁，住北京三里河南沙沟。

病史：他老伴施某来函代述病史。长期患有高血压性心脏病，心房纤颤，动脉硬化（均经医院确诊），并伴有手足凉、走路不稳症状。5 个月前又患脑梗死，住首都医院，治疗无效而出院。

现症：心前区疼痛，胸闷憋气，心律失常，左腿不能抬高及行走，言语无力，便干，4～5 天 1 次，并有白内障，生活不能自理。

治疗：函授灸法，于 1981 年 4 月 5 日开始，由他人代灸。因有大便干，嘱先灸左大横、承山穴各 30 分钟，大肠俞、太溪各 25 分钟。两组穴交替使用，1 天只灸一组。俟大便通畅后，再将"心脏病常规灸法""高血压常规灸法"中的灸穴与治白内障的 4 日灸穴（1 日，瞳子髎、丘墟各灸 25 分钟；2 日，巨髎、合谷各 25 分钟；3 日，临泣、光明各 25 分钟；4 日，攒竹、太渊各 25 分钟）穿插合并（重复的穴不必重复灸），循环灸治，每日灸脐 30 分钟。灸至半个月，心前区痛、憋气等症状消失，房颤将无，左腿已能抬高，行走稳健，左手握力增强，饮食、二便、睡眠均佳；灸至 3 个月，白发有变黑现象；灸至 5 个月，头发变黑，满面红光，去北京首都医院检查，证实心脏功能恢复正常，白内障消失。

【临床体会】

温灸治疗冠心病十分有效，长期灸治多能使病证得到控制，而灸左乳头四周，作为心肌梗死、心绞痛急救法之一，应引起足够的重视。

冠心病急救用灸时，操作上尚须掌握几项小技巧以争取时间。

（1）少装艾绒及灸药，一般只装 1/3 筒为宜，这样点燃后，灸筒升温快。

（2）平时预备一些 95% 浓度的酒精（75% 酒精和白酒均不适用）。装好艾绒，灸药后（也可只用艾绒），在艾绒表面滴几滴 95% 酒精，然后点燃。

（3）当艾绒上的酒精燃尽（不再有火苗）时，用嘴吹风或用扇子扇风等方法助艾绒继续速燃。

采用上述措施，只需等 3 分钟，就能给患者用灸。

三、高血压病

高血压病是指体循环动脉血压高于正常。本病的发病机制尚未完全清楚，可能高级神经中枢功能失调在发病中占主导地位，而肾脏、内分泌系统、电解质等则参与了发病的过程。判断高血压以舒张压（低压）为主要依据。一般认为，连续两天测得舒张压在 13.3kPa（100mmHg）以上者，可确定为高血压病（要排除是其他疾病引起的症状性高血压）。

正常人的收缩压随年龄而增高，40 岁以下，收缩压不超过 18.7kPa（140mmHg），以后年龄每增长 10 岁，收缩压可增高 1.33kPa（10mmHg）。

【治疗】

一般可按高血压病及半身不遂、关节炎常规灸法灸治。

高血压病、半身不遂及关节炎常规灸法

灸　序	穴名及穴数	每穴施灸量
1 日	中　脘（单穴） 足三里（双穴）	灸 30 分钟 各灸 30 分钟
2 日	环　跳（双穴） 阳陵泉（双穴）	各灸 25 分钟 各灸 25 分钟
3 日	风　市（双穴） 申　脉（双穴）	各灸 25 分钟 各灸 25 分钟
4 日	肩　髃（双穴） 曲　池（双穴）	各灸 25 分钟 各灸 25 分钟
5 日	风　池（双穴） 悬　钟（双穴）	各灸 25 分钟 各灸 25 分钟
6 日	身　柱（单穴） 阳　关（单穴） 三阴交（双穴）	灸 30 分钟 灸 30 分钟 各灸 25 分钟
7 日	委　中（双穴） 照　海（双穴）	各灸 25 分钟 各灸 25 分钟
8 日	百　会（单穴） 哑　门（单穴） 列　缺（双穴）	灸 25 分钟 灸 25 分钟 各灸 25 分钟

注：（1）高血压、低血压、半身不遂、关节炎等均可按此法灸治。

（2）高血压病患者，在1~7日穴灸4个循环后再开始灸第8日的穴。灸百会、哑门，对降血压及减轻头晕头痛等均有良效，然灸之过早，会因经脉未通，艾火不能流行，聚于头部而致头晕等症加重，故宜先灸通中下部的穴道，再加灸头部穴。

（3）以上穴循环灸至愈，每日灸脐30分钟。

由肾脏病引起的高血压，或高血压兼肾脏病者，常小便不正常，腰痛，眼睑及下肢浮肿。可先循环灸以下穴（每日灸脐30分钟），俟肾脏病证好转后，再将下列三组穴与前述高血压病常规灸穴合用。

灸　序	穴名及穴数	每穴施灸量
1 日	关　元（单穴）	灸30分钟
	水　道（双穴）	各灸30分钟
	中　极（单穴）	灸60分钟
2 日	肾　俞（双穴）	各灸30分钟
	复　溜（双穴）	各灸25分钟
3 日	肝　俞（双穴）	各灸25分钟
	章　门（双穴）	各灸25分钟

【病案介绍】

病案一

马某，男，住6018部队。

病史及症状：1962年7月来信云，患高血压病已5年，1年前血压一般为20.0~24.0/12.7~16.0kPa（150~180/95~120mmHg），屡治不效，今年经治疗，血压近来稳定在20.0/13.3kPa（150/100mmHg），但仍然头晕、头痛，从早晨持续到晚间，看文件、写材料则加重，食欲不振，失眠，每天平均只能睡 5 个小时。

治疗：经函授灸法，于 1962 年 7 月 11 日开始自灸。1日，中脘、足三里各 30 分钟；2 日，环跳、阳陵泉各 25 分钟；3 日，风市、申脉各 25 分钟；4 日，肩髃、曲池各 25 分钟；5 日，风池、悬钟各 25 分钟；6 日，腰阳关、委中各 30 分钟。以上 6 日穴循环灸，每日灸脐 30 分钟。灸 3 周后，血压降至 17.3/12.0kPa（130/90mmHg），食欲不增，每日能睡 6 小时，头晕、头痛减轻。嘱加两日穴：1 日，百会、哑门各 20 分钟，合谷 25 分钟；2 日，囟会、列缺、丰隆各 20 分钟，与前穴循环灸；灸至 4 周后，血压下降至 16.0/10.7kPa（120/80mmHg），头痛又有减轻，头晕止，每日睡眠 9 个小时，体重比未灸时增加 4 千克；灸至月半，血压降至 14.7/9.33kPa（110/70mmHg），诸症皆愈。

次年接患者来信，知其病未复发。

病案二

邢某，男，61 岁，住天津市和平区兰州道。1963 年 12 月 9 日初诊。

病史：5 年前患高血压病，彼时血压最高达 30.7/18.7kPa（230/140mmHg）；4 个月前测血压为 22.0/16.0kPa（165/120mmHg）。

现症：头晕，失眠，乏力，畏冷食，左胁疼，矢气多，大便时干时溏。检查：身柱及四肢内外侧穴有压痛，胃脘及脐周触之硬，有触痛。

治疗：授予灸法，由温灸爱好者佟某施灸。先治肠胃积滞：1 日，中脘、足三里各 30 分钟；2 日，期门 30 分钟，太冲 20 分钟；3 日，天枢 30 分钟，下脘 60 分钟；4 日，章门 30 分钟，气海 60 分钟；5 日，膈俞 25 分钟，膻中、巨阙各 30 分钟；6 日，脾俞、三阴交各 25 分钟。以上 6 日穴循环灸，每日灸脐 30 分钟。灸 2 个月后，大便已正常，左胁已不痛，腹部无不舒，食欲增，身上长劲，原先去某处办事，途中要歇息 3 次，现一次不歇。嘱加灸高血压病常规灸法中的前 7 日穴；灸至近 3 个月，测血压为 22.7/9.33kPa（170/70mmHg），进食、睡眠均好，干活不感觉累，但时间长则还是头晕；灸至半年，血压持续稳定在 20.0～21.3/9.33～10.7kPa（150～160/70～80mmHg），行走轻快，劳累时亦无头晕等症状。

病案三

吴某，女，53 岁，住天津市南开区。1960 年 10 月 20 日初诊。

病史：1959 年 2 月出现左侧头痛，眩晕甚为严重，每日卧床不愿动。当时送往南开医院，测血压收缩压为 32.0kPa（240mmHg）（低压未能记忆）。经治疗 8 天，无效而出院。1960 年 2 月因血压甚高又住天津第二中心医院，仍治疗无效。至来诊时已卧床 1 年 8 个月。

现症：头晕，头痛，不愿睁眼，不愿说话，吃饭时坐起，吃完须赶紧卧床；耳鸣，失眠，心悸，盗汗，感觉胃内烧灼且有硬物堵闷其中，咀嚼食物亦感乏力，故进食少；腰痛。

治疗：嘱先灸以下 4 日穴。1 日，中脘、足三里各 30 分钟；2 日，期门 30 分钟，太冲 20 分钟；3 日，下脘、丰隆各 30 分钟；4 日，悬钟、三阴交各 25 分钟，循环灸，每日灸脐 30 分钟。

10 月 26 日，已灸 6 天，觉腹部舒展，胃肠蠕动增多，已有食欲，但仅无力咀嚼，头部有时仍感轻度晕、痛。嘱加 3 日穴与前穴循环灸：1 日，曲池 30 分钟，关元 60 分钟；2 日，神门 25 分钟，脐 60 分钟；3 日，劳宫 30 分钟，中极 60 分钟。以后又增加 5 日穴：1 日，巨阙 30 分钟，气海 60 分钟，合谷 25 分钟；2 日，阴陵泉、照海各 25 分钟；3 日，手三里、合谷各 25 分钟；4 日，颊车 20 分钟，曲池 25 分钟，关元 60 分钟；5 日，风池、委中、昆仑各 20 分钟。

12 月 7 日，已能坐起 20 分钟，吃饭时已觉上牙有力，下牙仍力弱。

1961 年 1 月 30 日，已能在床上爬行，头晕、心悸止，睡眠好，其余诸症均大为减轻，但近半个月来爱笑而不能自制。嘱加灸：1 日，大陵、列缺各 25 分钟；2 日，肝俞、冲阳各 25 分钟。

2 月 11 日，自笑症状愈。

2 月 24 日，嘱停用以前的灸法，按"高血压病常规灸法"继续灸（未灸第 8 日穴）。

3 月 8 日，已能下地活动。

9 月 2 日，已能常在院中坐，诸症愈，只是身体还弱。

1962 年 5 月 12 日随访，知已能随意外出活动，病未复发。

【临床体会】

温灸治疗高血压病效果良好。部分患者灸后血压逐渐稳定以至恢复正常。部分重症患者，血压在灸后有一定程度的下降，但仍不正常，然头晕、头痛、腿软、失眠等症状的改善会是显著的。

四、心律失常（病案）

崔某，女，45 岁，住天津市河北区王串场。

病史：1981 年 2 月 18 日其家属来代述病情。患高血压病 4 年，血压一般为 26.7/13.3kPa（200/100mmHg）；心率极不稳定，38～130 次/分；有胃溃疡史；最近又因情绪激动引致右半身不遂。

现症：心悸，胸闷憋气，易怒，头晕、头痛，胃脘不适，饭后呃逆，小便频数，右半身不遂，卧床不能转动，右手不能伸展，脉率38 次/分。

治疗：嘱将"心脏病常规灸法""高血压病常规灸法"中的穴穿插循环灸（重复的穴可删减），并熏灸右手指尖30～60分钟/日（以温热为宜，如有灼痛感时，手指可离开一些），灸5 天后，脉搏增至44 次/分，心悸、胸闷减轻。每次熏右手指60 分钟，手即能伸开，打呃，呕吐止，小便次数减少，尿中白色沉淀物多，感觉全身松快，已能下地活动；灸至1 个半月时，脉搏已稳定在60 次/分，血压有时正常，有时不正常，不拄拐可以自己行走，睡眠好，不再易怒；灸至3 个月，右手已如常，能缝衣服了，血压为18.7/11.3kPa（140/85mmHg），脉搏一直正常。

五、心肌炎（病案）

王某，女，30 岁，住天津市南开区南门西小马路。1978年10 月8 日初诊。

病史：1 年前于发热后出现心悸症状，随后出现心前区疼痛，当时住某医院，查心电图等诊为心肌炎，治疗无效出院。

现症：仍胸闷气短，心前区呈针刺样疼痛，睡眠差，多梦，易怒，记忆力减退，两胁发胀，腹胀，食少，腰痛，大便有时干燥，小便有沉淀物，月经前期，全身乏力，易感冒。检查：第4～7 胸椎，少海、三阴交、足三里均有压痛。

治疗：按心脏病常规灸法（见"风心病"栏下）加两日

穴循环灸。1日，肝俞25分钟，章门30分钟；2日，志室25分钟，归来30分钟。每日灸脐30分钟，心前区痛时灸痛处25分钟。灸1周后，心前区痛止；灸一个半月后诸症消失。其后经医院检查，证实心脏正常。

六、感冒

感冒亦称上呼吸道感染。上呼吸道包括鼻、咽、喉及气管，这些部分的病毒性和细菌性感染，总称为上呼吸道感染。其主要临床表现是鼻塞、打喷嚏、流涕、咽痛、咳嗽和项背酸痛等，有的可伴发热。

【治法】

（1）按"感冒常规灸法"灸治，每日灸1~3次。

感冒常规灸法

灸　序	穴名及穴数	每穴施灸量
1日	风　门（双穴） 阳陵泉（双穴）	各灸25分钟 各灸25分钟
2日	百　会（单穴） 神　庭（单穴） 支　沟（双穴）	灸25分钟 灸25分钟 各灸25分钟
3日	大　椎（单穴） 命　门（单穴） 合　谷（双穴）	灸30分钟 灸30分钟 各灸25分钟

续表

灸　序	穴名及穴数	每穴施灸量
4 日	风　府（单穴） 风　池（双穴） 悬　钟（双穴）	灸 25 分钟 各灸 25 分钟 各灸 20 分钟
5 日	大肠俞（双穴） 大　陵（双穴） 列　缺（双穴）	各灸 25 分钟 各灸 20 分钟 各灸 20 分钟

注：以上穴循环灸至愈。轻症感冒往往只须灸风门、阳陵泉 2~3 次便愈。

（2）一些人感冒时主要感觉咽部不适，继而咽痛、咳嗽，并无一般感冒之恶寒、头痛、项背部酸痛、鼻塞、流涕等症状。于感冒初期宜只灸以上第 1 次的穴，加灸颈部天突穴 20 分钟，1 天灸 2~3 次；属温病者，尚宜含服薄荷含量高的糖块（西方国家流行此法，甚效）；若症状主要为咳嗽时，按急性支气管炎灸法灸治。

（3）胃肠型感冒，以呕吐、泄泻等症状为主，则按以下灸法治疗：1 日，灸风门、阳陵泉各 25 分钟，中脘（腹部）30 分钟，足三里（下肢）各 30 分钟；2 日，灸水分（腹部）30 分钟，天枢（腹部）各 30 分钟，气海（腹部）60 分钟。以上穴循环灸至愈。若兼肾虚而泄泻者须加灸肾俞（腰部）各 30 分钟，照海（下肢）各 25 分钟。

（4）若感冒热已退，反有谵语者，为热入血室，少群曾试灸 1 人，予灸期门（胸部）30 分钟，太冲（下肢）25 分钟，有效。

【病案介绍】

病案一

孙某，女，34 岁，住天津市南马路。1961 年 4 月 26 日就诊。

病史及症状：10 天前患流感，发热，经药物治疗未效。现体温 39℃，头痛、身痛、腹痛、咽不利，纳呆，大便 7 日未下，小便黄，面赤，倦怠欲卧。

治疗：当天晚上先灸风门、阳陵泉各 25 分钟，然后灸左大横、承山各 30 分钟。灸后汗出安睡，次日晨大便下，体温已正常，感觉饥饿，喝一碗粥后予灸中脘、足三里 1 次，痊愈。

病案二

王某，女，26 岁，住天津市南马路大水沟。1960 年 9 月 21 日就诊。

病史及症状：昨日晚上感觉身冷发热，服药未效。现体温 39.7℃，头痛，呕吐，倦怠懒言。

治疗：予灸风门、阳陵泉各 25 分钟，中脘 60 分钟。灸后患者家属仍不放心，遂带患者去医院，试体温才知已降至 38℃，因医院予肌注及口服药物治疗，故未再来灸。服药后仍头痛，呕吐两次。次日晨又来灸，予灸中脘、足三里各 30 分钟，灸脐 60 分钟，灸后肠鸣增多，头痛止，至当晚愈。

【临床体会】

感冒一症，因其常见又往往可自愈，故许多人未予重视。其实，感冒的防治也并非小事。中医认为，五脏六腑的许多病证多由外感（感冒）而诱发。而各种慢性病每每因感冒而致使病情反复、加重也为一般人的常识。温灸治感冒效果确佳。

越早灸效果越好，若初觉身体不适便即刻施灸，往往一灸便愈。若施灸过程中感觉灸某穴特别舒服，则此穴可增加施灸次数。如感冒兼便秘，若单灸治感冒而大便不下，病状会有反复，宜在灸感冒穴后随即加灸左大横、承山各30分钟以通便。

七、咽炎（兼喉炎）

咽炎分急性、慢性。急性咽炎，初起时咽部有轻微红、肿、痛、咽干，吞咽感觉不利爽、咳嗽。可有发热、头痛。严重者咽喉有梗塞感，吞咽困难，咯黄痰，可高热，头剧痛，便秘。慢性的一般症状轻，自觉咽中不适，微痛，干痒及有灼热，异物感。常因咽痒而有"吭""咯"的咳嗽动作。

【治疗】

急、慢性咽炎（包括喉炎）均按咽喉炎常规灸法灸治。

咽喉炎常规灸法

灸　序	穴名及穴数	每穴施灸量
1 日	风　门（双穴） 天　突（单穴） 华　盖（单穴）	各灸 25 分钟 灸 30 分钟 灸 30 分钟
2 日	天　鼎（双穴） 合　谷（双穴）	各灸 25 分钟 各灸 25 分钟
3 日	风　池（双穴） 悬　钟（双穴）	各灸 25 分钟 各灸 25 分钟
4 日	肺　俞（双穴） 尺　泽（双穴）	各灸 25 分钟 各灸 25 分钟

续表

灸　序	穴名及穴数	每穴施灸量
5 日	神　庭（单穴） 风　府（单穴） 然　谷（双穴）	灸 25 分钟 灸 25 分钟 各灸 25 分钟
6 日	膈　俞（双穴） 膻　中（单穴） 巨　阙（单穴）	各灸 25 分钟 灸 30 分钟 灸 30 分钟
7 日	曲　差（双穴） 飞　扬（双穴）	各灸 25 分钟 各灸 25 分钟

注：以上穴循环灸至愈，慢性咽喉炎患者，每日灸毕，以余热灸脐 30 分钟。

【病案介绍】

王某，男，14 岁，住天津市红桥区北营门。1957 年 2 月 18 日初诊。

病史：于 6 年前患干咳、音哑，经耳鼻喉科检查，诊为慢性喉炎，久治无效。

现症：咽喉部刺痒，干咳连声不断，睡眠时亦频咳。结喉处较粗大，咽部黏膜充血，两颧鲜红。

治疗：1 日，灸风池、合谷各 15 分钟，膻中 20 分钟；2 日，灸照海、天鼎各 15 分钟，天突 20 分钟；3 日，灸哑门、肺俞、尺泽各 15 分钟；4 日，灸大杼、中府各 15 分钟，巨阙 20 分钟；5 日，灸膈俞、然谷各 15 分钟，中脘 30 分钟。以上穴循环灸，每日灸脐 30 分钟。首次灸风池即感觉咽部松快。灸至 2 月 21 日，干咳间隔时间稍延长。2 月 23 日灸完哑门后觉喉部有动感。灸至 2 月 25 日，干咳已明显减轻，一分钟只

有约两次（以前连声不断）。2 月 28 日灸后天突穴觉痒。3 月
1 日至 7 日未灸。3 月 8 日至 12 日灸后干咳声渐小。至 3 月 14
日，干咳 1 分钟约 1 次，但鼻生疮，觉热。3 月 25 日患流感，
予灸神庭、百会、阳陵泉各 15 分钟，两天后感冒愈。4 月 3
日至 23 日未灸。灸至 4 月 26 日，干咳约两分钟 1 次。以后间
断灸，至 8 月份，干咳约 5 分钟 1 次。至 11 月份白天已不咳，
夜间咳亦不甚，两颧红消失，于 12 月初痊愈，止灸。

【临床体会】

慢性咽喉炎是中西医喉科难治的病，而温灸的疗效显著。
此病于中医辨证，多属于阴虚内热，用温灸治疗，人们常有顾
虑，上述病案可以说明这种顾虑是多余的。患者在灸的过程
中，咽喉部常会出现动感及痒感，此与病态的感觉有异，患者
觉得舒服，是好的现象。

八、扁桃体炎

急性扁桃体炎，症见咽部疼痛逐渐加剧，吞咽不利，当吞
咽或咳嗽时疼痛更甚，咽部有干燥灼热感，扁桃体红肿，连及
咽部周围，部分病案有脓点显现，可伴发热、恶寒、头痛、咳
嗽等症。

慢性扁桃体炎多由急性病迁延而成，一般咽痛、咽痒均不
严重，咽喉部有干灼不适感，伴有干咳。扁桃体或有肿大，呈
慢性充血，表面则多不平滑。

【治疗】

急、慢性扁桃体炎同用扁桃体炎常规灸法治疗。

扁桃体炎常规灸法

灸　序	穴名及穴数	每穴施灸量
1 日	风　门（双穴） 天　突（单穴） 合　谷（双穴）	各灸 25 分钟 灸 30 分钟 各灸 25 分钟
2 日	天　鼎（双穴） 曲　池（双穴）	各灸 30 分钟 各灸 25 分钟
3 日	风　池（双穴） 神　门（双穴）	各灸 25 分钟 各灸 25 分钟

注：以上穴循环灸至愈，每日加灸脐 30 分钟。

【病案介绍】

杨某，男，16 岁，住天津市西门内大水沟。1960 年 3 月 23 日初诊。

病史及症状：患者于 3 天前感冒引起发热，扁桃体肿大、疼痛，并有头痛，食欲不振，小便黄，大便干。

治疗：予每日灸合谷、风门、列缺各 20 分钟，灸脐 30 分钟。灸 1 次发热止，咽痛减轻，共灸 3 次而愈。

九、肺炎

肺炎的分类，以前按解剖学分为大叶性、小叶性（支气管肺炎）和间质性肺炎，现今一般按病因分类，如细菌性、病毒性、霉菌性肺炎等。临床各种肺炎的表现各有不同，较多见的肺炎是双球菌肺炎，其发病特点和临床表现为：多发于冬春季，发病急，有高热，寒战（或恶寒），咳嗽，咯铁锈色痰，胸痛，呼吸急促等。近年来此病以轻型或不典型的常见。

【治疗】

各种肺炎均可按肺炎常规灸法治疗。

肺炎常规灸法

灸 序	穴名及穴数	每穴施灸量
1 日	风 门（双穴） 阳陵泉（双穴）	各灸 25 分钟 各灸 25 分钟
2 日	大 椎（单穴） 身 柱（单穴） 支 沟（双穴）	灸 30 分钟 灸 30 分钟 各灸 25 分钟
3 日	肺 俞（双穴） 尺 泽（双穴）	各灸 25 分钟 各灸 25 分钟
4 日	中 府（双穴） 合 谷（双穴）	各灸 25 分钟 各灸 25 分钟
5 日	膈 俞（双穴） 膻 中（单穴） 巨 阙（单穴）	各灸 25 分钟 灸 30 分钟 灸 30 分钟
6 日	心 俞（双穴） 神 门（双穴）	各灸 25 分钟 各灸 25 分钟
7 日	肝 俞（双穴） 期 门（双穴）	各灸 25 分钟 各灸 30 分钟

注：以上穴循环灸至愈，每日加灸脐 30 分钟。

【病案介绍】

病案一

马某，男，41 岁，是少群的亲属。1961 年 2 月 4 日初诊。

症状：患者咳嗽多日，今突发高热 39.5℃，右胸胀痛，咯血痰，伴头痛、咽痛，面及下肢浮肿，小便短赤，全身无力。

印象：急性肺炎。

治疗：1 日，灸风门 25 分钟，天突 30 分钟，列缺 20 分钟；2 日，灸肺俞、尺泽各 25 分钟；3 日，灸风池、阳陵泉各 25 分钟；4 日，灸膈俞 25 分钟，膻中 30 分钟，上脘 60 分钟；5 日，灸肝俞、中府各 25 分钟；6 日，灸水分、气海各 30 分钟，合谷 25 分钟。以上 6 穴循环灸，每日灸脐 30 分钟。灸风门后 1 小时，体温降至 38.5℃，灸 12 天后，体温正常，胸痛已轻，咽痛消失，浮肿退，灸至 15 天，痰少已无血色。共灸 21 天，痊愈。

病案二

朱某，女，38 岁，住天津市红桥区针市街。1961 年 4 月 17 日初诊。

病史：患者由 1960 年 12 月感冒后发热，恶寒，胸背痛伴头痛，经医院拍胸片等诊为肺炎，治疗至今未愈。

现症：咳嗽，胸背部痛伴头痛、咽痛、腰痛，心悸，睡眠差，盗汗，手凉，乏力，体温已正常。

治疗：1 日，灸中脘、足三里各 30 分钟；2 日，灸风门、阳陵泉各 25 分钟；3 日，灸肺俞、尺泽各 25 分钟；4 日，灸天突、膻中各 30 分钟，中府 25 分钟；5 日，灸俞府、列缺各 25 分钟；6 日，灸肝俞 25 分钟，期门 30 分钟；7 日，灸肾俞 30 分钟，委中 25 分钟；8 日，灸心俞、神门各 25 分钟。以上穴循环灸，每日加灸脐 30 分钟。灸 10 天后咳嗽减轻，胸背痛好转，咽痛消失。灸 20 天后，所有病证均显著好转，但有自汗及右膝疼痛，嘱加灸膈俞、大陵各 25 分钟，右膝痛处 30 分钟，一周后诸症痊愈。

【临床体会】

温灸治疗肺炎，效果良好，婴幼儿感冒后调治不当转成肺炎者不少见，亦可用温灸治疗，但每穴施灸时间宜减 10 ~ 15 分钟，4 岁以下的小儿，灸肺俞等穴时，只用一个灸筒，放在背部中线上施灸，两侧肺俞等穴可同时灸着，不必用两个灸筒。再者，小儿好动，可考虑在小儿睡着后施灸，然须倍加小心掌握灸的温度，既要使施灸面达到足够的温度，又要防止烫伤皮肤，施灸后还要特别注意不让小儿再着凉。

十、支气管炎（兼哮喘）

急性支气管炎一般先有鼻炎，流涕，咽痛，畏寒，发热，声嘶，肌肉酸痛等上呼吸道感染症状，开始为干咳，胸部有刺痒及闷痛的感觉，过 1 ~ 2 天后有痰，初为黏液，以后为脓性黏痰。

慢性支气管炎常由急性支气管炎迁延而致。一般咳嗽、咳痰，一年中持续 3 个月以上，连续两年如此，且排除了其他呼吸系统疾病者，可确认为本病。部分患者伴有喘息，称为喘息型支气管炎。

【治疗】

各按急、慢性支气管炎常规灸法灸治。

急性支气管炎常规灸法

灸　序	穴名及穴数	每穴施灸量
1 日	风　门（双穴） 阳陵泉（双穴）	各灸 25 分钟 各灸 25 分钟
2 日	天　突（单穴） 膻　中（单穴） 巨　阙（单穴） 中　脘（单穴）	灸 30 分钟 灸 30 分钟 灸 30 分钟 灸 30 分钟
3 日	肺　俞（双穴） 尺　泽（双穴）	各灸 25 分钟 各灸 25 分钟
4 日	中　府（双穴） 乳　根（双穴）	各灸 25 分钟 各灸 25 分钟
5 日	膈　俞（双穴） 太　渊（双穴）	各灸 25 分钟 各灸 25 分钟

注：以上穴循环灸至愈，每日灸脐 30 分钟。

慢性支气管炎常规灸法

灸　序	穴名及穴数	每穴施灸量
1 日	中　脘（单穴） 足三里（双穴）	灸 30 分钟 各灸 30 分钟
2 日	天　突（单穴） 膻　中（单穴） 巨　阙（单穴）	灸 30 分钟 灸 30 分钟 灸 30 分钟
3 日	身　柱（单穴） 灵　台（单穴） 太　溪（双穴）	灸 30 分钟 灸 30 分钟 各灸 25 分钟
4 日	肺　俞（双穴） 尺　泽（双穴）	各灸 25 分钟 各灸 25 分钟

续表

灸 序	穴名及穴数	每穴施灸量
5 日	膏 肓（双穴）	各灸 30 分钟
	昆 仑（双穴）	各灸 25 分钟
6 日	大 杼（双穴）	各灸 25 分钟
	中 府（双穴）	各灸 25 分钟
7 日	俞 府（双穴）	各灸 25 分钟
	乳 根（双穴）	各灸 25 分钟
8 日	肝 俞（双穴）	各灸 25 分钟
	期 门（双穴）	各灸 25 分钟
9 日	肾 俞（双穴）	各灸 30 分钟
	上 脘（单穴）	灸 30 分钟
	气 海（单穴）	灸 30 分钟

注：（1）哮喘、肺气肿、肺心病等均可按此法灸治。

（2）喘息较重时可先灸身柱、灵台、太溪，也可酌情增加此组穴灸的次数。

（3）以上穴循环灸至愈，每日灸脐 30 分钟。

【病案介绍】

病案一

李某，男，35 岁，住天津市南开区大水沟。1973 年 10 月 9 日初诊。

病史及症状：患者于两个月前因劳累后汗出当风而致哮喘，多方医治不效。现咳嗽及喘严重，尤其仰卧时喘更明显，饮食减少，身体无力，病休在家。

印象及治疗：支气管哮喘。嘱其自灸：1 日，中脘、足三里各 30 分钟；2 日，天突、膻中、巨阙各 30 分钟；3 日，肺俞、尺泽各 25 分钟；4 日，膏肓 30 分钟，昆仑 25 分钟；5

日，俞府、中府各 25 分钟；6 日，大杼、乳根各 25 分钟；7
日，身柱、上脘各 30 分钟，膈俞 25 分钟；8 日，肝俞 25 分
钟，期门 30 分钟；9 日，肾俞 30 分钟，太溪 25 分钟。以上 9
日穴循环灸，每日灸脐 30 分钟。灸 9 日后咳喘显著好转。灸
至 20 日，咳喘已止，饮食增加，体力日增，只是有时感觉咽
喉痒（喘病尚未根除之故），共灸 3 个月，痊愈。

病案二

云某，男，25 岁。住天津市北门里。1971 年 7 月 6 日
初诊。

病史及症状：患者于 1970 年 9 月底劳累汗出，吃两个鸭
梨解渴，当天晚上 11 点钟起感觉咽喉部不适，随之咳嗽一夜
未得眠，次日即音哑，咽痛，第 3 日开始喘，此后间断喘息。
此外，两腿由膝以下浮肿已 6 年，皮肤变暗黑色（未确诊）。
现咳喘严重，进食少，大便 3~4 次/日，失眠，乏力。

印象及治疗：支气管哮喘，下肢浮肿，灸法同病案一。灸
9 日后，咳喘显著好转，大便已正常。灸至两个半月，咳喘均
止，睡眠好，食量增加，体重增加了 3 千克，体力增强，只是
腿仍有些肿。嘱加灸膝以下腿内、外侧。每日灸 25 分钟，左、
右腿共用 4 个灸筒，同时灸，以后一灸筒挨着一灸筒，从上灸
到踝部（不按穴位灸）。灸腿与灸哮喘交替进行。此人以后又
因感冒致每日凌晨 3 时轻喘，不咳。嘱其每日加灸涌泉穴 50
分钟。以后此人未再来诊。

病案三

路某，男，51 岁，住天津市南开区大水沟。1969 年 8 月
20 日初诊。

病史及症状：患者咳嗽，喘已有 10 年，每于夏季伏天犯
病，少则持续 3 个月，多则持续半年，久治不效。现于 1 个月
前又发病，每日咳喘，轻则尚可自由活动，重则活动后憋气加

重，失眠，纳呆，乏力。

印象及治疗：慢性喘息型支气管炎。治疗同病案一，灸至月余，咳喘诸症均消失，体重增加 3.5 千克，此患者感受到温灸不仅能治病，还能强身，遂于病愈后坚持两年，每日用灸，自觉体力渐渐充沛。此后时灸时止。共有 6 年未犯咳喘。于1976 年 7 月，因天津地震后生活环境及条件恶劣，又未用灸，咳喘病复犯，但较以前为轻，至 10 月份又开始用灸，病情很快控制，以后仍用温灸巩固。

【临床体会】

温灸治咳喘效佳。多数咳喘病患者嗅艾灸气味有舒适感，对咳喘有缓解作用，但少数患者不能耐受艾灸烟味，嗅之咳喘趋于加重，后一类患者可少灸或于咳喘缓解期开始灸，仍然会有好的效果。施灸时，可用布将灸筒包裹一下，这样基本上不见艾烟，可避免引起咳喘患者气道过敏。

十一、肺结核

此病因感染结核菌引起，或与患者长期密切接触，导致病菌经呼吸道吸入，是发病的一般过程。青少年患病率较高，凡体弱、营养状况差者以及产后妇女、糖尿病患者等易患此病。

肺结核发病较缓，早期干咳，以后咳痰一般也不多，当肺内形成空洞时，痰量则增多，或有咯血、胸痛等症状。症状可有全身不适，长期低热，倦怠乏力，睡眠不佳，盗汗，易于烦躁，面颊潮红，心动过速。女性患者可有月经不调。

【治疗】

按肺结核常规灸法灸治。

肺结核常规灸法

灸 序	穴名及穴数	每穴施灸量
1 日	中 脘（单穴） 足三里（双穴）	灸 30 分钟 各灸 30 分钟
2 日	肺 俞（双穴） 尺 泽（双穴）	各灸 25 分钟 各灸 25 分钟
3 日	中 府（双穴） 合 谷（双穴）	各灸 25 分钟 各灸 25 分钟
4 日	膈 俞（双穴） 膻 中（单穴） 巨 阙（单穴）	各灸 25 分钟 灸 30 分钟 灸 30 分钟
5 日	心 俞（双穴） 神 门（双穴）	各灸 25 分钟 各灸 25 分钟
6 日	肝 俞（双穴） 期 门（双穴）	各灸 25 分钟 各灸 30 分钟
7 日	脾 俞（双穴） 三阴交（双穴）	各灸 25 分钟 各灸 25 分钟
8 日	肾 俞（双穴） 照 海（双穴）	各灸 30 分钟 各灸 25 分钟

注：（1）支气管扩张、咯血等病证亦按此法灸治。
（2）以上穴循环灸至愈，每日灸脐 30 分钟。

【病案介绍】

病案一

甘某，男，16 岁，住天津市河北区宿纬路。1960 年 2 月 25 日初诊。

病史：患者于 1959 年 11 月劳累后受风，引起咳嗽，迁延日久，经天津第二结核病院诊为肺结核（其父患有肺结核）。

现症：咳嗽，咽干，声哑，右胸痛，食少，失眠，消瘦，乏力，每日下午体温约 38.7℃。

治疗：嘱自灸。1 日，中脘、足三里各 30 分钟；2 日，肺俞、尺泽各 25 分钟；3 日，天突、膻中各 30 分钟，中府 25 分钟；4 日，心俞、神门各 25 分钟；5 日，膈俞、合谷各 25 分钟；6 日，肝俞 25 分钟，期门 30 分钟；7 日，乳根、照海各 25 分钟。以上 7 日穴循环灸，每日灸脐 30 分钟。灸至 10 日，咳嗽、咳痰减轻，饮食、睡眠进步；灸至 20 余日，下午体温已正常；灸至月余，咳嗽已少，面色转红润，体重较灸前增长了 3 千克，去医院胸透，示结核病灶明显吸收。灸至 2 个月，仍有轻度咳嗽，予加灸膏肓、气海。于灸膏肓时，患者感觉此穴位深处有响动，很舒服。连灸 3 次后，响动消失，又灸 1 个月，咳嗽止，以后去结核病院复查，告知病愈。

病案二

赵某，男，34 岁，在某部队工作。

病史：于 1958 年 8 月开始咳嗽，咳痰，10 月份住院拍胸片示右肺上部有长 5 厘米、宽 2 厘米结核灶。经治疗，症状好转，但至 1960 年 9 月查体，才知肺部病灶已形成空洞，后入山东省平度 142 医院住院治疗。

现症：咳嗽痰多，纳差，失眠严重，体重持续下降，低热。

治疗：于 1961 年 11 月 25 日函授其灸法，嘱灸：1 日，中脘、足三里各 30 分钟；2 日，肺俞、尺泽各 25 分钟；3 日，中府 25 分钟，膻中、巨阙各 30 分钟；4 日，心俞、通里各 25 分钟；5 日，膈俞、合谷各 25 分钟；6 日，肝俞 25 分钟，期门 30 分钟；7 日，肾俞 30 分钟，照海 25 分钟。以上 7 日穴循环穴，每日加灸脐 30 分钟。由住院部医生施灸，10 天后咳嗽、咳痰均减轻，体温已正常，睡眠佳；灸至 1 个月，体重增长 1.5 千克，经 X 线拍胸片检查，示病灶已有吸收。共灸 6 个月，结核空洞已闭合，病灶完全吸收。止灸 3 个月后来信云病未复发。

病案三

张某，男，41 岁，住天津市和平区。1961 年 6 月 30 日初诊。

病史：患者 10 余年前患有胃病及气管炎，四季均咳嗽，自去年始，间有发热，今年 4 月 1 日拍胸片示：左肺一处，右肺两处浸润型结核病灶。

现症：咳嗽带血，胸背痛，下午低热，心慌，睡眠差，伴有痔出血、左半身乏力，血压 12.0/8.0kPa（90/60mmHg），体重 60 千克。

治疗：嘱自灸。1 日，中脘、足三里各 30 分钟；2 日，肺俞、尺泽各 25 分钟；3 日，中府 25 分钟，膻中、巨阙各 30 分钟；4 日，左环跳，左阳陵泉、左悬钟各 30 分钟；5 日，灸脊中、命门各 30 分钟，二白 25 分钟；6 日，肾俞 30 分钟，长强 60 分钟；7 日，心俞、通里各 25 分钟；8 日，膈俞 25 分钟，承满 30 分钟；9 日，肝俞 25 分钟，期门 30 分钟。以上 9 日穴循环灸，每日灸脐 30 分钟。灸 20 天后，咳嗽虽有，但已不咯血，食欲增加。灸一个半月，咳嗽止，痔出血仍有，仍有血压低及左半身无力，嘱加 3 日穴与前穴循环灸：1 日，肩髎、曲池各 25 分钟；2 日，风池、囟会各 25 分钟；3 日，百会、申脉各 20 分钟。前灸法中环跳、阳陵泉、悬钟穴两侧全灸。

病案四

王某，女，25 岁，住天津市和平区沈阳道。1964 年 9 月 23 日初诊。

病史：患者由 1963 年春节患肺结核，经治疗，至 10 月份已钙化，但此后又有咳嗽、乏力症状。于 3 个月前发现右腋窝淋巴结肿大如枣，近日在天津总医院拍胸片示"浸润型肺结核"。

现症：咳嗽、咳痰带血，常于咳嗽时小便失禁，胸背痛，腰痛，恶寒，头痛头晕，喉痒，胃脘痛，纳呆，失眠，多噩梦，倦怠乏力，月经 20 天 1 次，白带多，体重 50 千克，体温 37.7℃，每日下午低热至夜间 12 点止。

治疗：嘱自灸。1 日，风门、阳陵泉各 25 分钟（感冒愈则止灸）；2 日，中脘、足三里各 30 分钟，3 日，肺俞、尺泽各 25 分钟；4 日，中府 25 分钟；膻中、巨阙各 30 分钟；5 日，心俞、神门各 25 分钟；6 日，膈俞、合谷各 25 分钟；7 日，肝俞 25 分钟，期门 30 分钟。以上 7 穴循环灸，每日加灸脐 30 分钟。灸 13 天后，咳嗽减轻，痰已不带血，低热已止，腋下之肿大淋巴结亦缩小，进食、睡眠均好转。嘱加灸 2 日穴：1 日，关元 30 分钟，中极 60 分钟；2 日，肾俞 30 分钟，照海 25 分钟，与前穴循环灸。如有时间，每日可灸 2 次。灸至近 1 个月，胸背已不痛，腋下肿大之淋巴结只有杏仁大小，月经已不提前，但量仍多，白带已少，体重增长，余症均减，去医院复查，告知肺结核已痊愈，血沉由原先 78mm/h 降至 21mm/h。

【临床体会】

温灸治疗肺结核效果确好。艾灸具有调整机体及抗菌的双重作用，可以与西医抗结核药联合使用。有些患者使用链霉素后发热，加用温灸后一般均能退热。注意：在结核病治愈后，还应持续灸 2 个月，以防复发。

十二、支气管扩张、咯血（病案）

周某，女，29 岁，住天津市河北区小王庄。1965 年 6 月 8 日初诊。

病史及症状：患者自 1959 年患咯血症，以后常痰中带血，血色鲜红，经医院检查，除外肺结核，考虑为支气管扩张，未予治疗。现痰中仍带血，两颧泛红，乏力，易感冒。身柱、中府、尺泽穴有压痛。

治疗：灸穴同肺结核病案四的前 6 日穴。初灸有头晕症状，灸至第 3 天，头晕即好转，灸 7 天，头晕止，痰已不带血，咳嗽减轻，颧红亦显色浅，吃饭增多。以后未再来诊。

十三、矽肺（病案）

矽肺是由于长期吸入含有游离二氧化硅的粉尘引起的全身性疾病，主要表现在肺内广泛结节性纤维化，严重者影响肺功能，部分患者合并肺结核病。

【病案介绍】

裘某，男，38岁，住天津市红桥区同义庄。1962年9月29日初诊。

病史：患者有10余年石粉尘环境工作史，于1年前由天津第二结核病院诊为Ⅲ期矽肺。

现症：咳嗽，咯泡沫痰，咽痒，胸背部痛，走路稍多则呼吸困难，语音细微，经常于进食后胃痛，大便每日3次，不成形，倦怠乏力，频频感冒，午后低热37.5℃。

治疗：嘱自灸。1日，风门、阳陵泉各25分钟；2日，中脘、足三里各30分钟；3日，肺俞、尺泽各25分钟；4日，中府25分钟，膻中、巨阙各30分钟；5日，心俞、神门各25分钟；6日，膈俞、合谷各25分钟；7日，肝俞、期门各25分钟。以上7日穴循环灸，每日加灸脐30分钟。灸10日后，感冒次数减少，体温已正常。20天后，饭量增多，进食后胃脘已不痛，但咽痒、咳嗽未见好转。嘱加1日穴与前穴循环灸：天突、乳根各30分钟。灸至月余，又感冒，仍咳嗽，咽痒。嘱只循环灸以下3日穴：1日，大杼、列缺各25分钟；2日，俞府25分钟，涌泉40分钟；3日，膏肓30分钟，丰隆25分钟，俟咳嗽减轻后再加前穴循环灸。灸至2个多月，咳嗽大见减轻，但仍有咽痒，体力增加。嘱加灸以下3日穴：1日，肾俞30分钟，照海25分钟；2日，关元30分钟，三阴交25分钟，中极60分钟；3日，下脘、天枢各30分钟，气海60分钟，与前穴循环灸。灸至3个多月，胸痛减轻，讲话已显有底气，进食、睡眠、精神状况均显好，但仍有咽痒、咳嗽。嘱加灸风池25分钟，胸痛处30分钟，与前穴循环灸。灸至6个月，经医院拍胸片，肺纤维化影像同前，然症状已有极明显改善，自觉体力强壮，咽痒感消失，咳嗽基本控制，只在夜间有 1～2 声咳嗽，胸闷、胸背痛继续减轻，自觉在胸背痛时灸痛处很有效。灸至 8 个月时，已能外出各处游玩，只是过累还会引起胸闷及胸部微痛。1962 年冬季及 1963 年春季未发生感冒。两年后随访，患者仍经常自灸，病情稳定。

【临床体会】

矽肺经温灸治疗后，胸片表现不改善，但患者自觉症状一般均好转，可以认为温灸是目前较为理想的治疗矽肺的方法。患本病而常感冒者，不必专灸感冒穴，俟循环灸至肺气渐复，感冒会自然减少。

十四、胸膜炎、胸水（病案）

唐某，女，23 岁，住天津市北马路北门。1962 年 5 月 16 日初诊。

病史：患者于 1961 年 6 月患胸痛及腹痛，发热、恶寒，昼轻夜甚，经医院诊为结核性胸膜炎、胸水，结核性腹膜炎。此外，患者尚有 10 年气管炎病史，冬天病重，夏季病轻。

现症：胸胁痛，心悸，盗汗，失眠，纳差，情绪不稳，大便偏干燥，白带多，腹痛处扪及硬块。

治疗：嘱自灸。1 日，中脘、足三里各 30 分钟；2 日，期门 30 分钟，太冲 20 分钟；3 日，章门 30 分钟，气海 60 分钟；4 日，中府 25 分钟，膻中 20 分钟，巨阙 30 分钟；5 日，乳根 20 分钟，天枢 30 分钟；6 日，脾俞 30 分钟，脐 60 分钟；7 日，肺俞、尺泽各 25 分钟；8 日，三阴交 25 分钟，关元 30 分钟，中极 60 分钟；9 日，肾俞 30 分钟，照海 20 分钟。每日加灸脐 30 分钟（第 6 日除外），以上 9 日穴循环灸。10 天

后，胃肠蠕动增多，矢气频，睡眠较佳，白带减少。灸 20 天，
胸腹痛减，白带已无，去医院检查，证实胸水已全吸收，腹部
病块亦消失，腹痛未再犯，但做深呼吸时胸背仍痛。嘱加灸心
俞、膈俞、肝俞各 20 分钟，与前穴循环灸，胸背痛处每日灸
20 分钟。1963 年 1 月 2 日病愈。

十五、胃及十二指肠溃疡

此病的形成与胃液中的胃酸及胃蛋白酶的消化作用有关。
发病多见于青壮年，病程迁延。腹痛有周期性、节律性，伴反
酸、嗳气、呕吐等症状。消化性溃疡的好发部位为胃和十二指
肠球部，常为单一性，但也可有多个溃疡。胃和十二指肠球部
溃疡同时存在时，称为复合性溃疡。

【治疗】

按胃及十二指肠溃疡常规灸法灸治。

胃及十二指肠溃疡常规灸法

灸 序	穴名及穴数	每穴施灸量
1 日	中 脘（单穴） 足三里（双穴）	灸 30 分钟 各灸 30 分钟
2 日	期 门（双穴） 太 冲（双穴）	各灸 25 分钟 各灸 25 分钟
3 日	下 脘（单穴） 天 枢（双穴） 气 海（单穴）	灸 30 分钟 各灸 30 分钟 灸 30 分钟

灸　序	穴名及穴数	每穴施灸量
4 日	胃　俞（双穴） 不　容（双穴）	各灸 25 分钟 各灸 30 分钟
5 日	肝　俞（双穴） 章　门（双穴）	各灸 25 分钟 各灸 30 分钟
6 日	脾　俞（双穴） 三阴交（双穴）	各灸 25 分钟 各灸 25 分钟
7 日	乳　根（双穴） 大　陵（双穴）	各灸 25 分钟 各灸 25 分钟
8 日	膈　俞（双穴） 膻　中（单穴） 巨　阙（单穴）	各灸 25 分钟 灸 30 分钟 灸 30 分钟
9 日	肾　俞（双穴） 照　海（双穴）	各灸 30 分钟 各灸 25 分钟

注：（1）各种胃病，如萎缩性胃炎等均可按此法灸治。

（2）以上穴循环灸至愈，每日加灸脐 30 分钟。

【病案介绍】

病案一

裘某，男，54 岁，住天津市西门内大街。1957 年 9 月 21 日初诊。

病史：患者自幼少食，瘦弱，成年后经常便秘，腹胀，失眠。至 1957 年 7 月吐血一次并有间断呕吐。8～9 月住天津市第二中心医院（住院号：30144），诊为"急性胃出血、幽门梗阻，十二指肠球部溃疡"，医生已通知家属：患者病危，并应予手术治疗。家属考虑患者身体状况极差，未同意手术治疗，于9月21日将患者接出院试用温灸治疗。

现症：极度瘦弱，纳差，频嗳气，大便量少，失眠，每隔6～7天呕吐1次，为咖啡色胃内容物，卧床不起。按之，剑突下及脐周有硬块，右胁下及脐上触痛。

治疗：嘱自灸。1日，中脘、足三里各30分钟；2日，巨阙20分钟，期门25分钟；3日，膈俞15分钟，梁门20分钟；4日，肾俞30分钟，然谷15分钟；5日，关元30分钟，三阴交15分钟；6日，肝俞15分钟，气海30分钟；7日，胃俞15分钟，天枢20分钟；8日，脾俞15分钟，下脘25分钟；9日，大肠俞、悬钟各15分钟（因此患者体质甚弱，故灸时减少）。每日灸脐30分钟，以上穴循环灸。每1日灸后，随即矢气两次，感觉腹内舒服。灸至1周，已有饥饿感，进食增多，睡眠佳，精神显好，灸至近1个月时，一日患者有便意而大便不下，结果请医生使用肛门镜掏出一个大粪球，次日又掏出一个（脾胃呆滞，使宿粪阻于肠道，故致呕吐，灸可健脾胃，泄积滞，宿屎运下后，吐可自止）。此后未再呕吐，大便亦正常，已能坐起并下地走动。灸至2个月，已无病证，体力颇增，止灸。

病案二

卫某，男，36岁，住河北省河间县行别营乡。

病史及症状：患者于1959年6月开始有呕血伴咳嗽、咳痰，多方求治未效。现间断呕血，自觉胃脘烧灼、刺痛，因进食则胃内不适，故食量已减，咳嗽有痰，无力参加劳动。

印象及治疗：溃疡病，气管炎。自1960年2月5日，通信嘱其自灸：1日，中脘、足三里各30分钟；2日，胃俞30分钟，下脘30分钟；3日，肝俞20分钟，承满25分钟；4日，膈俞20分钟，滑肉门25分钟；5日，肺俞25分钟，尺泽20分钟。以上5日穴循环灸，每日灸脐30分钟。1960年2月15日患者来信说，胃内烧灼感减轻，食欲佳，已能进热食，但仍间有吐血，复信嘱加灸大陵 20 分钟。3 月 21 日来信说：已不吐血，进食如常人，胃脘痛好转，体力增长，仍有时胃内灼热，小腹凉。复信嘱加灸 2 日穴：1 日，关元、三阴交各 30 分钟；2 日，气海、然谷各 30 分钟。4 月 7 日来信说，自觉已无病证，去天津医学院附属医院做钡餐造影示：胃溃疡基本痊愈。至 1976 年 10 月信访，知此人体健，未再犯病。

病案三

王某，女，28 岁，住天津市东郊区，1962 年 6 月 2 日初诊。

病史：患者自 1961 年冬季常感觉胃内烧灼，两个月前开始出现胃痛，经医院检查，确诊为胃溃疡。

现症：近日持续胃痛，呕吐，大便 6～7 次/日，色黑。尚有鼻塞，发热，背部及两肋胀痛，小便淋沥不畅，经期腹痛，白带多。

治疗：予先灸风门、阳陵泉各 25 分钟，发热、呕吐均止。此后嘱灸：1 日，中脘、足三里各 30 分钟；2 日，水分、天枢各 30 分钟；3 日，胃俞 30 分钟，下脘 60 分钟。每天灸以上 3 组穴中的 2 组（分两次灸）。以上穴循环灸，每日加灸脐 30 分钟。第 2 天，泄泻已止。嘱加 5 日穴与前穴循环灸：1 日，期门 30 分钟，太冲 20 分钟；2 日，膈俞、巨阙各 30 分钟；3 日，不容 30 分钟，上脘 60 分钟；4 日，肾俞 30 分钟，脐 30 分钟；5 日，曲骨、三阴交各 30 分钟。灸至 1 周，大便颜色已正常，灸 1 个月诸症悉愈。

【临床体会】

温灸治疗胃及十二指肠溃疡效佳，于症状消失后，应继续巩固灸一段时间。

十六、肠炎、痢疾

肠炎的一般表现是腹痛，大便每日数次至十数次以上，如稀粥状、液状或含有未消化物；痢疾的表现是腹痛腹泻，里急后重，排脓血黏液样便，可有全身中毒症状。肠炎、痢疾按病程可分为急性、慢性两类。

【治疗】

急性肠炎、痢疾及慢性肠炎、痢疾分别按以下常规灸法灸治。

急性肠炎、痢疾常规灸法

灸　序	穴名及穴数	每穴施灸量
1 日	水　分（单穴）	灸 30 分钟
	天　枢（双穴）	各灸 30 分钟
	气　海（单穴）	灸 30 分钟
2 日	大肠俞（双穴）	各灸 25 分钟
	腹　结（双穴）	各灸 30 分钟
3 日	肾　俞（双穴）	各灸 30 分钟
	照　海（双穴）	各灸 25 分钟

注：以上穴循环灸至愈，每日灸脐 30 分钟。

慢性肠炎、痢疾常规灸法

灸　序	穴名及穴数	每穴施灸量
1 日	中　脘（单穴）	灸 30 分钟
	足三里（双穴）	各灸 30 分钟

续表

灸　序	穴名及穴数	每穴施灸量
2 日	水　分（单穴） 天　枢（双穴） 气　海（单穴）	灸 30 分钟 各灸 30 分钟 灸 30 分钟
3 日	胃　俞（双穴） 气　冲（双穴）	各灸 25 分钟 各灸 30 分钟
4 日	期　门（双穴） 太　冲（双穴）	各灸 30 分钟 各灸 25 分钟
5 日	关　元（单穴） 曲　骨（单穴） 三阴交（双穴）	灸 30 分钟 灸 30 分钟 各灸 25 分钟
6 日	肾　俞（双穴） 复　溜（双穴）	各灸 30 分钟 各灸 30 分钟
7 日	大肠俞（双穴） 腹　结（双穴）	各灸 25 分钟 各灸 30 分钟
8 日	小肠俞（双穴） 长　强（单穴）	各灸 25 分钟 灸 60 分钟

注：以上穴循环灸，每日灸脐 30 分钟。

【病案介绍】

病案一

齐某，男，29 岁，住河间县沙河桥乡。来津做木工。1956 年 8 月 27 日来诊。

症状：于就诊前一天腹泻 8 次，服药未愈，就诊当日，上午又泻下 6 次，呈稀粥样，伴腹痛，不思饮食。脐周有触痛。

印象：急性肠炎。

治疗：先灸水分、天枢各 30 分钟；再灸中脘、气海各 30 分钟，关元 60 分钟。两组穴依次使用，不间隔时间。灸完第 1 组穴，腹痛减轻，感觉很舒服，灸完第 2 组穴，又泻下稀便 1 次，量很少，自觉已无不适，此后未再泻下，痊愈。

病案二

姚某，男，20 岁，住天津市西门内大街。1960 年 7 月 13 日初诊。

病史及症状：于就诊前两日开始腹泻，日十余次，伴发热，就诊前一日经医院治疗，热退，腹泻未止。就诊当日已腹泻 15 次，均为黄色稀便，多泡沫。

印象：急性肠炎。

治疗：灸水分、天枢各 30 分钟，余热灸脐 30 分钟，每日灸 2 次，连灸 3 次而愈。

病案三

王某，男，50 岁，住天津市和平区柳州路。1960 年 6 月 28 日来诊。

病史：患者于 1 周前患痢疾，经医院治疗未愈。

现症：下痢红白相间，每日 4~5 次，里急后重，脐周腹痛，体温不高。

治疗：同病案二。灸后矢气若干次，腹痛立止，全身感觉舒适，只灸 1 次而愈。

病案四

裘某，女，77 岁，马少群的老伴。

病史及症状：1976 年 7 月 28 日，唐山大地震波及天津，震后生活颇不正常，加之暑湿困扰，积劳成疾，裘氏于 8 月 17 日开始下痢，由每日 2 次渐增至每日 7 次，全为红白相间的脓性便，食欲不振。

治疗：拟 9 组灸穴。①水分、天枢各 30 分钟，气海 60 分钟；②大肠俞、中脘、足三里各 30 分钟；③肾俞 30 分钟，照海 25 分钟；④小肠俞、三阴交各 25 分钟，左大横 30 分钟；⑤中膂内俞 25 分钟，气冲 30 分钟；⑥三焦俞 30 分钟，熏灸肛门 60 分钟；⑦心俞 25 分钟，期门 30 分钟；⑧肝俞 25 分钟，章门 30 分钟；⑨命门、腰俞、关元各 30 分钟，中极 60 分钟。因患者以往有长期用灸之习惯，故每日予灸 2～6 组穴。灸 4 天后，病情好转，大便已无红白相间之脓性物，量少而硬结（不能认为无脓血即病愈，必待大便形状正常方可止灸）。至第 5 日，突然大便又增多，初为硬便，随之泻下红白相间之脓样便，一昼夜共 14 次（肠中仍有积滞，故有硬便，湿浊未净，故使再度下痢），不思饮食，卧床不起，手足凉，脉搏 92 次/分，神志恍惚，胃脘及脐周胀且硬，于夜间 3 点钟开始灸治。先灸心俞 25 分钟，肾俞 30 分钟，灸完脉搏降至 86 次/分，再灸合谷、太冲各 25 分钟，灸后手足即返热。此后按前 9 组穴，每日灸 3～6 组，循环灸。1 周后，下痢减至 1 天 7 次，胃脘及脐周硬痛消失，进食增加，精神显好，但述，灸心俞时感觉难受。灸至第 8 日，大便减至 1 天 2 次，脓血已无，为少量硬便。灸至 10 日，大便 1 天 1 次，软硬相兼，突觉周身发冷（老人泻痢，最伤肾气，肾虚则形寒，此非表症），予灸肾俞、大肠俞、天枢各 30 分钟，照海 25 分钟，灸完，身冷已止。至此大便已正常，以后身体渐复原。

病案五

赵某，男，30 岁，住天津市河北区粮店后街。1961 年 7 月 5 日初诊。

病史：患者于 1953 年患腹泻，泻后有少腹重坠感，至今未愈。

现症：大便每日 1～2 次，为稀便，肠鸣多，小腹胀，腰酸、纳差，畏冷食，脐周有触痛。

印象与治疗：慢性肠炎。嘱其自灸：1 日，中脘、足三里各 30 分钟；2 日，水分、天枢各 30 分钟；3 日，关元 30 分钟，三阴交 25 分钟，中极 60 分钟；4 日，肾俞 30 分钟，照海 25 分钟；5 日，大肠俞 30 分钟，气海 60 分钟。以上 5 穴循环灸，每日灸脐 30 分钟。共灸 20 余日，诸症悉愈。

【临床体会】

西医一般认为，肠炎、痢疾主要是因致病菌侵犯人体所致，治疗则主要应用相应的抗菌药物。中医则以为，此等病证除了"邪气"（相当于细菌等）的作用外，机体自身的功能失调也是导致发病的一个原因，而且往往是更主要的原因，这就无怪乎像灸、刺疗法这样的以调整机体功能，经络为主的疗法治疗肠炎、痢疾等往往捷效。《伤寒论》云："阴阳自和者，必自愈"指出机体有自我修复及抗病的功能，医者若善于调之，使"阴阳自和"，则许多种病证都可随之而趋于痊愈。

温灸治肠炎、菌痢，急性者每可速愈，慢性病程者，疗效也相当好。泄痢伤人甚速，体弱、年迈者患此症颇易出现变症，应尽早治，当痢疾灸至脓血止而大便形状尚不正常时仍须继续灸至正常为止。

十七、阑尾炎

有 70% ~ 80% 的急性阑尾炎患者有转移性右下腹痛。发病常首先在脐或上腹部出现阵发性钝痛，逐渐加重。此时的腹痛由于炎症侵及阑尾黏膜下层，刺激内脏神经，故患者常不能准确地辨明疼痛的确切位置。经数小时后，腹痛转移至右下腹阑尾所在部位，呈持续性痛，右下腹痛是由于炎症波及阑尾浆膜，刺激体神经所支配的壁层腹膜所致。但也有一部分患者腹痛开始即在右下腹而无转移的特点。

起病时可伴纳呆、恶心、呕吐、腹泻、便秘等消化道症状及头晕、头痛、身倦无力等全身症状。高热者常提示阑尾已化脓或形成坏疽。检查则麦氏点（脐至右髂前上棘连线的外 1/3 处）有局限性压痛及反跳痛。阑尾穴（在足三里下 1.5~2 寸处）有压痛。

【治疗】

按阑尾炎常规灸法灸治。

阑尾炎常规灸法

灸　序	穴名及穴数	每穴施灸量
1 次	肘　尖（双穴） 右腹结（单穴）	各灸 25 分钟 灸 30~60 分钟
2 次	下　脘（单穴） 天　枢（双穴） 气　海（单穴）	灸 30 分钟 各灸 30 分钟 灸 30 分钟
3 次	大肠俞（双穴） 府　舍（双穴）	各灸 25 分钟 各灸 30 分钟

注：（1）每日上、下午各灸 1 次，上穴共一天半灸完，然后循环灸。
（2）每日酌灸阑尾痛处数次，每次灸 20~30 分钟。

【病案介绍】

丁某，男，40 余岁，住天津市南开区大水沟。1971 年 2 月 22 日初诊。

病史及症状：就诊前日，在工作时突觉胃脘痛，呕吐，在医院检查，麦氏点压痛阳性，体温 37.5℃，白细胞 17×10^9/

L。医生诊为急性阑尾炎，决定手术治疗，患者未应，来求温灸治疗。

治疗：嘱其自灸。1 日，肘尖、气海各 30 分钟，右下腹痛处 60 分钟；2 日，天枢、维道 30 分钟；3 日，大肠俞、曲池各 25 分钟；4 日，腹结及右下腹痛处各灸 30 分钟。以上 4 日穴循环灸，每日加灸脐 30 分钟，腹痛重时加灸痛处 30 分钟。灸 1 次而腹痛即止，灸 3 次后麦氏点压痛已很轻，患者自以为病愈而止灸，后导致腹痛再发，高热，急去医院做手术切除阑尾。

【临床体会】

温灸治阑尾炎，初期及化脓期均有效，但灸至病情控制后，切不可卒然止灸，灸至阑尾处压痛消失后仍应巩固灸一些时间。

十八、肠痉挛

此症属肠道神经官能症范畴，相当于中医的肠疝痛，疼痛多为发作性，持续时间长短不一，常位于脐部，或延及四周。

【治疗】

病程短者，灸脐及脐周诸穴即效。病程长者，治疗重在肝、脾二经，可按"肝病常规灸法"灸治（见肝炎栏下），也可酌情熏灸会阴及前阴部。

【病案介绍】

病案一

左某，男，32 岁，住天津市西门内。1955 年 4 月 25 日初诊。

病史及症状：患者有腹痛已数年，经中西医久治不效。现仍每日晨 4~5 时开始腹痛，伴有逆气上冲，食欲不振，腹胀痞满，全身无力。按之，脐旁硬痛。

治疗：嘱其自灸。1 日，外陵 30 分钟，脐 60 分钟；2 日，天枢、足三里各 30 分钟；3 日，腹结 30 分钟，关元 60 分钟；4 日，期门 30 分钟，中极 60 分钟；5 日，肾俞 30 分钟，照海 20 分钟；6 日，命门、三阴交各 30 分钟；7 日，意舍 20 分钟，膻中 30 分钟，气海 60 分钟。以上 7 日穴循环灸。灸 3 天后，腹痛减，腹部痞块显小。灸 1 周后，夜间矢气频，腹中痞块时聚时散，然腹痛未发作，又灸数日，腹中痞块消，一年后随访，告知一直未再犯病，食欲颇好。

病案二

尹某，63 岁，住天津市河北区中山路。

病史：患肠痉挛多年。

治疗：按肝病常规灸法灸治，显效较迟，以后改用熏灸法，将灸筒内艾药点燃后，蔽盖烟熏涌泉穴各 30 分钟，会阴及阴囊各 60 分钟，连熏 7 天，腹痛竟逝，按腹部亦无压痛。

【临床体会】

肠痉挛一症，多为寒气下袭，肝经阻滞，使腑气不能下行所致，故主用肝病常规灸法治之，但有时尚需熏灸前后二阴部（肝经绕阴器）。熏灸法对肠挛痛、肛门、外生殖器疾病及腹股沟疝等均有良好疗效，熏时觉灼热即离高些，以温热为宜。

十九、病毒性肝炎

此病由肝炎病毒所引起，主要病变为肝细胞变性、坏死及肝间质炎性浸润。临床特点为食欲减退，恶心，厌油，乏力，肝大及肝功能异常等。部分患者有黄疸，巩膜、皮肤发黄，小便色如浓茶色，发热。多数患者的病情能顺利向愈，少数病程迁延呈慢性，极少数呈重症经过。目前已知肝炎病毒可分为甲、乙、丙、丁、戊5型，且彼此没有交叉免疫力。甲型肝炎的传染源主要为潜伏期末及发病早期患者，以饮水、食物被带有病毒粪便所污染，经消化道途径传播为主，贝类食物（如毛蚶、蛤、蟹等）常引起本病的暴发流行。乙型肝炎的传染源为患者及带病毒者，由于患者各种体液中均含有乙肝病毒，故输带病毒的血液或血制品及密切接触患者，均可导致传染。人们对乙肝病毒普遍易感，发病以儿童及青少年较多。

慢性肝炎主要包括慢性迁延性肝炎（简称"慢迁肝"）和慢性活动性肝炎（简称"慢活肝"）两类，主要由急性乙型肝炎演变而来（急性期可不明显）。如急性肝炎的病程超过6个月~1年，症状持续，肝功能仍有异常，即可认为已进入慢性阶段。慢迁肝的病情发展属良性，多数患者迁延多年后病情好转、稳定，肝功能可恢复正常，达到临床痊愈；极少数转变为"慢活肝"。后者病情较复杂，且可有自身免疫机制的参与，亦可伴发肝硬化，预后较差。

【治疗】

按以下方法灸治。

肝病常规灸法

灸 序	穴名及穴数	每穴施灸量
1 日	中 脘 （单穴） 足三里 （双穴）	灸 30 分钟 各灸 30 分钟
2 日	期 门 （双穴） 太 冲 （双穴）	各灸 30 分钟 各灸 25 分钟
3 日	下 脘 （单穴） 天 枢 （双穴） 气 海 （单穴）	灸 30 分钟 各灸 30 分钟 灸 30 分钟
4 日	肝 俞 （双穴） 章 门 （双穴）	各灸 25 分钟 各灸 25 分钟
5 日	乳 根 （双穴） 气 冲 （双穴）	各灸 25 分钟 各灸 30 分钟
6 日	膈 俞 （双穴） 膻 中 （单穴） 巨 阙 （单穴）	各灸 25 分钟 灸 30 分钟 灸 30 分钟
7 日	脾 俞 （双穴） 三阴交 （双穴）	各灸 25 分钟 各灸 25 分钟
8 日	胃 俞 （双穴） 不 容 （双穴）	各灸 25 分钟 各灸 20 分钟
9 日	肾 俞 （双穴） 照 海 （双穴）	各灸 30 分钟 各灸 25 分钟

注：（1）各种肝炎、肝功能异常及脂肪肝等均可按此法灸治。

（2）以上穴循环灸至愈，每日加灸脐或关元（脐下 3 寸）30 分钟。

（3）肝区痛时可灸痛处 30 分钟。

（4）在肝功能完全正常后仍须灸一时期，以巩固疗效。

【病案介绍】

病案一

孔某,男,41 岁,住天津市河北区中山路。1956 年 11 月 30 日初诊。

病史及症状:患者于一年前开始有胃脘不适,纳差,屡治不效,3 个月前因肝区痛,去天津市民族医院化验,诊为肝炎。现两胁胀痛,背痛,纳呆,腹胀乏力,失眠。

印象:慢性肝炎。

治疗:1 日,灸中脘、期门各 30 分钟;2 日,灸肝俞 20 分钟,章门 30 分钟;3 日,灸期门 20 分钟,中脘、右不容各 30 分钟;4 日,灸不容、中脘各 30 分钟;5 日,灸不容 30 分钟,脐 60 分钟;6 日,灸胆俞 20 分钟,不容 30 分钟;7 日,灸乳根 20 分钟,期门 25 分钟;8 日,灸中脘、天枢各 30 分钟。以后重点灸肝俞、膈俞、脐。第 1 日灸后,腹中便感觉非常舒服,睡眠好;灸 4 天后,肝区痛消失,食欲增加,灸至 2 周,自觉腹气下行,并解下黑色大便;灸至 20 天,矢气颇多,诸症愈。2 月后去医院化验,肝功能基本正常,遂止灸。

半年之后,孔某肝炎复发,仍以上法灸治而愈,并在愈后又巩固灸一个时期,于 1964 年来信告知,一直未再犯病。

病案二

单某,男,35 岁,住青岛市大学路。

病史及症状:于 1961 年 10 月 10 日来信说,患肝炎已两年,久治不愈,现肝大二指,质硬,肝区经常痛,肝功能不正常,纳差,乏力,白细胞数少,兼有神经衰弱。

治疗:1961 年 10 月 10 日寄去灸法说明及灸器、灸药。嘱灸:1 日,中脘、足三里各 30 分钟;2 日,期门 30 分钟,太冲 25 分钟;3 日,章门 30 分钟,气海 60 分钟;4 日,肝

俞、巨阙各 30 分钟；5 日，乳根 20 分钟，天枢 25 分钟；6
日，不容 30 分钟，下脘 60 分钟；7 日，膈俞 30 分钟，上脘
60 分钟。以上 7 日穴循环灸，每日灸脐 30 分钟。灸 7 天后，
矢气达 20 ~ 30 次/日，以后渐少。食欲、体力随之增长，并不
再感觉疲乏。灸至 10 天后，化验示白细胞数已升至正常值，
触诊肝脏已显软小，神衰诸症消失；灸至 2 个多月，在天津市
第二中心医院化验复查，证实肝炎痊愈。此后，患者又坚持自
灸半年时间，身体状况良好，病未再犯。

病案三

杨某，男，45 岁，住天津市北门里。1963 年 3 月 23 日
初诊。

病史及症状：患者有肝炎病史年余，屡治未效。现两胁胀
痛，纳差，腹胀，大便两日 1 次，不干燥，小便色黄量少，腰
痛，失眠，每隔数日鼻衄一次。触诊，肝大一指半，脾可
触及。

治疗：嘱自灸。1 日，中脘、足三里各 30 分钟；2 日，不
容 30 分钟，下脘 60 分钟；3 日，期门 30 分钟，太冲 20 分钟；
4 日，章门 30 分钟，气海 60 分钟；5 日，肝俞、巨阙各 30 分
钟；6 日，乳根 20 分钟，天枢 25 分钟；7 日，膈俞 30 分钟，
上脘 60 分钟；8 日，肾俞 30 分钟，关元 60 分钟；9 日，脾
俞、三阴交各 25 分钟；10 日，涌泉 60 分钟。以上 10 穴循
环灸，每日加灸脐 30 分钟。灸至 7 日，每日矢气达 20 ~ 30
次，以后渐少，随之一切症状及鼻衄渐消失；灸至 40 余日，
经天津南开医院检查证实肝炎已愈。病愈后患者即止灸，一年
后随访，病未复发。

【临床体会】

无论急性或慢性肝炎，温灸确有良效。多数患者在灸后矢

气增多，病证亦随之减轻。在病证消失，化验转正常之后，急性肝炎患者可继灸些时间以巩固疗效。慢性肝炎患者则最好再坚持灸半年时间，以防复发。

二十、肝硬化

肝硬化是一种或多种病因长期或反复作用而造成的弥漫性肝损害，如肝细胞变性、坏死、再生，纤维组织增生及纤维隔形成，终至肝脏硬化。按病因可分为肝炎后性（乙型或非甲非乙型肝炎），血吸虫性，酒精性，中毒性（药物及工业毒物），胆汁性，瘀血性，营养性及代谢性肝硬性。

【症状】

1. 代偿期　代偿期症状较轻，缺乏特异性，可有乏力，纳差，恶心，上腹不适，腹胀，腹泻等。肝脏轻度肿大，表面尚光滑，质地偏硬，脾脏轻度或中度肿大，肝功能正常或轻度异常。

2. 失代偿期

（1）全身症状：有消瘦，无力、低热，面色暗，营养障碍或下肢浮肿。

（2）消化道症状：有纳差、腹胀、恶心、呕吐，饭后上腹不适及腹泻，肝脏缩小，坚硬，表面不光滑。

（3）出血倾向及贫血：多因肝脏合成凝血因子不足及脾功能亢进，血小板减少而出现鼻衄、齿龈出血等，并伴有轻度贫血。

（4）内分泌失调：如性功能减退，睾丸萎缩、男性乳房发育，女性月经失调，出现蜘蛛痣、肝掌及皮肤色素沉着等。

（5）门脉高压的表现：有脾大伴脾功能亢进，腹水及侧支循环开放，如腹壁及食管下壁、胃底静脉曲张、痔核等。

3. 并发症

（1）上消化道出血：多由曲张静脉破裂所致，可为突然大呕血及黑便。

（2）感染：因抵抗力低，常出现呼吸道、消化道的感染，如肺炎、腹膜炎、胆道感染等。

（3）其他：如肝性脑病、肝肾综合征、原发性肝癌等。

【治疗】

按肝病常规灸法（见肝炎栏下）治疗。有全身浮肿者先灸利水穴（见上篇"灸治要诀"），其中第 2 日穴须加灸石门穴（脐下 2 寸），灸 30 分钟。等下肢肿消，尚有腹水时即可按肝病常规灸法治疗。

【病案介绍】

病案一

王某，男，23 岁，住山东省威海市田村乡。

病史及症状：患者 1962 年 8 月来信说，1955 年患肝硬化，脾大，每于饭后及劳动后右胁疼痛。1962 年 2 月突发消化道出血（大便泻下大量陈血），当即失去知觉。住当地医院治疗，病情平稳后出院。至 5 月份因饮酒再次诱发便血，遂被送往医院行脾切除术（肝硬化可导致脾大，脾功能亢进，后者引起血小板减少性出血）。现在仍肝区痛，腰痛，劳累后加重。肝功能不正常。

治疗：1962 年 8 月 22 日通信嘱自灸。1 日，中脘、足三里各 30 分钟；2 日，不容 30 分钟，下脘 60 分钟；3 日，期门 30 分钟，太冲 20 分钟；4 日，章门 30 分钟，气海 60 分钟；5 日，肝俞、巨阙各 30 分钟；6 日，乳根、天枢各 25 分钟；7

日，膈俞、上脘各 30 分钟。以上 7 日穴循环灸，每日灸脐 30 分钟。灸 2 个月后，体重增长 5 千克，肝区及背痛均好转，肝功能转正常；灸至 4 个月，肝区已无痛感。10 年后，他人告知，患者身体健康。

病案二

刘某，男，住河北省南和县。1973 年 7 月 22 日，患者家属来信求治。

*病史及症状：*患者有肝硬化腹水，曾在天津住院治疗，未效。现腹胀，纳差，易疲乏，下肢浮肿，有腹水，肝脏变硬，左腿麻木。

*治疗：*嘱按肝病常规灸法自灸。因下肢肿不甚，未用利水穴。灸 20 天后函告：食欲很好，体力有所恢复，肠鸣多，每日矢气 20～30 次，下肢肿及腹水消退许多，肝脏已触摸不到；灸 2 个月后下肢肿及腹水全消退，左腿麻木已愈。精神、体质均显好，只是在面部及身体两侧出一些如小米粒大的疹子，觉痒。复函云：此灸后湿气排出之故，以后自愈，如不退可灸曲池、大陵各 25 分钟。灸至 3 个月，来函称病愈。

病案三

阎某，女，52 岁，住天津市西门内。1975 年 8 月 21 日初诊。

*病史及症状：*有肝炎病史已 9 年，屡治未效。现两胁胀痛，腹胀，腰痛，纳呆，大便少而不爽，小便黄，间有遗尿，目视昏暗，失眠，头痛，易怒，面色苍黄，肝大，质硬，有压痛，脾可触及，腹水征阳性，下肢浮肿。

*印象：*肝硬化腹水。

*治疗：*嘱按肝病常规灸法自灸。灸至月余，矢气颇臭，日下 20 多次，最多达 60 多次，以后渐少，大便随之转正常，进食增多，体力显好，腿肿略消；灸至 3 个月，腹水明显消退，

腰部水肿已消失，小便中白色沉淀物（在灸治过程中见到大、小便有异常排泄物，多为病邪消散之兆，不必惊恐）；灸4个月后，腹内常有过水音，腹水全退，腹已柔软，进食较灸前增加一倍，已不易发怒。但下肢仍肿，嘱由膝至踝部内外侧一灸筒俟一灸筒往下灸，不论穴位，每处灸25分钟，每日灸2处（两腿共4处），亦做循环灸，以前灸穴照常灸治。灸至近半年，触摸肝脏仍质硬，不光滑，左胁下仍不适，脾脏仍大，仍腰痛，余症均显著好转。嘱腰痛处及腿肿处每日灸2次，灸至8个月后予加2日穴：1日，二白、束骨各60分钟，2日，肘尖、内踝尖各60分钟，与前穴循环灸。因患者用灸日久，故每日灸的时间延长一倍；又灸3个月，各种病证已基本痊愈，可外出做一切家务，只是肝脏触之仍质硬，脾仍大。

【临床体会】

灸后积气、积粪、积水渐渐排下，于是食欲增加，体力恢复，各种病证均可望好转，但肝脾触诊的改善不明显。

肝硬化患者情绪易于波动，因发脾气或郁闷而致病情反复的事例是有的，如若家人能体谅、忍让这些患者，使之处于融洽的生活气氛中，对病情的好转有保证。

病证消失后，不做重体力，不再饮酒，并巩固灸半年时间是必要的。

二十一、肝脓肿（病案）

此例为少群弟子，北京温灸师张广泉所治，因此症少见，录于此供参考。

患者肝右叶内存在体积为6厘米×5厘米×6厘米的脓肿，

疼痛难忍，高热不退，北京医学院附属人民医院诊断为肝脓肿，内科治疗未效，因高热不能手术，故邀张广泉治疗。

治疗经过：用 3 个温灸筒捆在一起成品字形，上午灸患处 2 小时并灸二白、束骨各 25 分钟；下午灸患处 2 小时并灸中脘、足三里各 30 分钟。灸后第 2 天上午做超声波检查，见肝脓肿边缘已变清晰（说明脓肿的扩展趋势已被控制），当即又灸患处 2 小时，灸期门 30 分钟，太冲 25 分钟；下午仍灸患处 2 小时，灸肝俞 25 分钟，章门 30 分钟。第 3 天做超声波检查，脓肿体积为 6 厘米 × 4 厘米 × 5 厘米。以后按肝病常规灸法治疗并加一组穴：二白、束骨，共灸 3 个月痊愈。

二十二、肝气旺盛（病案）

李某，女，46 岁，住天津市西门内。1960 年 5 月 12 日初诊。

病史及症状：患者 10 年前于产后患全身疼痛且易激怒，时常与人争吵，争吵时即感头顶胀痛，头晕目暗，两胁闷满，心悸，全身哆嗦；常感觉胃中空虚（这是心包络的病），食欲差，月经不调，赤白带下，腰痛，全身乏力；面色苍黄，肝大一指，按压时患者觉气上冲头部，头胀，腹部任脉全有压痛。

治疗：嘱自灸。1 日，中脘、足三里各 30 分钟；2 日，期门 30 分钟，太冲 25 分钟；3 日，不容、下脘各 30 分钟；4 日，章门 30 分钟，气海 60 分钟；5 日，肝俞、巨阙各 30 分钟；6 日，乳根 25 分钟，天枢 30 分钟；7 日，膈俞 30 分钟，上脘 30 分钟；8 日，脾俞、三阴交各 25 分钟；9 日，肾俞 30 分钟，关元 60 分钟；10 日，心俞、通里各 25 分钟；11 日，内关、照海各 25 分钟。以上 11 日穴循环灸，每日灸脐 30 分钟。灸 5 天后，腹中肠鸣音增多，尚未得矢气。灸至 10 天，矢气频，两胁胀痛已减，与人吵架次数已减少，进食颇增，赤白带已止，但仍间有头痛。嘱加两日穴：1 日，风池、悬钟各 25 分钟；2 日，肺俞、列缺各 25 分钟，与前穴循环灸。灸至 1 个月，头胀痛欲止，情绪已稳定，并主动向邻舍致歉，说明以前常与人争吵是自己有病造成的，面色已显红润；灸至 1 个半月，仍有轻度头胀，嘱加灸百会、大陵各 20 分钟，涌泉 25 分钟；灸至 3 个月，肝未触及，头胀已止，胃内空豁感亦消失，饮食颇好；灸至 3 个半月，月经已正常，诸症愈。

【临床体会】

肝气旺盛，这是中医的说法，此证不少见，或与其他病相杂，互为因果。温灸治此症疗效肯定，一俟肝气调顺，相杂的其他脏腑的病亦常顺势易愈。

二十三、胆囊炎（病案）

病案一

某人患胆囊炎，病情严重，面目发黄，胆区疼痛，曾住院治疗 4 个月未效。1979 年 7 月 17 日开始按肝病常规灸法治疗（第 10 日加灸胆俞、丘墟各 25 分钟，治 1 个月，矢气颇多，从此病证好转，连灸 3 个月痊愈，观察 6 年未复发）。

病案二

某人患胆道结石，住院开刀取石并切除胆囊，以后原胆区部位仍疼痛时作。1976 年用温灸治疗（方法同病案一），治疗后疼痛止，10 年后随访，未再犯病。

二十四、原发性肾小球肾炎

原发性肾炎分急性与慢性两种。急性肾炎并非单独一种疾病，而是多种病因引起的且有不同病理变化的一组肾小球疾患，故又称急性肾炎综合征。临床上以起病急骤、血尿、高血压、浮肿为特点，其中多数属于急性链球菌感染后肾炎。本病发病前 1～3 周常有上呼吸道炎症，如咽炎、扁桃体炎，或有皮肤感染，如丹毒、脓皮病等链球菌感染史，然后突然起病，也有在感染后数日即发病的。但也有些患者并无前驱感染史可追寻，部分轻症患者仅尿中有少量蛋白及红细胞而无症状，另一部分病案则既无尿常规、肾功能等化验异常又无症状，仅在做肾活组织检查时被发现典型急性肾炎的病理表现。有 3%～5% 病例病情甚重，可有尿闭乃至发生急性肾衰竭。

慢性肾炎除一小部分由急性肾炎迁延而成外，大多数从一开始就无急性过程且病因不明。本病男性发病率高于女性，临床表现有较大个体差异，一般有蛋白尿或血尿，伴以管型尿，病至后期大多数尚有浮肿、贫血、高血压和肾功能不全。

【治疗】

急、慢性肾炎均按肾脏病常规灸法治疗。

肾脏病常规灸法

灸 序	穴名及穴数	每穴施灸量
1 日	中脘（单穴） 足三里（双穴）	灸 30 分钟 各灸 30 分钟

灸　序	穴名及穴数	每穴施灸量
2 日	关　元（单穴） 曲　骨（单穴） 三阴交（双穴）	灸 30 分钟 灸 30 分钟 各灸 25 分钟
3 日	肾　俞（双穴） 照　海（双穴）	各灸 30 分钟 各灸 25 分钟
4 日	志　室（双穴） 复　溜（双穴）	各灸 25 分钟 各灸 25 分钟
5 日	命　门（单穴） 天　枢（双穴） 气　海（单穴）	灸 30 分钟 各灸 30 分钟 灸 30 分钟
6 日	膈　俞（双穴） 京　门（双穴）	各灸 25 分钟 各灸 30 分钟
7 日	大肠俞（双穴） 水　道（双穴）	各灸 25 分钟 各灸 30 分钟
8 日	章　门（双穴） 阴　谷（双穴）	各灸 30 分钟 各灸 25 分钟
9 日	期　门（双穴） 悬　钟（双穴）	各灸 30 分钟 各灸 25 分钟

注：（1）各种肾炎、肾结核、肾病综合征等可按此法灸治。

（2）以上穴循环灸至愈，每日加灸脐 30 分钟。

（3）此病常因感冒而加重，于感冒时每日灸风门、阳陵泉 2～3 次，常能使病情立安。如经常感冒，可隔 4～5 日灸一次风门、阳陵泉以防感冒。

（4）有咽炎、扁桃体炎者，务须兼治，比如患有咽炎，须将肾病灸穴与咽炎灸穴穿插使用（重复的灸穴可不用）。

（5）如有小便不利，可先着重灸关元、曲骨、三阴交（即第 2 日穴），小便利则面及下肢肿均可好转。

【病案介绍】

病案一

王某，男，4 岁，住天津市河北区中山路。1965 年 4 月 15 日初诊。

症状：患者于月初出现眼睑浮肿及下肢肿，小便色深黄，含有白色沉淀物，经天津儿童医院诊为急性肾炎。

治疗：1 日，肾俞、天枢各 20 分钟；2 日，京门、气海、关元各 20 分钟。以上 2 日穴循环灸，每日加灸脐 20 分钟。灸后小便色渐变浅，水肿渐消退，灸至 1 个月，去儿童医院复查，证明已痊愈。

病案二

刘某，女，13 岁，住天津和平区建设路。1963 年 11 月 17 日初诊。

病史及症状：患者于 3 年前发现尿色红，在天津新华医院检查，诊为肾炎，经住院治疗未效。现小便黑红色，腰痛，坐时间长即痛甚，颜面及下肢浮肿，扁桃体肿大，恶寒，盗汗，纳差，易感冒，肝脾有触痛。

治疗：嘱自灸。1 日，中脘、天枢各 30 分钟；2 日，关元 30 分钟，中极 60 分钟，三阴交 25 分钟；3 日，肾俞、照海各 25 分钟；4 日，命门、大肠俞各 20 分钟，水道 25 分钟；5 日，期门 25 分钟，太冲 20 分钟；6 日，膈俞、京门各 20 分钟，气海 60 分钟。以上 6 日穴循环灸，每日加灸脐 30 分钟。灸至 1 个月，腰痛已止，坐时间长了也不痛，小便色变浅，浮肿已消失，扁桃体已不肿，未再感冒，盗汗好转，进食增多。肝、脾触痛已无，但近日起荨麻疹。嘱加灸 3 日穴：1 日，三焦俞、曲池、血海各 20 分钟；2 日，肺俞、尺泽、合谷各 20 分钟；3 日，肝俞 20 分钟，巨阙 30 分钟，下脘 60 分钟，与前穴循环灸。又灸半个月，荨麻疹愈，大便色已正常，化验尿，各项指标均正常，但又感冒，嘱速灸风门、阳陵泉各25分钟，共灸至3个月，化验尿蛋白（＋）；灸至5个月而愈。此后患者继续灸治1年，一切正常。于1988年随访时，得知从未再犯病。

【临床体会】

温灸对急、慢性肾小球肾炎均有良效，小儿灸穴不必很多，慢性患者一定要长期灸，在灸至2~3个月后，每日灸的时间及次数可酌情增加，可逐渐减用或停用内服药。减激素时要有过程，不宜骤停。注意休息及饮食安排亦甚重要，请参考内科学的有关内容。有人曾在病情好转后，因吃螃蟹使病情加重，故凡寒性、高蛋白食物均应谨慎食用。

二十五、肾病综合征（病案）

刘某，男，53岁，住天津市和平区鞍山道。1976年1月4日初诊。

病史及症状：患有肾病综合征已3年余。严重时全身水肿，先后住院5次，中药已服700付，未效。现尿蛋白（＋＋＋），小便频而量少，腰痛，常有咽痛，易感冒，每因感冒致病情加重，纳差，不欲饮水，头晕，恶心，乏力，时有四肢抽搐。此外，尚有冠状动脉粥样硬化病史（胆固醇19.24mmol/L），慢性喘息型支气管炎病史。

治疗：拟两套穴交替灸用。肾病灸穴（单日用）：1日，中脘、足三里各30分钟；3日，肾俞30分钟，照海25分钟；5日，命门、天枢各30分钟，气海60分钟；7日，关元30分钟，三阴交 25 分钟，中极 60 分钟；9 日，志室、复溜各 25 分钟；11 日，膈俞 25 分钟，京门 30 分钟；13 日，大肠俞 25 分钟，水道 30 分钟；15 日，章门、涌泉各 30 分钟；17 日，期门 30 分钟，悬钟 25 分钟。咽炎、动脉硬化及气管炎灸穴（双日用）：2 日，风门 25 分钟，天突、华盖各 30 分钟；4 日，天鼎、合谷各 25 分钟；6 日，风池、悬钟各 25 分钟；8 日，肺俞、尺泽各 25 分钟；10 日，神庭、风府、然谷各 25 分钟；12 日，膈俞 25 分钟，膻中、巨阙各 30 分钟；14 日，心俞、神门各 25 分钟；16 日，厥阴俞、少海各 25 分钟；18 日，天池、间使各 25 分钟。以上 18 日穴循环灸，每日灸脐 30 分钟。并嘱其于感冒时速灸风门、阳陵泉。灸 1 周后，化验尿蛋白减至（＋＋），咽痛好转，不再服中药了；灸至 2 周，化验尿蛋白（－），体力渐恢复；灸至 2 个月时患感冒，患者未灸风门及阳陵泉致病情加重，尿蛋白（＋＋＋＋），腿肿、眼睑肿，来诊时感冒已愈。嘱先灸利水穴（见上篇“灸治要诀”），俟水肿消失后，单灸以上肾病穴。灸至 4 个月，尿蛋白（＋＋），尿量已多，下肢肿好转，饮食进步，但仍有眼睑浮肿及抽搐并在活动后气喘。予加 1 日穴与前灸穴循环灸：肺俞、中府各 25 分钟。灸至 5 个月时腿肿又甚。嘱由肾俞下至骶部的膀胱经段一灸器挨着一灸器施灸，由膝内、外侧一器挨着一器灸至踝骨以下，不论穴位，每处灸 25 分钟，每日腰、腿部各灸两处，亦做循环灸；灸至 6 个月时，水肿明显消退，尿蛋白（±），四肢抽搐已少，气喘止，大便略干；灸至 7 个月，自己主动停止服西药；灸至 10 月余，水肿全消，尿比重 1.018（正常），尿蛋白（－），余项亦均正常，血胆固醇降至 11.7mmol/L（仍高于正常），四肢抽搐止。

1988 年 12 月随访，知其肾脏病愈后一直未再犯。

自灸的体会：患者自灸的时间比较长，在此过程中也积累了不少用灸的心得体会，这些对读者或有启发，现录之如下。

在尿蛋白多和浮肿重时，不仅要多灸利水穴，而且每天加灸1次是必要的。有时1天灸3次，效果好，多加灸药效力尤大。

一度进食减少，不欲饮水（编者注：这是肾脏功能差，不能气化，使湿浊内阻三焦所致），后来想出于进食后稍待一会儿就灸中脘的办法，这样坚持灸治，情况遂好转（编者注：中脘是治胃要穴，然"腑会中脘"，故其灸效还不只在于治胃这一方面，灸中脘善于顺理三焦之气，于利水、于治肾病均为必要）。

多灸中脘、气海、关元受益很大。

（1）患肾病后，长期血钙低，易导致四肢抽搐，而补钙一般须配服鱼肝油以利钙的吸收，但我的血胆固醇值甚高，不愿多摄入油脂，而在灸的过程中发现灸此三穴，并在抽搐时灸抽搐的部位，连灸5～6天，抽搐就能缓解。

（2）患肾病后因蛋白排出得多，按医嘱宜多吃瘦肉、鸡蛋白及豆制品等。但这些食物均不好消化，而重点灸以上三穴，我的饮食状况逐步好转。

（3）病后经常血钾低而有乏力、头晕、恶心等症状，我一方面服用氯化钾，多吃含钾多的食物，如菠菜、黄花菜、菜花、花生、土豆、胡萝卜、芹菜、杏、酸枣、蘑菇、核桃等，一方面重点灸以上三穴，收到血钾回升和症状消失的效果。

【临床体会】

肾病综合征不容易治好，而此患者竟获全功，这与他在治病过程中敢于体验，善于思考，能比较贴切地自我调整治法不无关系。治病绝非仅医生可为，用心的患者常"久病成医"而能自助。

二十六、膀胱炎

本病多因分裂菌、滴虫、念珠菌、淋球菌等由尿道上行感染及感冒等所致。患者女性多于男性。临床主要表现为尿频、尿急、尿道痛、尿浑浊，小腹压痛，或有血尿、脓尿及发热、恶心、呕吐等全身症状。若迁延成慢性膀胱炎，则诸症甚轻微而以尿浑浊为主。尿常规可见膀胱上皮细胞、少量红细胞及多量脓球。

【治疗】

按以下灸法灸治。

膀胱炎常规灸法

灸 序	穴名及穴数	每穴施灸量
1 日	中 脘（单穴） 足三里（双穴）	灸 30 分钟 各灸 30 分钟
2 日	关 元（单穴） 曲 骨（单穴） 三阴交（双穴）	灸 30 分钟 灸 30 分钟 各灸 25 分钟
3 日	下 脘（单穴） 天 枢（双穴） 气 海（单穴）	灸 30 分钟 各灸 30 分钟 灸 30 分钟
4 日	肾 俞（双穴） 然 谷（双穴）	各灸 30 分钟 各灸 25 分钟

灸　序	穴名及穴数	每穴施灸量
5 日	膀胱俞（双穴） 上　脘（单穴） 中　极（单穴）	各灸 25 分钟 灸 30 分钟 灸 30 分钟
6 日	大肠俞（双穴） 水　道（双穴）	各灸 25 分钟 各灸 30 分钟

注：（1）以上穴循环灸至病愈，每日灸脐 30 分钟。

（2）若症状急迫，可先灸第 2 日穴，对缓解膀胱炎性反应及痉挛等常有速效。

【病案介绍】

唐某，女，29 岁。通讯地址：兰州市 35 信箱。1975 年 11 月初诊。

病史及症状：患者于 6 天前旅途中感冒后发热，小腹部痛，腹胀，尿频、尿道痛，尿色红，量少。经灸风门、阳陵泉热退，感冒愈，余症未愈。

印象与治疗：急性膀胱炎。嘱自灸：1 日，关元 30 分钟，三阴交 25 分钟，中极 60 分钟；2 日，肾俞 30 分钟，照海 25 分钟；3 日，下脘、天枢各 30 分钟，气海 60 分钟；4 日，膀胱俞 25 分钟，水道 30 分钟；5 日，命门、腰阳关、中脘各 30 分钟，曲骨 60 分钟。以上 5 日穴循环灸，每日灸脐 30 分钟。第 1 天灸后小便变为浅黄色；灸 3 天后，尿频、尿道痛已明显好转，仍腹胀，手按小腹仅有微痛，夜间咳嗽。嘱加 2 日穴：1 日，肺俞、太渊各 25 分钟；2 日，期门 30 分钟，太冲 25 分钟。与前穴循环灸，每日灸 2 日的穴，灸至第 5 天，诸症消失，痊愈。

【临床体会】

急性膀胱炎灸治可速愈，慢性膀胱炎的灸治效果也甚好，曾治数例病程在 1~2 年的膀胱炎，均连灸 1~2 个月而愈。

二十七、遗尿症

幼儿遗尿并非异常，但有些儿童成长到 8~9 岁，甚至 10 余岁仍有夜间遗尿的习惯，令人苦恼。

【治疗】

按以下方法灸治。

遗尿常规灸法

灸　序	穴名及穴数	每穴施灸量
1 日	气　海（单穴） 关　元（单穴） 三阴交（双穴）	灸 30 分钟 灸 30 分钟 各灸 25 分钟
2 日	膀胱俞（双穴） 然　谷（双穴）	各灸 25 分钟 各灸 25 分钟

注：（1）以上穴循环灸至愈，每日灸脐 30 分钟。

（2）10 岁以内儿童，每穴减灸 10 分钟。

【病案介绍】

病案一

孙某，男，14 岁，住天津市河东区班道庄大街。1965 年 7 月 11 日初诊。

病史及症状：患儿自幼遗尿，至今仍每夜尿床而不自知。

治疗：嘱其自灸三阴交25分钟，气海、脐各30分钟，每日灸1次。灸至第5天，遗尿止，又连灸数日巩固，痊愈。

病案二

魏某的两个男孩子，一个13岁，一个8岁，住天津市河东区复兴庄，均有夜间尿床的习惯。1965年3月7日初诊。

治疗：嘱自灸气海、关元，连灸2日，均愈。

【临床体会】

遗尿一症常使患儿感到自卑，心理状态的异常又可继而导致机体各种生理功能的不良变化，故此症宜早治。温灸的效果很好，无任何不良反应，又不像针刺法会产生疼痛，实为值得推广的疗法。施灸最好在每天临睡前进行。

二十八、遗精

在不是性交时发生的射精，称为遗精。在睡眠中发生的遗精，称为梦遗。在清醒状态发生的遗精，称为滑精。

遗精多因房事过度、手淫引起，与包皮过长、包皮垢刺激、包皮或阴茎头发炎、前列腺炎、肛门瘙痒也有关，一些慢性病，如神经衰弱、小儿麻痹后遗症、先天性心脏病、风心病、肺结核、糖尿病等也常伴有遗精。

健康男子2周或1个月遗精1次一般并非病态。若隔一两天，甚至每天夜间遗精则是病态。患者常有身体疲乏，头晕，耳鸣，心悸，失眠，健忘等症状，部分患者可导致早泄、阳痿。

【治疗】

节制房事及严禁手淫。按以下方法灸治。

男性生殖系统病常规灸法

灸　　序	穴名及穴数	每穴施灸量
1 日	关　元（单穴） 曲　骨（单穴） 三阴交（双穴）	灸 30 分钟 灸 30 分钟 各灸 25 分钟
2 日	中　脘（单穴） 足三里（双穴）	灸 30 分钟 各灸 30 分钟
3 日	期　门（双穴） 太　冲（双穴）	各灸 30 分钟 各灸 25 分钟
4 日	肾　俞（双穴） 然　谷（双穴）	各灸 30 分钟 各灸 25 分钟
5 日	神　道（单穴） 命　门（单穴） 归　来（双穴）	灸 30 分钟 灸 30 分钟 各灸 30 分钟
6 日	心　俞（双穴） 神　门（双穴）	各灸 25 分钟 各灸 25 分钟
7 日	肝　俞（双穴） 章　门（双穴）	各灸 25 分钟 各灸 30 分钟
8 日	阴　谷（双穴） 曲　泉（双穴）	各灸 25 分钟 各灸 25 分钟
9 日	膏　肓（双穴） 昆　仑（双穴）	各灸 30 分钟 各灸 25 分钟

注：（1）阳痿、早泄及由男性生殖功能障碍所致不育等症均可按此法灸治。

（2）以上穴循环灸，每日灸脐 30 分钟。

【病案介绍】

病案一

李某，男，28岁，住山东省6004部队。1962年10月患者来信称有遗精及神经衰弱。

症状：遗精频繁，失眠，做噩梦，纳差，乏力，长期治疗无效。

治疗：10月26日复信嘱灸。1日，中脘、足三里各30分钟；2日，大巨30分钟，太溪25分钟；3日，心俞、神门各25分钟；4日，风池20分钟，鸠尾30分钟，关元60分钟；5日，肾俞30分钟，照海20分钟；6日，志室、三阴交各25分钟；7日，囟会、百会各20分钟，天枢30分钟。以上7日穴循环灸，每日灸脐30分钟。11月22日患者函述遗精次数已减少，饮食、睡眠均进步，仍做噩梦。复函嘱加灸曲泉、然谷各25分钟，与前穴循环灸。12月25日患者来函云：遗精及做噩梦均好转，体重较灸前增加将近2千克。1963年4月23日患者来函告知，遗精每周1～2次；5月份来信云，每周最多只有1次。以后渐愈。

病案二

丁某，男，16岁，1972年8月8日初诊。

病史及症状：自幼患有心动悸症，逐渐加重，现当伏在桌子上时，心脏搏动能将桌子带动，伴气喘，遗精频繁，白天坐着也遗精，腰酸痛，纳少，体弱，多汗，易感冒，易怒。

印象：遗精病，先心病？

治疗：嘱自灸。1日，中脘、足三里各30分钟；2日，命门、天枢各20分钟，气海60分钟；3日，关元30分钟，三阴交25分钟，中极60分钟；4日，期门30分钟，太冲20分钟；5日，肾俞、然谷各25分钟；6日，心俞、神门各20分

钟，巨阙 30 分钟；7 日，膈俞 25 分钟，膻中 30 分钟，大陵
20 分钟；8 日，肝俞 25 分钟，章门 30 分钟；9 日，脾俞 25 分
钟，归来 30 分钟；10 日，志室、阴谷、曲泉各 20 分钟；11
日，天池、少海、间使各 20 分钟。以上 11 日穴循环灸，每日
灸脐 30 分钟。灸后遗精逐渐减少，至 1973 年 1 月 6 日，已有
100 天未遗精，心动悸症状亦显著好转，体质增强，余症
皆愈。

【临床体会】

遗精症的温灸疗效良好，患其他慢性病伴遗精者须与其他
病兼治。治疗后遗精渐止，随着体力的增长，特别是未婚青少
年，可出现生理性遗精，这是性功能健强之表现，不必顾虑。

二十九、前列腺炎

急性前列腺炎多为细菌感染所引起，病变主要在前列腺、
精囊腺。炎症也可蔓延到尿道和膀胱。临床表现为尿频、尿
急、尿末痛和排尿困难，甚至尿闭。尿化验可表现浑浊、脓尿
或终末血尿。肛门指诊可发现前列腺肿大，有压痛。前列腺液
检查可发现白细胞增多，有脓球。

慢性前列腺炎或因急性迁延而来，或因手淫、房劳、骑马
等所导致，常有阴部压重、钝痛、瘙痒感，尿意频数，排尿无
力，可伴有勃起无力、早泄、阳痿等。

【治疗】

按前列腺疾病常规灸法灸治。

前列腺疾病常规灸法

灸　序	穴名及穴数	每穴施灸量
1 日	中　脘（单穴） 足三里（双穴） 曲　骨（单穴）	灸 30 分钟 各灸 30 分钟 灸 60 分钟
2 日	关　元（单穴） 三阴交（双穴） 中　极（单穴）	灸 30 分钟 各灸 25 分钟 灸 60 分钟
3 日	肾　俞（双穴） 然　谷（双穴）	各灸 30 分钟 各灸 25 分钟
4 日	命　门（单穴） 腰　俞（单穴） 曲　泉（双穴）	灸 30 分钟 灸 30 分钟 各灸 25 分钟
5 日	志　室（双穴） 束　骨（双穴）	各灸 25 分钟 各灸 25 分钟
6 日	二　白（双穴） 阴　谷（双穴）	各灸 25 分钟 各灸 25 分钟
7 日	小肠俞（双穴） 归　来（双穴）	各灸 25 分钟 各灸 30 分钟
8 日	肝　俞（双穴） 章　门（双穴）	各灸 25 分钟 各灸 30 分钟

注：以上穴循环灸至愈，每日灸脐 30 分钟。

【病案介绍】

病案一

周某，男，军人。1962 年 10 月初诊。

病史及症状：患前列腺炎 2 年，解小便时常有精液流出，尿中有多数脓细胞，伴有腰背痛、畏寒等症状。

治疗：嘱其自灸。1 日，关元、三阴交各 30 分钟；2 日，肾俞 30 分钟，脐 60 分钟；3 日，小肠俞 25 分钟，足三里 30 分钟。以上 3 日穴循环灸，每日灸脐 30 分钟。灸 1 个月后症状稍好，嘱加灸 3 日穴，与前穴循环灸：1 日，身柱、命门、腰俞各 30 分钟；2 日，中极、照海各 30 分钟；3 日，委中 30 分钟，昆仑 25 分钟。并于背腰痛处每日灸 30 分钟，又灸半个月，食欲增加，腰背痛明显减轻；灸至 4 个月余，腰背痛已很轻，化验尿中脓细胞已很少。嘱加灸曲骨及曲泉穴，又灸 2 个月，患者来函云，症状继续减轻，以后未再来函。

病案二

陈某，男，71 岁，住天津市南马路。1974 年 3 月 10 日初诊。

病史及症状：患者于诊前 1 个月开始有小腹胀痛，排尿末期有血尿及陈血块排出，经医院大夫做肛门指诊，触摸前列腺肿大如鹅卵，有触痛。现仍小腹胀痛，尿频，每半小时至 2 小时解小便 1 次，间有血尿。因排尿困难，已予放置导尿管。

印象：前列腺炎、前列腺增生。

治疗：按前列腺病病常规灸法灸治。灸 3 天后尿量增多，感觉小腹舒适；灸至第 5 天，导尿管在解小便时自动脱落，小便仍频，已无血尿，口渴（灸日久则肾气强壮即不渴），加灸三焦俞、阳池各 25 分钟，与前穴循环灸；灸至 10 天，小便白天 2 小时 1 次，夜间 1 小时 1 次，大便每日 3~4 次，量少不爽。嘱加灸下脘、天枢、气海各 30 分钟，大横 60 分钟，灸至12 日，小便已延长至每 3 小时 1 次，大便已正常；灸至 1 个月余，在医院做肛门指诊，前列腺已小于鸡蛋，痊愈。3 年后随访，告知愈后未再犯病，身体颇健。

【临床体会】

温灸治疗前列腺炎、前列腺增生等均有效，患前列腺增生的患者，在灸至症状消失后，宜再多灸些时间，或坚持做保健灸，每隔 1～3 天灸 1 次。

三十、阴茎海绵体炎（病案）

郭某的丈夫，男，39 岁，住呼和浩特市。

病史及症状：郭某于 1967 年 7 月 13 日来信述，她丈夫在一年前于阴茎前半部长出一个如红枣大小硬结，初期有疼痛感，不久又引起早泄、阳痿，现阴茎硬结已缩小且不痛、不痒，但阴茎海绵体变得质硬似橡胶，阳痿，早泄，伴阴囊下部湿冷（患者 19 岁时曾因在风雪天行走百余里，冻得睾丸疼痛难忍，从此后便有阴囊下部湿冷的症状）。

治疗：函嘱自灸。1 日，肾俞 30 分钟，照海 20 分钟；2 日，关元 30 分钟，三阴交 25 分钟，中极 60 分钟；3 日，志室 30 分钟，曲骨 60 分钟；4 日，章门 30 分钟，曲泉 25 分钟；5 日，命门、腰俞各 30 分钟，阴谷 20 分钟；6 日，小肠俞 25 分钟，归来 30 分钟。以上 6 穴循环灸，每日灸脐 30 分钟。灸 1 个月，阴茎硬结消失，阴茎变软，仍有阳痿及阴囊下部湿冷。嘱隔日用灸筒蔽盖烟熏阴囊、涌泉各 30 分钟。12 月 7 日郭某来函云，患者阴茎海绵体炎已愈，未述余症情况。

三十一、睾丸炎

一般因腮腺炎、尿毒症、淋病及外伤引起，症状有睾丸肿大、剧烈疼痛、寒战、高热等。此病发于一侧睾丸者多。由急性转为慢性时，虽无寒战、发热，但睾丸剧痛仍经久不消。

【治疗】

按睾丸炎常规灸法治疗。

睾丸炎常规灸法

灸　序	穴名及穴数	每穴施灸量
1 日	关　元（单穴） 曲　骨（单穴） 三阴交（双穴）	灸 30 分钟 灸 30 分钟 各灸 25 分钟
2 日	气　冲（双穴） 合　阳（双穴）	各灸 30 分钟 各灸 25 分钟
3 日	蠡　沟（双穴） 曲　泉（双穴） 左急脉（单穴）	各灸 25 分钟 各灸 25 分钟 灸 25 分钟
4 日	胞　肓（双穴） 然　谷（双穴）	各灸 25 分钟 各灸 25 分钟

注：以上穴循环灸至愈，每日灸脐 30 分钟。

【病案介绍】

耿某，13 岁，住保定市和平里。其兄于 1965 年 12 月来信说：患者左侧睾丸痛甚、肿大、不能触摸（余症不详）。12

月 5 日去信嘱自灸：1 日，关元 30 分钟，三阴交 25 分钟，曲骨 60 分钟；2 日，归来、足三里各 30 分钟；3 日，复溜、然谷各 25 分钟。以上 3 日穴循环灸，每日加灸脐 30 分钟。1966 年 1 月 15 日其兄来信云，患者连灸 6 日而愈，至今未再犯。

三十二、腮腺炎

本病俗称"痄腮"，是由病毒所致的急性传染病。多发于冬春两季，主要为儿童发病，病后可获持久免疫力。本病以腮腺肿胀、疼痛为主要症状，有时化脓，起病常有发热，常先一侧腮腺肿大，经 1～2 天后继及另一侧。肿胀以耳垂为中心，表面不红，边缘不清，触诊有弹力增强感，局部有触痛，张口及咀嚼时疼痛明显，尤以吃酸性食物时为甚。腮腺管口可见红肿，但挤压无脓性分泌物，肿胀在第 3～4 日达到高峰，以后渐消退，病程为 7～12 日。部分患者可伴有舌下腺、颌下腺及颈淋巴结发炎、肿大，可并发脑膜炎、睾丸炎、卵巢炎及胰腺炎。

【治疗】

每日灸风池、听会、大迎（均为头颈部穴）各 20 分钟，灸脐 30 分钟。如为一侧患病则只灸患侧。发热时，先灸风门、阳陵泉各 25 分钟，否则会引起头晕。

【病案介绍】

李某，男，19 岁，河北省泊头镇人。1974 年 12 月 13 日就诊。患左耳下肿胀已 3 日，初发时体温高，现咀嚼困难。按以上灸法灸一次而愈。

三十三、甲状腺功能亢进症

此症多见甲状腺呈弥漫性或结节性肿大，前者与甲亢症状常同时出现，后者常在甲亢症状之前出现，且患者一般超过 40 岁。

甲亢症状主要有突眼，心悸，易激动，震颤，乏力，多汗，低热，食欲亢进，体重时显减轻，部分患者可经常腹泻，妇女则常伴经期紊乱。

【治疗】

按甲状腺病常规灸法治疗。

甲状腺病常规灸法

灸 序	穴名及穴数	每穴施灸量
1 日	巨 阙（单穴） 中 脘（单穴） 足三里（双穴）	灸 30 分钟 灸 30 分钟 各灸 30 分钟
2 日	期 门（双穴） 太 冲（双穴）	各灸 30 分钟 各灸 30 分钟
3 日	肺 俞（双穴） 泽 前（双穴）	各灸 25 分钟 各灸 25 分钟
4 日	心 俞（双穴） 神 门（双穴）	各灸 25 分钟 各灸 25 分钟
5 日	天 池（双穴） 少 海（双穴）	各灸 25 分钟 各灸 25 分钟

续表

灸　序	穴名及穴数	每穴施灸量
6 日	膈　俞（双穴） 天　突（单穴） 膻　中（单穴）	各灸 25 分钟 灸 30 分钟 灸 30 分钟
7 日	肝　俞（双穴） 章　门（双穴）	各灸 25 分钟 各灸 30 分钟
8 日	肩　髃（双穴） 手三里（双穴）	各灸 25 分钟 各灸 25 分钟
9 日	风　池（双穴） 阳　辅（双穴）	各灸 25 分钟 各灸 25 分钟
10 日	患　处（即甲状腺肿处） 二　白（双穴）	灸 25 分钟 各灸 25 分钟
11 日	肾　俞（双穴） 照　海（双穴）	各灸 30 分钟 各灸 25 分钟

注：（1）单纯性甲状腺肿等各种甲状腺病患均可按此法灸治。

（2）以上穴循环灸至愈，每日加灸脐 30 分钟。

【病案介绍】

刘某，女，18 岁，住天津市河北区河东粮店前街。1974年 3 月 9 日初诊。

病史及症状：症状有甲状腺肿大，眼球外突，面肿，头晕、憋气，失眠，多梦、心悸，易怒。初患病时多食，现进食少，曾在天津医学院第一附属医院诊为甲亢。

治疗：嘱其按甲状腺病常规灸法自灸。灸治近两个月，眼球外突已平复，除甲状腺仍肿大外，余症均消失。嘱其每日加灸甲状腺部位及合谷穴各 25 分钟。

三十四、糖尿病

糖尿病是一组常见的内分泌代谢性疾病，分原发性、继发性两种。继发性糖尿病一般继发于胰腺、垂体、肾上腺的某些病变。原发性糖尿病占绝大多数，原因未明，但有遗传倾向。其基本的生理病理为绝对的或相对的胰岛素分泌不足而引起代谢紊乱。其特征为血糖过高，尿糖，葡萄糖耐量减少。早期可无任何症状，至症状期则可有多食、多饮、多尿、烦渴、善饥、消瘦、乏力等表现。久病者常可伴发心血管、肾脏、眼底、神经病变。严重病案可发生酮症酸中毒、高渗性昏迷、乳酸性酸中毒而危及生命。本病亦常并发化脓性感染，尿路感染，真菌感染，结核感染等。

【治疗】

按糖尿病常规灸法灸治。

糖尿病常规灸法

灸 序	穴名及穴数	每穴施灸量
1 日	承　浆（单穴）	灸 30 分钟
	中　脘（单穴）	灸 30 分钟
	足三里（双穴）	各灸 30 分钟
2 日	关　元（单穴）	灸 30 分钟
	曲　骨（单穴）	灸 30 分钟
	三阴交（双穴）	各灸 25 分钟
3 日	期　门（双穴）	各灸 30 分钟
	太　冲（双穴）	各灸 25 分钟

灸　序	穴名及穴数	每穴施灸量
4 日	下　脘（单穴） 天　枢（双穴） 气　海（单穴）	灸 30 分钟 各灸 30 分钟 灸 30 分钟
5 日	膈　俞（双穴） 膻　中（单穴） 巨　阙（单穴）	各灸 25 分钟 灸 30 分钟 灸 30 分钟
6 日	胃管下俞（双穴） 阳　池（双穴）	各灸 25 分钟 各灸 25 分钟
7 日	肝　俞（双穴） 章　门（双穴）	各灸 25 分钟 各灸 30 分钟
8 日	胃　俞（双穴） 水　道（双穴）	各灸 25 分钟 各灸 30 分钟
9 日	肾　俞（双穴） 然　谷（双穴）	各灸 30 分钟 各灸 25 分钟
10 日	肺　俞（双穴） 曲　池（双穴）	各灸 25 分钟 各灸 25 分钟

注：以上穴循环灸，每日灸脐 30 分钟。

【病案介绍】

庞某，男，48 岁，住天津市南开区。1965 年 5 月 8 日初诊。

病史及症状：患者于两月前开始有多食及消瘦之表现，近一个月伴有咳嗽、痰中带血。天津南开医院诊为糖尿病、肺结核。现症尚有多饮、多尿，大便稀而次数多。

治疗：嘱其自灸。1 日，中脘、足三里各 30 分钟；2 日，下脘、天枢各 30 分钟，气海 60 分钟；3 日，关元 30 分钟，三阴交 25 分钟，中极 60 分钟；4 日，肾俞 30 分钟，照海 25 分钟；5 日，肺俞、尺泽各 25 分钟。以上 5 日穴循环灸，每日灸脐 30 分钟。灸后饮食及小便很快就减少而趋于正常。继之体力渐恢复，尿化验证实尿糖逐次减少；灸至近 1 个月，咳嗽、咳痰带血均止，证明肺结核也颇好转（未用抗结核药），灸至 1 个半月，嘱肺结核灸穴（见肺结核栏）与前穴合并循环灸，4 个月后测 24 小时尿糖定量为 10 克，较灸前有大幅度下降，复查胸片，示肺结核已钙化。

【临床体会】

温灸治疗糖尿病效果良好，不可拘于阴虚证不宜灸之说。

三十五、神经衰弱

神经衰弱的形成与身心过劳、性行为过度、生活缺乏规律及长期情绪矛盾等有关。其症状主要为易疲乏，易激惹，头痛，抑郁，失眠，注意力不集中，健忘等。

【治法】

按神经衰弱常规灸法灸治。

神经衰弱常规灸法

灸　序	穴名及穴数	每穴施灸量
1 日	中　脘（单穴） 足三里（双穴）	灸 30 分钟 各灸 30 分钟
2 日	下　脘（单穴） 天　枢（双穴） 气　海（单穴）	灸 30 分钟 各灸 30 分钟 灸 30 分钟
3 日	关　元（单穴） 曲　骨（单穴） 三阴交（双穴）	灸 30 分钟 灸 30 分钟 各灸 25 分钟
4 日	膈　俞（双穴） 膻　中（单穴） 巨　阙（单穴）	各灸 25 分钟 灸 30 分钟 灸 30 分钟
5 日	期　门（双穴） 太　冲（双穴）	各灸 30 分钟 各灸 25 分钟
6 日	心　俞（双穴） 神　门（双穴）	各灸 25 分钟 各灸 25 分钟
7 日	肝　俞（双穴） 章　门（双穴）	各灸 25 分钟 各灸 30 分钟
8 日	风　池（双穴） 悬　钟（双穴）	各灸 25 分钟 各灸 25 分钟
9 日	肾　俞（双穴） 太　溪（双穴）	各灸 30 分钟 各灸 25 分钟
10 日	支　正（双穴） 曲　泉（双穴）	各灸 25 分钟 各灸 25 分钟
11 日	囟　会（单穴） 百　会（单穴） 间　使（双穴）	灸 25 分钟 灸 25 分钟 各灸 25 分钟

注：（1）以上穴循环灸至愈，每日灸脐 30 分钟。

（2）失眠严重者，可于睡前加灸以下 4 组穴中的任何 1 组：①心俞、神门各 25 分钟；②肾俞 30 分钟，太溪 25 分钟；③神门、太溪；④大巨、太溪。其中后两组穴可躺着灸，不记时间，任其自然入睡，但要注意施灸时用布将灸筒包好，防止入睡后烫伤。

【病案介绍】

病案一

张某，女，14 岁，住天津市南开区大水沟。1960 年 7 月 15 日初诊。

病史及症状：患者因上学用脑过度，导致经常失眠，梦多，伴头晕、目眩、心悸、乏力。

治疗：嘱自灸。1 日，中脘、足三里各 30 分钟；2 日，巨阙 30 分钟，心俞 25 分钟，神门 20 分钟；3 日，风府、风池各 20 分钟，悬钟 25 分钟；4 日，肩髃、天枢、阳陵泉各 20 分钟；5 日，囟会、百会各 20 分钟，三阴交 25 分钟。以上 5 日穴循环灸，每日灸脐 30 分钟。连灸半个月，病愈。

病案二

穆某，男，20 岁，住天津市和平区林西路。1967 年 1 月 15 日初诊。

病史及症状：患神经衰弱半年，因病情重，已不能继续上学，经治未效。现失眠、头晕、心悸、纳差、健忘、乏力。

治疗：按神经衰弱常规灸法灸治，第 11 日加灸鸠尾穴 30 分钟。灸月余而愈。

三十六、失眠（病案）

牛某，男，43 岁，住呼和浩特市红旗区公园西路。

病史及症状：患者于 1964 年被确诊为慢性肝炎，经治疗及休养 1 年，病情无好转，遂来天津询问肝炎灸法，回呼市后，未及灸治肝炎，又患严重的失眠症，最长曾有 6 昼夜不能入睡，这样失眠持续了半年。

治疗：患者参照马少群的取穴规律，拟出 4 日灸穴循环灸。1 日，内关 20 分钟，三阴交 25 分钟；2 日，神门、太溪各 20 分钟；3 日，大陵、照海各 20 分钟；4 日，通里、然谷各 20 分钟。此时患者肝炎未愈，谷丙转氨酶 303 单位，TTT 5 个单位，尚有血压高，20.0/13.3kPa（150/100mmHg）。

患者于 1965 年 6 月 1 日晚开始用灸，当晚即获安睡 6 个小时，以后每天晚上灸后均能安睡 8～9 小时，有时竟睡得不愿起床。连灸 6 个月，不但失眠早已治愈，于 1965 年 12 月底去医院检查，谷丙转氨酶已下降至 125 单位，TTT 降低为 3 个单位，血压 18.4/12.0kPa（138/90mmHg）。因各种症状均消失，患者遂止灸，每日打太极拳，半年后再去医院检查，谷丙转氨酶 65 单位，TTT 1 个单位，血压正常。8 年后告知，肝炎未再复发，睡眠一直良好，血压亦正常。

三十七、盗汗

在睡眠状态，汗出异常增多者称为盗汗。一般认为是由自主神经功能紊乱导致汗腺分泌亢进所引起。

【治疗】

按盗汗、自汗常规灸法灸治。

盗汗、自汗常规灸法

灸　序	穴名及穴数	每穴施灸量
1 日	中　脘（单穴） 足三里（双穴）	灸 30 分钟 各灸 30 分钟
2 日	肺　俞（双穴） 阴　郄（双穴）	各灸 25 分钟 各灸 25 分钟
3 日	膈　俞（双穴） 间　使（双穴）	各灸 25 分钟 各灸 25 分钟
4 日	气　海（单穴） 中　极（单穴） 委　中（双穴）	灸 30 分钟 灸 30 分钟 各灸 25 分钟

注：以上穴循环灸至愈，每日灸脐 30 分钟。

【病案介绍】

韩某，男，23 岁，战士。1962 年 12 月来信求治。

病史及症状：患盗汗症数月，每日入睡后大量出汗，严重时可湿透两层棉褥，不睡觉时无汗，饮水多，别无不适。

治疗：于 12 月 14 日函授灸法。嘱灸：1 日，中脘、足三里各 30 分钟；2 日，肺俞、阴郄各 25 分钟；3 日，间使 30 分钟，气海 60 分钟；4 日，委中 30 分钟，中极 60 分钟。以上 4 日穴循环灸，每日灸脐 30 分钟。灸 3 天盗汗已止，又巩固灸治数日，以后未再盗汗。

三十八、癫痫

癫痫是阵发性短暂的大脑功能失调，临床表现为阵发性意识改变或丧失；同时可有阵发性抽搐，感觉异常，特殊感觉现象或行为障碍。本病分为原发性（目前尚未找到病因）和继发性两种。继发性癫痫的病因多为脑、心血管某些疾病，中毒，缺氧，代谢及内分泌障碍等。

临床表现主要有大发作、小发作、局限性发作及精神运动性发作4种类型。患者可有一种或数种发作。

1. 大发作　又称全身性发作，为意识丧失及全身抽搐发作。可分为三期。

（1）先兆期：半数患者在意识丧失前一瞬间有先兆症状，如头昏、精神错乱、上腹部不适、视听和嗅觉障碍。

（2）抽搐期：部分患者先发出尖叫声，后即意识丧失而跌倒，瞳孔扩大，对光反射消失，全身肌肉强直，呼吸停顿，口唇青紫，头眼偏向一侧，数秒钟后有阵挛性抽搐，历时数十秒钟，呼吸恢复，口吐白沫或血沫。部分患者有尿失禁。

（3）痉挛后期：全身松弛，可有昏睡或意识即恢复，感觉疲乏，肌肉酸痛，头痛，精神错乱，或有肢体短暂轻瘫。

连续大发作在间歇期意识未恢复者称为癫痫持续状态。发作次数多，历时较长可有高热及脱水，病情危重。

2. 小发作　多见于儿童，短暂意识障碍或丧失而无全身抽搐。突然停止活动，两眼直视，茫然若失，阵挛性眼肌抽动，点头动作和上肢高举，发作过后患者意识灵敏，继续原来正在进行的活动。发作频繁，每日数次，多者上百次。

3. 局限性发作　一般见于大脑皮质有损害的患者，抽搐始于肢体远端（局限性运动性癫痫），意识存在，以后可能逐渐扩散，传至对侧呈全身抽搐，此时意识丧失，情况同大发作。主侧半球颞叶或额叶有局限性放电，可有短暂失语。一侧肢体或半身发作性麻木，针刺感（局限性感觉性癫痫），有时逐步扩散。

4. **精神运动性发作** 又称颞叶癫痫。先兆有焦虑，内脏症状如上腹部不适，有时上升至咽喉部，偶有异常幻嗅（钩回发作）。继有意识模糊伴有复杂感情，思维如梦样混乱及疏异感、熟悉感等。可有恼怒、恐怖、抑郁等表现，或有不规则、不协调的重复、刻板动作，如吮吸、寻找、叫喊、奔跑、挣扎等。年轻患者有阵发性饥饿、恶心、呕吐和腹痛（腹型癫痫）。发作历时数分钟，可长达数小时。患者对发作不能记忆。

【治疗】

按癫痫常规灸法灸治。

癫痫常规灸法

灸　序	穴名及穴数	每穴施灸量
1 日	中　脘（单穴） 足三里（双穴）	灸 30 分钟 各灸 30 分钟
2 日	期　门（双穴） 太　冲（双穴）	各灸 30 分钟 各灸 25 分钟
3 日	肝　俞（双穴） 章　门（双穴）	各灸 25 分钟 各灸 30 分钟
4 日	下　脘（单穴） 天　枢（双穴） 气　海（单穴）	灸 30 分钟 各灸 30 分钟 灸 30 分钟

灸　序	穴名及穴数	每穴施灸量
5 日	身　柱（单穴）	灸 30 分钟
	筋　缩（单穴）	灸 30 分钟
	阳陵泉（双穴）	各灸 25 分钟
6 日	风　池（双穴）	各灸 20 分钟
	会　宗（双穴）	各灸 20 分钟
	悬　钟（双穴）	各灸 20 分钟
7 日	心　俞（双穴）	各灸 25 分钟
	神　门（双穴）	各灸 25 分钟
8 日	肾　俞（双穴）	各灸 30 分钟
	照　海（双穴）	各灸 25 分钟
9 日	百　会（单穴）	灸 25 分钟
	哑　门（单穴）	灸 25 分钟
	申　脉（双穴）	各灸 25 分钟

注：以上穴循环灸至愈，每日灸脐 30 分钟。

【病案介绍】

病案一

刘某，女，46 岁，住天津市红桥区河北街。1961 年 4 月 8 日初诊。

病史及症状：患者于 10 个月前因恼怒而晕倒，口吐白沫，失去知觉，稍待即醒，以后不定期犯病，并在每次月经干净后即犯病 1 次。平时头晕，心悸，失眠，两胁胀，颈项不适，腰痛，易惊恐，易怒并有月经不调，白带多。

治疗：嘱自灸。1 日，中脘、足三里各 30 分钟；2 日，期门 30 分钟，太冲 20 分钟；3 日，下脘、天枢各 30 分钟，气海 60 分钟；4 日，关元 30 分钟，三阴交 25 分钟，中极 60 分钟；5 日，身柱、神道各 30 分钟，神门 20 分钟；6 日，心俞、大陵各 25 分钟；7 日，膈俞 25 分钟，巨阙 30 分钟，申脉 20 分钟；8 日，肝俞 25 分钟，章门 30 分钟；9 日，肾俞 30 分钟，照海 20 分钟；10 日，风池、悬钟各 25 分钟；11 日，百会、哑门各 20 分钟，合谷 25 分钟。以上 11 日穴循环灸，每日灸脐 30 分钟。灸 1 周后头已不晕沉，但又因感冒，癫痫发作 1 次。嘱先灸风门、阳陵泉，灸 1 次而感冒愈，经按前穴循环灸；灸至 1 个月，胃脘、两胁舒适，已不再胀满，偶有癫痫小发作，未晕倒；灸至 40 天，矢气颇增多，身体轻松；灸至 2 个月余，颈项及腰已无不适，心悸消失。灸至 5 个月，月经、白带均已转正常，肝已不大，并已有 2 个月未再发作癫痫。

病愈 5 个月后随访，知其身体良好，一直未再犯病。

病案二

胡某，女，26 岁，住天津市河北区小关。1975 年 4 月 30 日初诊。

病史及症状：患者于 12 年前因受惊吓而引起癫痫发作。以后间断犯病，严重时每周犯 1～2 次。最近 2 个月虽未发病，然仍有头晕，心悸，易怒，腹胀，四肢胀而不舒，月经失调等症状。

治疗：嘱其按癫痫常规灸法自灸。患者连灸 5 个月，从未间断，未犯癫痫，上述其他症状全部消失，患者感觉头脑非常清醒，并确信癫痫从此不会再犯了。

【临床体会】

癫痫一症，温灸的疗效良好，值得继续研究，此症须长期灸，以图根治。

三十九、头痛

头痛为临床上最常见的症状之一，一般指头颅上半部，即眉毛以上至枕下部范围内的疼痛，不包括面部的疼痛。

头痛的发生一般由头颅部血管被牵引、伸展、扩张，头部及颈部肌肉收缩，神经刺激，脑膜刺激等引起，有许多疾病，如颅内肿瘤，高热，高血压，眼、耳、鼻、鼻窦、牙齿病变等均可导致继发性头痛。

【治疗】

单纯性头痛按以下常规灸法灸治，继发性头痛也可用此法治，然应注重原发病的治疗。急性头痛可偏重于选灸第 1、3、5 日的灸穴。

头痛常规灸法

灸　序	穴名及穴数	每穴施灸量
1 日	风　门（双穴） 列　缺（双穴）	各灸 25 分钟 各灸 25 分钟
2 日	神　道（单穴） 命　门（单穴） 申　脉（双穴）	灸 30 分钟 灸 30 分钟 各灸 25 分钟
3 日	百　会（单穴） 风　府（单穴） 丰　隆（双穴）	灸 25 分钟 灸 25 分钟 各灸 30 分钟

续表

灸　序	穴名及穴数	每穴施灸量
4 日	上　星（单穴） 中　脘（单穴） 足三里（双穴）	灸 30 分钟 灸 30 分钟 各灸 30 分钟
5 日	风　池（双穴） 合　谷（双穴）	各灸 25 分钟 各灸 25 分钟
6 日	阳　白（双穴） 大　陵（双穴）	各灸 25 分钟 各灸 25 分钟

注：（1）以上穴循环灸至愈，每日加灸脐 30 分钟。

（2）通常百会穴灸后头痛能立止，并感觉头部轻松舒适，但有极少数患者因气血瘀滞太甚，灸后艾火不能流行，会反致头晕难受，遇此情况可暂不灸百会，到下次循环至应灸百会时仍可照常灸百会，瘀滞已松动，灸百会即无不良反应。

【病案介绍】

张某，男，16 岁，住天津市南开区大水沟。1974 年 3 月初患头顶痛以致不能上学，予灸风门、合谷、风池、悬钟未效，改灸囟会、百会、列缺各 20 分钟，命门 30 分钟，只灸一次头痛已止，仍有头部麻木感，灸第 2 次后即愈。

【临床体会】

急性单纯性头痛灸 1~2 次痛止者为多。慢性头痛患者，病程 5 年、10 年甚至更长，温灸后头部轻松，精神愉快，头痛经灸 1 个月而渐止者亦为多数。某些因用脑过度，失眠而致的头痛，可酌情加灸太阳穴（于眉梢与目外眦连线中点外开 1 寸的凹陷中取穴）区域及耳部 20 分钟。

四十、三叉神经痛

三叉神经痛多数于40岁以后发病，女性较男性发病率高，原发性三叉神经痛病因不明，症状性三叉神经痛可能为颅内肿瘤、炎症、血管畸形等病变直接刺激三叉神经所致，或由感冒引起。

在发作期，出现三叉神经分枝范围内（多数为颜面）阵发性闪电样剧烈疼痛，如刀割、钻刺、火灼，阵痛持续时间仅数秒钟，频率自1日数次至1分钟多次。突然出现的剧痛常反射性地引起同侧面部肌肉抽搐以及皮肤潮红，眼结膜充血，流泪或流涎等，所以又称痛性抽搐。发作期涉及与面、颌或舌运动相关的洗脸、刷牙、吞咽、说话甚至微风拂面皆可诱发阵痛。三叉神经痛趋向反复发作和缓解，在发作数周或数月后常可自行缓解数月至数年。随病程进展，大多发作趋于剧烈，缓解期日益缩短。

【治疗】

原发性三叉神经痛按以下常规灸法灸治，继发性三叉神经痛也可用此法灸治，但须注重原发病的治疗。

三叉神经痛常规灸法

灸　序	穴名及穴数	每穴施灸量
1 日	地　仓（双穴） 合　谷（双穴）	各灸 25 分钟 各灸 25 分钟
2 日	曲　差（双穴） 列　缺（双穴）	各灸 25 分钟 各灸 25 分钟

续表

灸 序	穴名及穴数	每穴施灸量
3 日	神 庭（单穴） 承 浆（单穴） 冲 阳（双穴）	灸 25 分钟 灸 25 分钟 各灸 25 分钟
4 日	风 池（双穴） 悬 钟（双穴）	各灸 25 分钟 各灸 25 分钟
5 日	瞳子髎（双穴） 丘 墟（双穴）	各灸 25 分钟 各灸 25 分钟
6 日	颊 车（双穴） 足三里（双穴）	各灸 25 分钟 各灸 30 分钟

注：（1）面神经麻痹及面肌痉挛等均可按此常规灸治。

（2）以上穴循环灸至愈，每日灸脐 30 分钟。

（3）治疗三叉神经痛，头面部穴只用患侧即可，肢体部穴双侧均灸。

【病案介绍】

傅某之母，65 岁，住河北省河间县行别营。1974 年 4 月 11 日初诊。

病史及症状：患三叉神经痛已 4 年，发作期右侧颜面部出现闪电状痛楚，每日发作不计其数，痛时右侧面肌紧缩，进食及伸右腿均能诱发疼痛，食欲不振。

治疗：先予灸以下 4 日穴。1 日，风门、合谷各 25 分钟；2 日，神道、命门各 30 分钟，申脉 25 分钟；3 日，中脘、足三里各 30 分钟；4 日，百会、风府各 20 分钟，丰隆 30 分钟。此后予循环灸以下 6 日的灸穴：1 日，风池、悬钟各 25 分钟；2 日，曲差、阳白（均患侧）各 25 分钟，列缺 25 分钟；3 日，上关（张口灸）、颧髎（均患侧）各 25 分钟，足三里 30

分钟；4 日，颊车、地仓（均患侧）、冲阳各 25 分钟；5 日，童子髎、下关（均患侧）、手三里各 25 分钟；6 日，神庭、承浆、合谷各 25 分钟。每日灸脐 30 分钟。灸后即觉右半面部轻松；灸 5 日后，面痛减轻，食欲转佳；灸 10 日后，发作间隔时间明显延长；灸至 1 个月余面痛止。嘱其回家后再灸一个时期以巩固疗效。1 年后见此患者，告知未再犯病。

【临床体会】

温灸治三叉神经痛效果确好，坚持灸常可根治此症。

四十一、颜面神经麻痹（病案）

范某，男，23 岁，住天津市河东区郭庄子。1974 年 3 月 3 日初诊。

病史及症状：患者于 3 年前因受风致口歪向左侧，吃饭不便，全身乏力，屡治无效，按压左上、下肢穴多有压痛。

印象：颜面神经麻痹（已有中风先兆）。

治疗：按高血压病常规灸法灸治，灸至 1 个月时，只在笑时仍呈口歪，体力已恢复。嘱加 4 天灸穴：1 日，通天、列缺各 25 分钟，2 日，上关（张口灸）、合谷各 25 分钟；3 日，地仓 25 分钟，足三里 30 分钟；4 日，颊车、冲阳各 25 分钟，与原灸穴循环灸。如此又灸 1 个月而病愈。半年后告知身体状况良好。

【临床体会】

半身不遂患者多有面神经麻痹，可按照半身不遂灸法灸治，有面神经麻痹并伴有其他中风先兆者同此灸治。如为单纯性面神经麻痹或半身不遂（及先兆）已愈而仍有面神经麻痹，灸法同三叉神经痛。

四十二、面肌痉挛（病案）

华某，男，14岁，住天津市红桥区侯家后中街。1974年12月25日初诊。

病史及症状：患面肌痉挛一年余，曾用针刺治疗，未效。现在左眼外角抽动频繁。

治疗：嘱自灸。1日，风池、悬钟各25分钟；2日，左童子髎、左阳白、左颧髎各25分钟，丘墟25分钟。以上2日穴循环灸，每日灸脐30分钟。速灸3天，左眼外角抽动已止，后因感冒使病情反复，嘱其先灸风门、阳陵泉，感冒愈后再按前法灸。此后情况不详。

四十三、梅尼埃病（内耳眩晕病）

此病原因未明，临床表现为患者突然感到周围景物围绕自己转动或自己身体在旋转，愿闭目静卧，不敢抬头，同时出现恶心、呕吐、耳鸣、听力减退等症状。检查可见眼球震颤。发作持续时间不定，可为数分钟、数小时或数日。可以间歇发作，在间歇期可无症状。

【治疗】

少群以为此病源于肝气失于条达，气聚而上逆作旋，故宜按肝病常规灸法灸治（见"肝炎"栏下）。

【病案介绍】

裘某，男，40 岁，住天津市红桥区火神庙。1966 年 10 月 26 日初诊。

病史及症状：于两个月前开始有严重的头晕、目眩、呕吐。在头晕时，身体不愿动作，目眩时自觉两眼前景物旋转不停，且不愿睁眼，呕吐物为食物及稀痰样胃内容物，不想进食，进食后即口干，须急饮水，而后打呃 5 ~ 6 声，如不饮水则不能打呃，胃脘遂胀满难受，易怒，伴两胁胀，左侧尤甚，肠胀气，大便干，色黑，左耳鸣，手临左耳时感觉耳中嗡嗡作响，全身无力。在天津南开医院确诊为本病。

治疗：嘱自灸。1 日，中脘、足三里各 30 分钟；2 日，期门 30 分钟，太冲 25 分钟；3 日，不容、下脘各 30 分钟；4 日，章门 30 分钟，气海 60 分钟；5 日，肝俞、巨阙各 30 分钟；6 日，乳根 25 分钟，天枢 30 分钟；7 日，膈俞、上脘各 30 分钟；8 日，脾俞、三阴交各 25 分钟；9 日，肾俞 30 分钟，关元 60 分钟。以上 9 日穴循环灸，每日灸脐 30 分钟，并嘱其于便秘时灸承山及左大横。灸 10 天后，矢气渐多，每日最多达 30 余次，头晕随之减轻；灸至 1 个月，矢气已少，头晕止，饭量增加，口已不干，打呃已轻，两胁不胀，也不再爱生气着急，大便转正常，手临左耳已无响声，但还有微鸣。嘱可多灸左章门穴并加 2 日穴：1 日，风池、悬钟各 25 分钟；2 日，厥阴俞、申脉各 25 分钟，同前穴循环灸。灸至 2 月余，耳鸣止，只是在天气变化时感觉左胁下胀。以后患者又连灸数月，身体状况日益显好，未再犯病。

四十四、脑卒中（半身不遂）

脑卒中又名脑血管意外，俗称"中风"，是指一类急性非外伤性脑局部血供障碍引起的局灶性脑神经损害。临床特点为起病急，意识障碍，言语失利和肢体偏瘫。

脑卒中可分为出血性和缺血性两大类。出血性脑卒中包括脑出血和蛛网膜下腔出血；缺血性脑卒中包括脑血栓形成和脑栓塞。

【治法】

（1）脑卒中不论是出血性还是缺血性均按高血压病（半身不遂、关节炎）常规灸法灸治（见"高血压病"栏下）。

（2）脑卒中昏迷不醒时应持续灸脐；同时交替着灸中脘、足三里，每30分钟换穴一次，连续灸至神志清醒，再按高血压常规灸法灸治。昏迷患者因不能讲话，易致灸伤，施灸时宜格外小心。有些患者虽不能讲话，但耳尚能听，此时可向患者说明，觉得温度过高时以可能的方式示意，以便加垫布片。

（3）有口眼㖞斜者，按常规灸法及以下灸法循环灸。

灸　序	穴名及穴数	每穴施灸量
9 日	地　仓（双穴） 合　谷（双穴）	各灸25分钟 各灸25分钟
10 日	上　关（双穴） 列　缺（双穴）	各灸25分钟 各灸25分钟
11 日	大　迎（双穴） 冲　阳（双穴）	各灸25分钟 各灸25分钟

（4）言语不利者，按常规灸法及以下灸法灸治。

灸　序	穴名及穴数	每穴施灸量
9 日	承　浆（单穴） 天　突（单穴） 然　谷（双穴）	灸 30 分钟 灸 30 分钟 各灸 25 分钟
10 日	天　鼎（双穴） 合　谷（双穴）	各灸 25 分钟 各灸 25 分钟
11 日	地　仓（双穴） 支　沟（双穴）	各灸 25 分钟 各灸 25 分钟

注：如脑卒中患者既有口眼㖞斜，又有言语失利，则以上两组灸法均使用循环灸。

【病案介绍】

病案一

刘某，男，67 岁，住天津市西门内。1961 年 3 月 19 日初诊。

病史及症状：于 1960 年 8 月发现有血压高，高压达 30.7kPa（230mmHg），低压未明。1961 年 1 月曾因一时神昏而仆倒一次，自 3 月 14 日早晨起床时发现左半身无力，左手不能持物，现左腿麻木，得借助拐棍才能行走，言语不利，时有小便失禁，头晕目眩，颜面及下肢均浮肿。检查：身柱及四肢内外侧穴多有压痛。

治疗：嘱其自灸。1 日，中脘、足三里各 30 分钟；2 日，环跳、阳陵泉各 25 分钟；3 日，风市、申脉各 25 分钟；4 日，肩髃、曲池各 25 分钟；5 日，风池、悬钟各 25 分钟；6 日，身柱、腰阳关各 30 分钟，三阴交 25 分钟；7 日，委中、照海各 25 分钟；8 日，水分、气海各 30 分钟，关元 60 分钟；9

日，肾俞 30 分钟，中极 60 分钟；10 日，神门、太溪各 25 分钟。以上 10 日穴循环灸，每日灸脐 30 分钟。灸 2 周后，左半身肌力增强，左腿（特别是大腿部）麻木感减轻，能做盘腿等动作，左手已能端碗，言语进步；灸至近 1 个月，头晕目眩大为减轻，能不拄拐棍自由走动；灸至近 2 个月，头晕目眩止，左腿麻木感消失，但腿仍肿；灸两个月余，腿肿消，左腿能抬高自如，肌力与健侧几乎无差别，言语如常。半年后告知身体状况良好。

病案二

张某，女，63 岁，住天津市和平区大理道。1962 年 5 月 12 日初诊。

病史：素有血压高，经常为 25.3/17.3kPa（190/130mmHg）。一个月前开始感觉右半身痛，间有呕吐，呕吐物为黏液。3 天前不慎摔倒，5 分钟后便不能言语，渐至昏迷。随后入院治疗，至来诊当日因治疗未效而出院。

现症：嘴斜向左侧，右半身不能动且温度低于左侧，左手不时指向头部（估计有强烈的头痛）。

治疗：嘱家属予灸脐 60 分钟，继灸中脘、足三里各 30 分钟，灸后患者已能睁眼说话，并表示有头痛，感觉饥饿，予灸列缺后头痛止，进食小米粥一碗，此时患者已能由人扶起稍坐。见患者已无危险，遂嘱其家属予循环灸以下 10 日穴：1 日，中脘、足三里各 30 分钟；2 日，环跳、阳陵泉各 25 分钟；3 日，风市、申脉各 25 分钟；4 日，肩髃、曲池各 25 分钟；5 日，风池、悬钟各 25 分钟；6 日，身柱、腰阳关各 30 分钟，三阴交 25 分钟；7 日，委中、照海各 25 分钟；8 日，水分、气海各 30 分钟，关元 60 分钟；9 日，肾俞 30 分钟，中极 60 分钟；10 日，神门、太溪各 25 分钟。每日灸脐 30 分钟。灸 1 周后，言语已清楚，解下 1 次黑色大便（内热已通下），血压 17.3/12.0kPa（130/90mmHg）；灸至 20 天，右半身活动已相当自如，余症均减轻，嘴稍微㖞斜；灸至近 2 个月时，仍有嘴㖞斜，嘱加灸曲差、颊车、地仓（均双侧）各 20 分钟，劳宫 30 分钟，与前穴循环灸，又灸半个月，诸症痊愈。

病案三

佟某，男，57 岁，住天津市河北区。1965 年 8 月 25 日初诊。

*病史及症状：*患有高血压病 10 余年，血压经常为 29.3/16.0kPa（220/120mmHg）。于 3 天前突然昏倒，失语，随之左半身不遂。去医院治疗，症状缓解 2 天，但于来诊前一天晚间受风，左半身不遂加重。

*治疗：*按高血压病常规灸法中前 7 日穴灸治。灸 1 周后，左腿有蚁行感，而后左腿便能运动；灸 20 天后可自己行走 500 米路，左臂略能活动，至此开始延长灸时，每日灸 2~3 小时；灸两个月后，可连续行走 500 多米路，负重 15~20 千克也能行走。在治疗的 2 个月中，血压一般为 18.7/12.0kPa（140/90mmHg），有时上升至 24.0/14.7kPa（180/110mmHg），此后仍在继续灸治，然情况不详。

病案四

李某，男，71 岁，住天津市河北区狮子林大街。1973 年 9 月 6 日初诊。

*病史及症状：*素有高血压病，于 3 年前患脑出血，经治疗苏醒，但遗留左半身不遂，完全失语，常有痰滞于喉间，极不易咯出，血压仍高。

*治疗：*嘱按高血压病常规灸法中前 7 日穴循环自灸，每日灸脐 30 分钟。灸至 20 天，呃逆、矢气频，痰已易咯出，左腿行走渐有力；灸至 1 个月，左腿已能单独站立支撑身体；灸至 40 天，左腿已能抬高迈步，但失语未见改善，嘱加 4 日穴：1

日，哑门 20 分钟，天突 30 分钟，通里 25 分钟；2 日，支沟、间使各 25 分钟；3 日，合谷、复溜、然谷各 20 分钟；4 日，心俞、神门各 25 分钟，同前穴循环灸，并做呼喊练习。灸至近 2 个月，头部感觉轻松舒服，失语未进步，嘱加 2 日穴：1 日，肺俞、太渊各 25 分钟；2 日，关元 30 分钟，三阴交 25 分钟，中极 60 分钟，与前穴循环灸。灸至 4 个月，左半身不遂已近愈，仍失语，但舌根已不似灸前僵硬，咳嗽声也显增大（灸治期间，一些细微的感觉变化，往往是疾病向愈的佳兆，不可不用心体会）。至此，开始每日灸两次以增加疗效。灸至半年，予加灸两日穴：1 日，膏肓、气海、足三里各 30 分钟；2 日，肾俞 30 分钟，太溪 25 分钟，同前穴循环灸。灸至 7 个月时偶能喊出 1~2 个字音，但声音含糊。灸至 1 年，走路不用拄拐棍，蹲下后能自己起来，半身不遂痊愈。灸至 1 年零 7 个月时，因失语未进一步改善，嘱停用高血压病常规灸穴，余穴继续灸。膏肓、哑门等穴由每次灸 30 分钟渐增至 60 分钟；又灸半个月，感觉头部重痛，查血压不高，为 21.3/10.7kPa（160/80mmHg）（半身不遂患者在灸治过程中出现此种头痛而无血压升高及再度受风等因素，则是好现象，不要止灸）。灸至此时，还发现有部分白发已变为黑发，并且在谢顶处有新发长出；又灸数日，于一天晚间感觉后脑胀痛，有蚁行感，不能入睡，遂自灸脐 60 分钟而入睡，至次日清晨，醒后自觉头部和全身非常爽快舒适，起床后照例练习呼喊，突然间感觉后脑响动一下，随后又有似针刺一样的酸、麻、胀感由后脑沿脊柱下行，这时再练着喊"1、2、3、4"，竟意想不到地发出清楚、响亮的声音。从此，这位患者言语如常，至 1989 年随访时，他身体仍十分健康。

【临床体会】

对于脑卒中的预防、发病初期的抢救及对遗留的半身不遂、言语不利等症的治疗，温灸均显示了良好的效用。此病最宜早灸，一有中风先兆便灸治可制止病的发作。在发病时，不可拘于"等病情稳定后才宜针灸"的说法，也不宜泥于"闭证宜针，脱证宜灸"之说，凡昏迷者速灸脐、中脘、足三里等穴每获良效，但施灸时间可能须延长。曾治一脑卒中昏迷患者，连灸18小时后方苏醒。此病进入稳定期常留有偏瘫及言语不利等症，一般须长期坚持灸，如上述病案四，患者能在病数年之后，偏瘫及失语完全治愈，这与耐心坚持灸治有极大关系。

四十五、关节炎

较为常见的关节炎有3种：退行性关节炎、风湿性关节炎和类风湿关节炎。

1. 退行性关节炎　是由于关节软骨退行性变和关节韧带附着处骨质增生后形成骨赘，从而引起关节疼痛、僵硬、畸形和功能障碍。

2. 风湿性关节炎　是风湿热病的关节部病理改变，其特征是急性、游走性、不对称性多关节炎表现。关节呈红、肿、热及触痛，或有运动受限，常累及大关节，特别是膝、肘、腕及踝关节等，一般于2~4周内症状消退，不留后遗症，但常反复发病。

3. 类风湿关节炎　是一种原因不明的慢性全身性疾病，多见于青壮年女性，表现为以关节腔滑膜的慢性炎症为特点的对称性、多发性反复发作性关节炎。受累关节常为手足小关节及脊柱，晚期多数导致关节破坏、强直和畸形。此外还伴有低热、贫血、体重减轻及淋巴结肿大等全身症状。

【治法】

（1）均按高血压病常规灸法灸治（见高血压病栏下）。

（2）四肢关节炎较重者，增加以下 3 日穴做循环灸。

灸　序	穴名及穴数		每穴施灸量
9 日	肾　俞（双穴）		各灸 30 分钟
	太　溪（双穴）		各灸 25 分钟
10 日	大　杼（双穴）		各灸 25 分钟
	飞　扬（双穴）		各灸 30 分钟
11 日	胆　俞（双穴）		各灸 25 分钟
	阳　辅（双穴）		各灸 25 分钟

（3）四肢关节肿大，疼痛明显时，可先灸患处，每处灸 25 分钟，每日择灸 4～6 处，灸 1～2 次，肿痛好转后再按常规灸治，也可按常规灸治的同时，酌灸患处。

（4）类风湿脊柱强直的患者，可由脊柱高位至低位用两个灸筒并在一起施灸。比如，今日灸第 1～4 椎，明日则灸第 5～8 椎，灸至尾骨，再从头循环灸。灸脊柱的同时，应配灸下肢穴，可每日随意配灸高血压病常规灸法中的两个下肢穴。

【病案介绍】

病案一

李某，女，60 岁，住天津市和平区拉萨道。1960 年 9 月 29 日初诊。

病史及症状：于4年前因受风而引起全身关节痛并逐渐出现右手四指及左手食指关节肿，不能伸直，手腕及足踝关节均肿痛，右肩上举受限，腰痛，行走困难，并伴头晕、心悸、目斜视、下肢发凉，小腿易抽搐，每逢阴天及节气交替时关节痛甚。

治疗：嘱自灸。1日，中脘、足三里各30分钟；2日，胆俞20分钟，飞扬25分钟；3日，风池20分钟，悬钟25分钟；4日，肾俞30分钟，关元60分钟。以上4日穴循环灸，每日灸脐30分钟及关节最痛处30分钟。灸2周后，右足踝疼痛显轻，阴天未感觉关节痛加剧；灸至1个月时，下肢已返热，未再出现小腿抽搐，腰痛止，诸关节均痛减，活动时已略显松快；灸至5个月时，足踝部肿痛已消失，右臂已能上举及做梳头的动作，头晕止，目斜视竟也完全纠正（许多貌似不相干的病证，往往可用相同的灸法治愈。可见，症状虽多异，而病的机制则有大同之处）。灸至7个多月，诸关节肿均消退，行走便利，痊愈。

两年后随访，她仍坚持做保健灸，关节痛一直未犯，身体健壮。

病案二

崔某，男，28岁，住天津市南开区。1964年4月25日初诊。

病史及症状：于8年前患两髋关节疼痛，行走不便，病情时轻时重。6年前开始伴腰关节痛，活动受限及张口困难，咀嚼无力。一年前病情加重，在天津第一中心医院经X光拍片发现胸7~9椎、腰骶椎关节骨化，诊为类风湿关节炎，脊柱强直。

现症：全身多数关节痛，项强不能转动，脊柱不能弯曲，张口困难，两臂上举受限，连起床、穿鞋袜均需别人帮助才行；纳差，头晕，失眠，大便干燥，每 3～4 天解 1 次，平素皮肤总是干燥无汗，畏寒。

治疗：予加一组穴，颊车灸 25 分钟，飞扬灸 30 分钟，与高血压病常规灸法中的穴做循环灸。同时灸脊柱，其具体方法是：自上而下灸，使用一个灸筒，每次灸 30 分钟，每日灸 2 次，灸至尾骨再从头循环灸。因大便干，每日加灸承山及左大横各 30 分钟。灸 20 天后患者感觉脊柱较前舒适，张口咀嚼进步。嘱：①加灸大杼、阳辅各 25 分钟，与前穴循环灸；②灸颊车时加灸下关 25 分钟；③灸脊柱时并排使用两个灸器（这样可将督脉及膀胱经脉同时灸到）。灸至 1 个月余，大便已不干，并泻下白脓样物，脊柱部施灸时即不痛并感觉刺痒，灸后活动度可有轻度改善，但止灸 2 小时后又会复有疼痛、强直（病证缓慢，呈浸透样的改善是治疗有效的初步表现，治顽固久疾，不可企图速愈，用灸者不可不知）。嘱加灸期门 30 分钟，太冲 25 分钟以舒肝和胃；灸至 1 个半月，张口及咀嚼继有好转，进食增多，于天气阴冷时仍感觉全身关节痛加重；灸至 2 个月时，颈项已能随意活动，脊椎关节肿粗、强直改善，自觉体力增长，已能自行外出活动；灸至 3 个月，两肩已能平举，畏寒症状消失，任脉触痛显著好转，全身间断有汗出；灸至 7 个月，因天气转冷，全身关节疼痛加重，活动受限，但较往年此时节症状为轻，嘱多灸痛处及涌泉穴；灸至 1 年余，背部能前后俯仰，咀嚼时能张大口，可以自己坐卧、穿鞋袜、行步，骑自行车已如常人。

病案三

李某，男，44 岁，住天津市红桥区西沽。1959 年 11 月 21 日初诊。

病史：于 5 年前右膝受伤，当时经治疗痊愈。以后右膝仍有疼痛，渐渐右膝肿胀，经天津第二医院检查，诊为关节炎，并 2 次在右膝关节腔抽出黄色积液。

现症：右膝肿胀、疼痛，按之有波动感，腿发沉，头晕，血压 25.3/14.7kPa（190/110mmHg）。

治疗：右膝肿处灸 30 分钟，每天 1 次，灸 1 周后，感觉右膝舒适。灸 1 个月，头晕止，血压恢复正常，嘱除灸患处外，加灸：1 日，大杼、风市各 25 分钟；2 日，腰阳关、委中各 30 分钟；3 日，肝俞、太冲各 25 分钟。以上 3 日穴循环灸，灸至 40 天时，蹲下，起立已无膝痛，右膝肿大见消；灸至 2 个月而愈。

【临床体会】

关节炎，无论仅有关节痛症状或已伴有关节变形及关节腔积液，温灸均有良好治疗作用；关节炎、高血压病、半身不遂，虽为不同的疾患，但使用的灸穴灸法相同并均可取效。

四十六、腰椎后突（病案）

张某，男，23 岁，住天津市红桥区邵公庄，1960 年 4 月 24 日初诊。

病史：于 3 年前患腰及左侧腿痛，病证于 1 年前加重，去天津第二医院手术治疗，但未找到病灶，手术未成功，仍诊断不明，以后腰痛渐加重，腰椎渐呈后突。

现症：腰部后突，不能直立，腰及下肢至小脚趾部均疼痛，已不能行走及仰卧，每天只能拱腰趴在床上。检查：第 8 胸椎及第 2、3、4 腰椎均有压痛，第 2、3、4 腰椎肿粗（动手术处）。

治疗：嘱其自灸。1 日，第 2、3、4 腰椎处各 30 分钟；2

日，中脘、足三里各 30 分钟；3 日，肾俞 30 分钟，照海 20
分钟；4 日，大肠俞、昆仑各 25 分钟；5 日，承扶、委中各
25 分钟；6 日，胆俞 25 分钟，承山 30 分钟；7 日，环跳、阳
陵泉各 25 分钟；8 日，风市、申脉各 25 分钟；9 日，风池、
悬钟各 25 分钟。以上 9 穴循环灸，每日加灸脐及关节最痛
处各 30 分钟。灸至 1 个月，腰腿疼痛始减轻，嘱 1 天灸 2 次；
灸至 40 余天，腰痛大为减轻，腰椎肿粗好转，腰已能挺直并
可下地行走，灸至 4 个月，诸症愈，行走 15 千米，抬煤 75 千
克也未再出现腰痛。

四十七、再生障碍性贫血

再障是骨髓造血组织损害而导致的，以贫血、出血倾向及
易发生各系统感染为特征的一类疾病。急性型发病急，病程
短，病情发展迅速，出血多，易致严重感染（如肺炎、败血
症）。慢性型发病慢，病程长且平稳，可感觉无力和逐渐衰
弱；出血多限于皮肤、黏膜，出现紫斑及皮下出血等；感染较
轻，多表现为口腔、咽颊等处的坏死性溃疡和颈部疖、痈。

【治疗】

按血液病常规灸法灸治。

血液病常规灸法

灸 序	穴名及穴数	每穴施灸量
1 日	中 脘（单穴） 足三里（双穴）	灸 30 分钟 各灸 30 分钟

续表

灸　序	穴名及穴数	每穴施灸量
2 日	期　门（双穴） 太　冲（双穴）	各灸 30 分钟 各灸 25 分钟
3 日	下　脘（单穴） 天　枢（双穴） 气　海（单穴）	灸 30 分钟 各灸 30 分钟 灸 60 分钟
4 日	关　元（单穴） 曲　骨（单穴） 三阴交（双穴）	灸 30 分钟 灸 30 分钟 各灸 25 分钟
5 日	心　俞（双穴） 神　门（双穴）	各灸 25 分钟 各灸 25 分钟
6 日	膈　俞（双穴） 膻　中（单穴） 巨　阙（单穴）	各灸 25 分钟 灸 30 分钟 灸 30 分钟
7 日	肝　俞（双穴） 章　门（双穴）	各灸 30 分钟 各灸 30 分钟
8 日	脾　俞（双穴） 不　容（双穴）	各灸 25 分钟 各灸 30 分钟
9 日	三焦俞（双穴） 曲　池（双穴）	各灸 25 分钟 各灸 25 分钟
10 日	身　柱（单穴） 命　门（单穴） 悬　钟（双穴）	灸 30 分钟 灸 30 分钟 各灸 25 分钟
11 日	肾　俞（双穴） 照　海（双穴）	各灸 30 分钟 各灸 25 分钟

注：（1）各种贫血、血小板减少、白血病等血液系统疾病可按此常规灸治。

（2）以上穴循环灸至愈，每日灸脐 30 分钟。

（3）再障患者初灸时，血象不可能迅速回升，依靠输血维持的患者仍需输血，待血象回升接近正常时方可停止输血。

（4）每日下午低热者不用加灸其他穴，感冒或其他感染导致高热时，可酌灸风门、阳陵泉等。

（5）灸1个月后，可酌情日灸2次。

【病案介绍】

王某，男，11岁，住天津市河东区小郭庄。1964年7月初诊。

病史及症状：患者于一年前开始逐渐饮食减少，面色㿠白，身上常出现出血点，腹痛（胃肠黏膜出血的表现），常发热，乏力，天津市某医院曾误诊为蛔虫病，治疗1个月无效，随后转入天津259医院血液病研究所，确诊为"再障"。当时血红蛋白为60g/L，经治疗病情仍继续恶化，血红蛋白曾降至10g/L，现只靠输血维持治疗，医生估计患者将在1个月内死亡。此时患者家属听说另一再障患儿经温灸治愈，遂携患儿来诊。

治疗：嘱自灸。1日，中脘30分钟，丰隆25分钟；2日，期门30分钟，太冲20分钟；3日，下脘、天枢各30分钟，气海60分钟；4日，膈俞25分钟，巨阙30分钟，关元60分钟；5日，脾俞、三阴交各25分钟；6日，肝俞25分钟，章门30分钟；7日，心俞、神门各25分钟；8日，大椎、身柱各30分钟，内关20分钟；9日，肾俞30分钟，照海30分钟；10日，三焦俞、曲池各25分钟。以上10日穴循环灸，每日灸脐30分钟。灸治1个月后，饭量大增，体力显恢复，可看到耳朵上的细血管（灸前耳朵苍白），腹痛止，输血间隔时间已延长。共灸1年余，血红蛋白升至120～130g/L，痊愈。10年后患者来告知，病愈后身体一直很好。

【临床体会】

"再障"仅治过数例,已显示出良好的疗效,值得进一步研究。一般,在灸至 1 个月以后,可以增加灸量,1 天灸 2 天的灸穴(分 2 次灸),若病情险恶,可不受此限,一天之内可灸 2~3 天的灸穴,以患者于灸后无不适感为度。

四十八、血小板减少性紫癜(病案)

杨某,男,50 岁,住天津市河东区小郭庄。1973 年 12 月 13 日初诊。

病史及症状:素患有血小板减少,病轻时无症状,严重时牙龈出血,四肢散在小米粒样出血点,经服药治疗,十余年来未出现出血症状,但血小板一直过低。近 1 个月又出现牙龈出血,四肢散在小米粒样出血点,卧床部位体表呈皮下瘀血,再经药物治疗,未效。

治疗:嘱其自灸。1 日,中脘、足三里各 30 分钟;2 日,劳宫、涌泉各 30 分钟;3 日,期门 30 分钟,太冲 25 分钟;4 日,下脘、天枢各 30 分钟,气海 60 分钟;5 日,心俞、神门各 25 分钟;6 日,膈俞 25 分钟,巨阙 30 分钟,关元 60 分钟;7 日,肝俞 25 分钟,章门 30 分钟;8 日,脾俞、三阴交各 25 分钟;9 日,肺俞、曲池各 25 分钟;10 日,肾俞 30 分钟,照海 25 分钟;11 日,大椎、身柱各 30 分钟,大陵 25 分钟;12 日,风池、悬钟各 25 分钟。以上 12 日穴循环灸,每日灸脐 30 分钟。灸至 2 个疗程后,牙龈出血止,全身出血点及皮下瘀血均消退,现有痔出血,腿肿,两腿无力。嘱加以下 3 日穴:1 日,内、外膝眼各 25 分钟;2 日,命门 30 分钟,二白

25 分钟，曲骨 60 分钟；3 日，水分 30 分钟，中极 60 分钟，复溜 25 分钟，与前穴循环灸，每日熏灸痔疮处 60 分钟。以后患者未再来诊。

四十九、不孕症

夫妇双方同居 2 年以上，没有避孕而未受孕的，为不孕症。正常受孕需要具有以下基本条件：①女方能排出正常的卵子；②男方射出的精液含有正常数量、形态和活动力的精子；③精子和卵子能相遇、结合；④受精卵能在子宫内膜着床。以上基本条件之一发生障碍，就可导致不孕。其中第②、③项之障碍可因男性生殖器官的各种疾病引起；第①、③、④项可因女性生殖器官的各种疾病引起。

【治疗】

（1）因男性导致的不孕症，可参照遗精症栏下的灸法灸治。

（2）因女方导致的不孕症，按妇科病常规灸法灸治。

妇科病常规灸法

灸 序	穴名及穴数	每穴施灸量
1 日	中 脘（单穴）	灸 30 分钟
	足三里（双穴）	各灸 30 分钟
2 日	下 脘（单穴）	灸 30 分钟
	天 枢（双穴）	各灸 30 分钟
	气 海（单穴）	灸 30 分钟

续表

灸　序	穴名及穴数	每穴施灸量
3 日	关　元（单穴） 曲　骨（单穴） 三阴交（双穴）	灸 30 分钟 灸 30 分钟 各灸 25 分钟
4 日	期　门（双穴） 太　冲（双穴）	各灸 30 分钟 各灸 25 分钟
5 日	肾　俞（双穴） 照　海（双穴）	各灸 30 分钟 各灸 25 分钟
6 日	膈　俞（双穴） 通　里（双穴）	各灸 25 分钟 各灸 25 分钟
7 日	肝　俞（双穴） 章　门（双穴）	各灸 25 分钟 各灸 30 分钟
8 日	命　门（单穴） 巨　阙（单穴） 曲　泉（双穴）	灸 30 分钟 灸 30 分钟 各灸 25 分钟
9 日	志　室（双穴） 归　来（双穴）	各灸 25 分钟 各灸 30 分钟

注：（1）月经不调、白带、子宫及附件炎、子宫肌瘤、卵巢囊肿等症均可按此灸法治疗。

（2）以上穴循环灸至愈，每日灸脐 30 分钟。

【病案介绍】

病案一

李某，女，25 岁，住河北省河间县沙河桥。1963 年 5 月 24 日来函求治。

病史及症状：月经不调将近 10 年，结婚 5 年未孕，近 3

年乳房渐缩小，平素感觉小腹冷，时常腹胀。

治疗：于1963年5月底去函，嘱其自灸。1日，中脘、足三里各30分钟；2日，期门30分钟，太冲20分钟；3日，关元、三阴交各30分钟；4日，肾俞30分钟，照海20分钟；5日，天枢、阴交各30分钟；6日，血海、太溪20分钟。以上6日灸穴循环灸，每日灸脐30分钟。灸至2个月，腹胀消失，感觉小腹内温暖舒服，余症如前，嘱加灸水道、中极各30分钟，与前穴循环灸。灸至4个月诸症愈，尚未怀孕。灸至5个月时终于怀孕，次年7月生一女孩，以后又生一男孩，均体健。

病案二

谢某，女，33岁，住天津市红桥区双庙街。1960年10月23日初诊。

病史及症状：素有月经不调，结婚7年未孕，于两年前去某妇产医院检查，证实子宫内有一个瘤体，直径约2厘米，医生主张手术切除，患者未应。现月经量多，小腹及腰疼痛，两胁胀满，胃脘灼痛，头晕，心悸，失眠，小便浑黄。查：右侧腹股沟淋巴结肿大如鸡蛋。

治疗：嘱自灸。1日，中脘、足三里各30分钟；2日，期门30分钟，太冲25分钟；3日，肾俞30分钟，照海25分钟；4日，关元、曲骨各30分钟，三阴交25分钟；5日，命门30分钟，淋巴结肿大处60分钟；6日，水道30分钟，水泉25分钟；7日，膈俞20分钟，气海60分钟；8日，肝俞25分钟，章门30分钟。以上8日穴循环灸，每日灸脐30分钟。每于灸后矢气多，灸至1个月，月经量仍多，但已不感觉难受，白带量灸时增多，不灸则减少（灸后肾气恢复，能排污泻垢，故使白带增多，此与白带症不能混为一谈，此种白带增多，必随施灸时日的延续而逐渐减少）；灸至2个月，月经、白带均转正常，余症均大减；灸至近 3 个月，右腹股沟肿大之淋巴结已摸不到，见其病证皆愈，建议她去医院复查子宫瘤是否消失，患者因怕检查时疼痛，未应。于 1962 年 12 月患者家属来告知，她在 9 月份生一男孩。

【临床体会】

温灸治疗不孕症效果很好，此症因女方原因所导致的为多，若男方身体不很健壮，可以和女方一起灸，这样有助于增加怀孕的机会及提高怀孕的质量。

五十、月经病（病案）

病案一

裘某，女，25 岁，已婚，住天津市南马路。1960 年 7 月 7 日初诊。

病史及症状：患月经不调，经期腹痛，白带症已 3 年，并有纳呆、头晕、心悸、盗汗、失眠多梦、两胁胀满、体弱无力等症状。检查：腹部任脉及脐旁触之硬痛，足三里、三阴交、照海等穴均有压痛。

治疗：嘱其自灸。1 日，中脘、足三里各 30 分钟；2 日，期门 30 分钟，太冲 20 分钟；3 日，关元、三阴交各 30 分钟；4 日，天枢、中极各 30 分钟；5 日，肾俞 30 分钟，照海 20 分钟；6 日，心俞 25 分钟，通里 20 分钟；7 日，肝俞、巨阙各 30 分钟，以上 7 日穴循环灸，每日灸脐 30 分钟。灸 2 周后饮食大增，肠鸣、矢气多；连灸 2 个月诸症痊愈。于 5 个月后怀孕，次年生一男孩。

病案二

李某，女，30 岁，已婚，住河北省河间县沙河桥。1960 年 6 月其家属来函求治。

病史及症状：患者于 2 年前出现月经期错后，一般 2 个月一次月经，而近 8 个月则一次月经未来，连服 60 余剂中药未效。现症尚有头晕，胃脘灼痛，胀满，腰痛，脐左边可触及一包块，已不能劳作。

治疗：嘱自灸。1 日，中脘、足三里各 30 分钟；2 日，期门 30 分钟，太冲 20 分钟；3 日，肾俞 30 分钟，照海 20 分钟；4 日，关元、三阴交各 30 分钟；5 日，天枢、中极各 30 分钟；6 日，建里 30 分钟，昆仑 20 分钟，脐左肿块处 60 分钟；7 日，内关、委中各 25 分钟。以上 7 日穴循环灸，每日灸脐 30 分钟。灸 2 周后尚未来月经，余症均减轻；灸至近 1 个月时，月经复通，但有行经腹痛（经脉尚有瘀滞），腰痛已大为好转，脐左肿块已软小，仍有心悸。嘱加灸心俞、神门各 25 分钟与前穴循环灸，共灸 6 个月，诸症痊愈，病愈后身体状况良好，于 1963 年 5 月生一男孩。

病案三

姜某，女，39 岁，已婚，住河北省文安县。1961 年 9 月 18 日初诊。

病史及症状：月经过多已有 6 年，于 1 年前因一次月经出血甚多，在当地医院做刮宫治疗，以后病情时轻时重，来就诊前 1 个月，漏血不止，几乎天天不断，医院经一般止血治疗未效，拟手术切除子宫，患者未同意。现症尚有白带多，尿频，腹胀，脐周冷痛，腰痛，头晕，耳鸣，心悸，气短，自汗，乏力，颜面及四肢浮肿。

印象：子宫出血（崩漏）。

治疗：嘱自灸。①中脘、足三里各 30 分钟；②期门 30 分钟，太冲 20 分钟；③关元、三阴交各 30 分钟；④天枢 30 分钟，中极 60 分钟；⑤肾俞 30 分钟，脐 60 分钟；⑥命门、血海各 30 分钟；⑦章门 30 分钟，气海 60 分钟；⑧膈俞 30 分钟，阴交 60 分钟；⑨曲泉、照海各 25 分钟；⑩心俞、通里各 25 分钟；⑪肝俞 25 分钟，水道 30 分钟；⑫白环俞 25 分钟，涌泉 40 分钟；⑬阴陵泉、太溪各 25 分钟。以上 13 组穴，上下午各灸 1 组，做循环灸，每日灸脐 30 分钟。

治疗：开始灸的第 2 天，因子宫出血量多，去医院接受止血治疗，3 天后出院，继续灸，感觉腹部舒服；灸至 10 天后，自汗止，体力增强，开始每天灸 3 组灸穴并多灸小腹痛处；灸至 40 天，来月经，量多，行经 3 天止（这是施灸后第 1 次来月经，其间未曾有漏血）。此后月经 10 余天来一次，有间隔延长的趋势。灸至 4 个月，月经周期及月经量已完全恢复正常。

【临床体会】

温灸治疗月经病效果很好，可据各病证的不同特点，按妇科病常规灸法加减灸穴治之。一般患者自灸，直接按此常规灸治即可。

五十一、盆腔炎（病案）

魏某，女，36 岁，已婚，住天津市河东区复兴庄。1965 年 3 月 4 日初诊。

病史及症状：患小腹痛，腰痛半年，经天津市中心妇产科医院诊为盆腔炎（宫颈糜烂、子宫炎、附件炎）。现症尚有月经不调，白带多，纳呆，头晕，心悸，大便稀，每天 2~3 次，小便色黄，频数。检查：腹部任脉及脐旁、小腹均有压痛，足三里、三阴交、照海穴均有压痛。

治疗：嘱自灸。1 日，中脘、足三里各 30 分钟；2 日，期门 30 分钟，太冲 25 分钟；3 日，下脘、天枢各 30 分钟，气海 60 分钟；4 日，关元 30 分钟，三阴交 25 分钟，中极 60 分钟；5 日，肾俞 30 分钟，照海 25 分钟；6 日，大肠俞、曲池各 25 分钟；7 日，肝俞 25 分钟，章门 30 分钟；8 日，脾俞、大陵各 25 分钟。以上 8 日穴循环灸，每日灸脐 30 分钟。共灸不足 1 个月，诸症消失，经中心妇产医院复查，确认盆腔炎痊愈，该院医生对患者如此快速病愈颇感惊异。

五十二、子宫脱垂

此症是指子宫位置明显下降，依其下降的程度，可分为：第一度，子宫颈下降至坐骨棘水平以下，但未超出阴道口；第二度，子宫颈与子宫体部分脱出于阴道口外；第三度，子宫颈与子宫体全部脱出于阴道口外。子宫脱垂常伴有阴道膨出或直肠、膀胱膨出，但两者也可单独存在。

导致子宫脱垂的常见病因有：分娩损伤，产后过早劳动，长期营养不良，慢性腹压增高（如长期咳嗽，习惯性便秘，长期坐位或蹲位劳动），先天性子宫及子宫韧带或盆底组织发育不良，或脊椎隐裂。

此病的临床表现主要为阴道有软物脱出，轻者于劳作或行走时脱出，休息或卧位即回复，或仅有腹坠感，用手扪触阴道时始觉有物下突；重者，终日脱垂在外，不能还纳，经常伴有腹坠感，或有大、小便困难，日久，局部摩擦引起溃疡。

【治疗】

按以下子宫脱垂常规灸法灸治。

灸　序	穴名及穴数	每穴施灸量
1 日	关　元（单穴） 曲　骨（单穴） 三阴交（双穴）	灸 30 分钟 灸 30 分钟 各灸 25 分钟
2 日	阴　交（单穴） 中　极（单穴） 曲　泉（双穴）	灸 30 分钟 灸 30 分钟 各灸 25 分钟
3 日	太　溪（双穴） 照　海（双穴）	各灸 25 分钟 各灸 25 分钟

注：以上穴循环灸，每日灸脐 30 分钟。

【病案介绍】

高某之母，素患有此症，子宫脱出，形如茄子。嘱自灸两组穴：1 日，曲骨、曲泉各 30 分钟；2 日，太溪、照海各 30 分钟，每日灸一组穴，另灸脐 30 分钟，两组穴循环灸 2 月而病愈。

五十三、乳腺炎

本病多发生于妇女产后有小儿吃奶，乳房过胀或乳头皲裂之后。可有发冷、发热、周身不适，局部肿胀、疼痛，也可有硬结或化脓（有波动感）。

【治疗】

按以下乳腺炎常规灸法灸治。

灸 序	穴名及穴数	每穴施灸量
1 日	膺 窗 （双穴） 乳 根 （双穴）	各灸 25 分钟 各灸 25 分钟
2 日	肝 俞 （双穴） 二 白 （双穴）	各灸 25 分钟 各灸 25 分钟
3 日	肺 俞 （双穴） 鱼 际 （双穴）	各灸 25 分钟 各灸 25 分钟
4 日	手三里 （双穴） 足三里 （双穴）	各灸 25 分钟 各灸 25 分钟

注：（1）以上穴循环灸至愈，每日灸脐 30 分钟。

（2）若在哺乳期因生气而引起此病，可灸期门（胸部）30 分钟，太冲（下肢）25 分钟，与以上穴循环灸。

【病案介绍】

病案一

田某，女，37 岁，已婚，住天津市西门内。1960 年 3 月 29 日初诊。

病史及症状：患者正在哺乳期，来诊前 3 天感觉全身不适，左乳下半部红肿疼痛。

治疗：嘱每日灸患处、脐、肝俞各 30 分钟。第 1 次灸患处后疼痛立止，红肿明显消退，可触摸到红肿局部有一胡桃大小硬结。共灸 3 天，硬结消散，患处红肿热痛均消退而愈。

病案二

马某，女，31 岁，已婚，住天津市南开区大水沟。1964 年 6 月 22 日初诊。

病史及症状：患者正值哺乳期，出现右乳下半部红肿硬痛，伴腹胀，就诊当天中午体温高达 39℃，伴恶寒。

治疗：先予灸风门、阳陵泉各 25 分钟，右乳患处 30 分钟，灸后 1 小时，体温降至 38.4℃。至傍晚体温又升至 39℃，予灸风门、阳陵泉、膈俞各 25 分钟，足三里、右乳患处各 30 分钟，灸后体温下降至 38℃。次日晨体温又升至 39℃，予灸神庭、百会、足临泣各 20 分钟，大椎、命门及右乳患处各 30 分钟，大肠俞 25 分钟，灸后体温降到 38.4℃。至中午又升至 39℃，晚间予灸肝俞 25 分钟，右膺窗、右乳根各 30 分钟，患处 30 分钟，灸后感觉周身舒适，体温降至 38℃。第 3 日，早晨体温 37.2℃，右乳患处仍红肿，予灸肝俞 25 分钟，患处 60 分钟，晚间予灸肝俞 25 分钟，膺窗、乳根各 30 分钟，二白、足临泣各 20 分钟，灸后体温已正常。因暑天炎热，灸后患者坐在室外乘凉，受风，于第 4 日晨体温又升至 38.4℃，急灸风门、肝俞各 25 分钟，中脘及患处各 30 分钟，体温略降，至晚间又升至 39.5℃，呼吸时鼻孔发热，予灸肺俞、肓门各 20 分钟，鱼际 20 分钟，足三里 30 分钟，灸后温度降为 38℃，周身舒服。第 5 日晨体温 37.5℃，中午体温 37℃，乳痛减轻。晚间复灸 1 次（穴同早晨所灸的穴）。第 6 日晨，体温 36℃，乳肿虽未消，但出乳汁已较畅快，全身舒适，食欲已开，中午时感觉乳肿处刺痒，晚间灸患处四周各 30 分钟。第 7、8 日仍灸患处，至第 9 天病愈。

【临床体会】

温灸治乳腺炎效果良好，一般病在左乳可速灸愈，在右侧者需多灸数日方愈。

五十四、乳汁过少

乳汁过少与乳房发育不良，营养不良，身体虚弱，产妇精神不安定以及哺乳方法不正确等因素有关。

【治疗】

（1）一般可每日灸膻中（胸部）、脐各 30 分钟，乳根（胸部）25 分钟。

（2）如纳差，每日加灸中脘（腹部）、足三里（下肢）各 30 分钟；如情绪不佳，每日加灸期门（胸部）30 分钟，太冲（下肢）25 分钟。

【病案介绍】

病案一

聂某，30 岁，住天津市河北区日纬路。1962 年 3 月 3 日来诊。述数日前产一婴后，乳汁甚少。嘱其按上法灸治，5 天后奶水已足。

病案二

阎某，28 岁，住天津市南开区大水沟。1976 年 6 月 18 日来诊。她于一个月前生产一女婴，此后下乳少而稀。嘱按上法灸，5 日后乳汁已足。

【临床体会】

此症灸之多效，且方便，值得推广。某些病案有家族遗传倾向或属于乳房发育不良，并非治之绝对无效，可以试用。

五十五、脊髓灰质炎（小儿麻痹症）

本病简称灰髓炎，病原是脊髓灰质炎病毒，可分Ⅰ、Ⅱ、Ⅲ型，以Ⅰ型较常见。主要经消化道传染，流行于夏秋季节，儿童多见。口服脊髓灰质炎疫苗，预防效果好。

本病起病有发热，轻度咽痛，纳差，腹泻，多汗等不适症状，继而可有头痛，嗜睡，肢体疼痛，感觉过敏，腰骶部疼痛。部分患者有轻到中度脑膜刺激征，偶有呕吐。于病程第3～8天，体温尚未下降或开始下降时，家属常发现患儿有跛行或行走时摔倒。体检时可有一侧或两侧肢体不对称的松弛性瘫痪，常见于下肢。患肢感觉存在，腱反射消失。若瘫痪影响膀胱括约肌功能可导致尿潴留，影响到腹肌、肋间肌、膈肌则出现语音减弱，咳嗽低沉，甚至呼吸困难。极少数患者，病变可损及延髓生命中枢。热退后数天，瘫痪一般不再发展。瘫痪的肌群，大部分可在6个月至1年内恢复，少数形成肢体萎缩、畸形等后遗症。

【治疗】

1. **患病初期**　每日灸大椎（颈部）、命门（腰部）、阳陵泉（下肢）各20分钟。亦可酌加身柱、灵台、筋缩（均在背部）等穴。

2. **下肢瘫**　①由第8胸椎灸至尾骨尖；②由大转子（胯骨头）灸至外踝下；③由膝盖内侧灸至内踝尖。

3. **上肢瘫**　①由哑门（头部）灸至第7胸椎下；②由肩髃（上肢）沿大肠经灸至合谷（上肢）。

4. **上、下肢均瘫**　合用治法2、3。其具体操作是，用温灸筒沿各条灸治线路，自上而下，每天只分别灸一处，每处灸20分钟。灸至最下端后，再从头循环灸，直至病愈。

以上几种灸法，均宜每天加灸脐30分钟。单侧肢体患病，可仅灸患侧。

【病案介绍】

病案一

赵某，女，4岁，住天津市红桥区北营门。1965年7月5日初诊。

病史及症状：自1岁时患小儿麻痹症，上肢乏力，两下肢均不能活动，经针刺及中药治疗2年，上肢及左下肢已恢复正常，右下肢仍不能活动，肌肉严重萎缩，腰部脊椎向左侧歪斜，饮食尚正常，大便每日6~7次，为稀便。

治疗：方法基本同前，先灸右腿，1周后加灸脊柱，每处灸10~15分钟，每日灸脐30分钟。灸半个月后，右腿已能自动伸屈；灸至1个月时，右腿肌肉增粗，已能自动迈步，但力弱；灸至3个月时，已能跑步，只是行走时右腿略显跛行。腹泻一症，因灸脐也已治愈。

病案二

黄某，男，13岁，住天津市河东区小郭庄。1973年10月25日初诊。

病史及症状：患者自1岁时患小儿麻痹症，屡治无效，现左腿肌肉萎缩，行走时左腿无力，左脚掌不能着地（只用左脚趾着地），跛行明显。

治疗：同前法。灸数月后左腿肌肉增粗，上楼及走远路已不感觉累，共灸2年，左脚掌已能着地，跛行基本纠正。

【临床体会】

此病患者来做温灸治疗的，均是病程已长且留有后遗症者。西医一般认为，此病病程在 2 年以上的，瘫痪肌肉基本定型。从以往的温灸经验来看，情况并非如此，病程在 2 年以上，甚至于 11 年者，症状经灸治后得到基本纠正的已非少数。此病若在早期灸治，当有更好的疗效，然知灸而用灸者鲜有，实为患儿之不幸！

夏日小儿当风而卧最易诱发本病，其他诱因，如以冷水洗浴等皆应避免之。

五十六、小儿惊厥

惊厥是儿科常见的急症，主要为大脑功能暂时紊乱的表现。由于小儿的神经系统发育未成熟，兴奋容易扩散，故容易发生惊厥。加之引起惊厥的某些原因，如产伤、脑发育畸形、先天性代偿异常等为小儿所特有，高热及中枢神经感染在小儿多见，故小儿，尤其是婴幼儿，发生惊厥远比成人为多。

本病的典型表现为意识丧失，眼球固定呈上翻、斜视，头转向一侧或后仰，口吐白沫，面部及四肢肌肉呈强直或痉挛性抽动。常伴有屏息。惊厥时间长者可出现青紫。部分小儿有大小便失禁。一般经数秒至 10 多分钟后自止，继而进入昏睡。少数抽搐短暂者，意识清楚（如缺钙引起的抽搐）。惊厥不止常引起体温升高，颅内压增高，窒息或心力衰竭而致死亡。

【治法】

每次灸身柱、筋缩（背部）各 15 分钟，命门（腰部）15

分钟，中脘（腹部）20 分钟。若灸后惊厥或有反复，可于一天内灸 2~3 次，每日灸脐 20 分钟。

【病案介绍】

王某，男，6 月龄，住天津市南开区大水沟。

病史及症状：患儿于 1975 年 6 月 16 日，突发高热，四肢抽动，眼球上视，去医院治疗未效，家属称抱回家时"气息已无"。

治疗：予急灸筋缩、命门各 15 分钟，中脘、脐各 20 分钟。灸后立即清醒而愈。

五十七、水痘（病案）

尚某，男，5 岁，住天津市南开区南开三马路。1973 年 4 月 19 日初诊。

病史及症状：患儿出水痘数日，经服药治疗未效。现腹部及四肢散在小疱样痘疮，发热。

治疗：灸风门、肺俞、曲池、大陵各 15 分钟，中脘、脐各 20 分钟，每日灸 1 次，3 日而愈。

五十八、颈部淋巴结结核（瘰疬）

本病为结核杆菌慢性感染所致。因多个颈部淋巴结肿大，累累如贯珠之状，故中医称之为瘰疬，俗称老鼠疫。其特点是多见于儿童或青年人，好发于颈部及耳后，起病缓慢，初起淋巴结不大，局部皮色不变，不觉疼痛，以后逐渐增大，且肿大的淋巴结数目增多，成脓后皮色转为暗红，溃后脓水清稀，每夹有败絮样物，往往此愈彼溃，形成窦道。

【治法】

按以下常规灸法灸治。

灸　序	穴名及穴数	每穴施灸量
1 日	肝　俞（双穴） 阳　辅（双穴）	各灸 25 分钟 各灸 25 分钟
2 日	天　池（双穴） 少　海（双穴）	各灸 25 分钟 各灸 25 分钟
3 日	百　劳（双穴） 肘　尖（双穴）	各灸 25 分钟 各灸 25 分钟
4 日	手三里（双穴） 太　冲（双穴）	各灸 25 分钟 各灸 25 分钟
5 日	二　白（双穴） 束　骨（双穴）	各灸 25 分钟 各灸 25 分钟

注：（1）身体各部位淋巴结核均可按此方法灸治。

（2）以上穴循环灸至愈，每日灸脐 30 分钟，患处 20～30 分钟。

（3）淋巴结破溃处先熏灸，待收口后方可将灸筒放置其上施灸。

【病案介绍】

病案一

葛某，女，18 岁，住天津市河西区西南楼。1954 年 8 月 3 日初诊。

病史及症状：于一个月前发现颈部长出一肿物，在天津某医院诊为颈淋巴结结核，肌注链霉素治疗未效。现肿物长至鸡蛋大小，中度硬，未破溃。

治疗：每天灸肝俞 25 分钟，脐与患处各 30 分钟。灸 10

天后，肿大之淋巴结已缩小大半，以后因故止灸，数月后肿大之淋巴结渐渐消失。

病案二

刘某，女，26岁，住6213部队。患者于1963年5月来信求治。

病史及症状：曾于5年前患右耳下淋巴结结核。2年前此结核患处破溃，服2个月中药后收口。3个月前于原部位又有2个淋巴结开始肿大，现已有核桃大小。

治疗：函嘱自灸。1日，灸肝俞30分钟，太冲25分钟；2日，天池、少海各25分钟；3日，曲池及患处各30分钟；4日，百劳、肘尖各25分钟。以上4日穴循环灸，每日灸脐30分钟。灸4天后，患者开始每天灸2次。灸10天，肿大的淋巴结已缩小一半，但食欲不振（与多灸有关），嘱其每日只灸1次；又灸数日，饮食转正常，共灸2个月，淋巴结之肿大完全消退，身体也比以前健壮些。

五十九、血栓闭塞性脉管炎（脱疽）

本病常被简称为脉管炎，病变主要发生于中、小型动脉，伴行静脉也可同时受累。受累血管有明显节段性病理改变，同一节段的病变大致相同。本病的特点为广泛性动脉壁内皮细胞和成纤维细胞增生，可引起血栓形成，管腔完全闭塞。

本病多发生于青壮年，以男性为多，虽为慢性全身性血管疾患，而发病主要在下肢，表现为患肢麻木、苍白、发绀、疼痛、间歇性跛行、足背动脉搏动减弱或消失及游走性浅表动脉炎，严重者有肢端溃疡和坏死。

【治法】

按以下常规灸法灸治。

灸　序	穴名及穴数	每穴施灸量
1 日	阳陵泉（双穴） 曲　泉（双穴）	各灸 25 分钟 各灸 25 分钟
2 日	悬　钟（双穴） 三阴交（双穴）	各灸 25 分钟 各灸 25 分钟
3 日	足三里（双穴） 冲　阳（双穴）	各灸 30 分钟 各灸 25 分钟
4 日	申　脉（双穴） 照　海（双穴）	各灸 25 分钟 各灸 25 分钟
5 日	肝　俞（双穴） 太　冲（双穴）	各灸 25 分钟 各灸 25 分钟
6 日	心　俞（双穴） 二　白（双穴）	各灸 25 分钟 各灸 25 分钟
7 日	束　骨（双穴） 内踝尖（双穴）	各灸 25 分钟 各灸 25 分钟

注：（1）以上穴循环灸至愈，每日灸脐 30 分钟。

（2）下肢患病者，每日熏灸患侧足趾尖 2 次，每次 30～60 分钟（无论皮肤溃破与否均要熏）。

（3）上肢患病者，每日熏灸患侧指端 2 次，每次 25 分钟，并酌灸大陵、阳池（均上肢穴），与前穴循环灸。

【病案介绍】

病案一

张某，男，40 岁，住天津市西郊区。1965 年 2 月 14 日初诊。

病史及症状：10 年前，于春季种稻时足部受寒，继之出现右足大趾疼痛，于 2 年前经手术治疗已愈。以后出现左足大趾溃烂，流淌脓水，足面发黑，疼痛甚。按悬钟、丘墟、三阴交及照海等穴均有压痛。

治疗：嘱其自灸。1 日，阳陵泉、阴陵泉各 25 分钟；2 日，足三里 30 分钟，曲泉 25 分钟；3 日，悬钟、三阴交各 25 分钟；4 日，申脉、照海各 25 分钟；5 日，丘墟、太冲各 25 分钟。以上 5 日穴只灸患侧，循环灸，每日灸脐 30 分钟。仅灸半个月，左足大趾溃烂处已收口，足面皮色转为正常，疼痛止，病愈。

病案二

岑某，男，48 岁，住河北省河间县。1975 年 6 月 3 日初诊。

病史及症状：数年前患右足发凉，足大拇趾麻痛，行走时尤甚，仅走 500 米长的路，即会因患处麻痛难忍而不能再走，经当地县医院诊为脉管炎，治疗未效。此外尚有心悸，头昏目眩，眼球外突，全身乏力等症状。

印象：脉管炎，甲亢。

治疗：嘱由膝内外两侧，用温灸筒一处挨一处灸到踝骨下方及足面，每处灸 25 分钟，每日灸内外侧各一处。灸至足面后，再从膝部循环灸。当足趾疼痛等症状好转后再加灸：1 日，中脘、足三里各 30 分钟；2 日，期门 30 分钟，太冲 25 分钟；3 日，下脘、天枢各 30 分钟，气海 60 分钟；4 日，心俞、神门各 25 分钟；5 日，膈俞 25 分钟，膻中、巨阙各 30 分钟；6 日，厥阴俞、少海各 25 分钟；7 日，天池、间使各 25 分钟。以上 7 日穴循环灸。灸至一个半月，足趾痛麻及足凉已好转，眼球外突基本恢复正常；灸 2 月余，已能连续行走

3 千米路，诸症减轻，唯有头昏目眩依旧。复信嘱加灸 3 日穴：1 日，风池、悬钟各 25 分钟；2 日，百会、哑门、申脉各 25 分钟；3 日，肝俞 25 分钟，章门 30 分钟，与前穴循环灸。以后患者未再来函，情况不明。

病案三

于某，男，25 岁，住山西省吕梁地区交口县。1977 年 9 月 30 日初诊。

病史及症状：患者在 1973 年冬季蹚水过河后出现两足及右手疼痛，双侧足背脉管变硬，以右侧为甚。每至冬季左大足趾麻木，由足踝以下疼痛，右足大小趾发凉，若行走 500 米路两足便疼痛麻木难忍。右手背尺侧一血管变硬，中指、无名指端呈黑紫色，已溃烂流脓水，疼痛麻木，左大指端呈紫色，发凉，经多家医院诊为脉管炎，称必须手术切除患处。此外尚有遗精、失眠、心悸、盗汗、胃脘痛、腰痛等症状，每日大便 3～4 次，右手脉搏细微，左手脉搏摸不到。

治疗：凡手背、足背能灸的部位，每日每处灸 25 分钟，溃烂处用艾烟熏 30 分钟，每日灸脐 30 分钟。兼灸：1 日，二白、束骨各 25 分钟；2 日，肝俞、太冲各 25 分钟；3 日，关元、中极各 30 分钟，三阴交 25 分钟；4 日，心俞、神门各 25 分钟；5 日，肾俞 30 分钟，照海 25 分钟。以上 5 日穴循环灸。仅灸 6 天，手指痛已轻、指端溃烂亦好转，突出足背之血管变软，平复，用手可触知血管内有硬结；灸 10 天后，右手指感觉刺痒，中指尖溃烂处已有新肉长出，无名指端溃烂处已不流脓水，仍呈黑紫色，右足已温热；灸半个月，走远路两足也不觉疼痛，仍有麻木感，胃脘痛及便溏等愈；灸至 1 个半月，右手中指患处愈，无名指指尖尚有小米粒大小溃烂面，指甲发青；灸至 2 个半月，右侧无名指患处已痊愈（此前某日，患者曾熏左大指 2 个多小时，肿消失）。以后继续灸治，于 1979 年 1 月 25 日来津

告知，仅个别手指、足趾发凉，余症均愈，查其右足背有一处
血管壁硬尚未复原，左踝部脉搏仍微弱。

【临床体会】

温灸治疗脉管炎有相当好的效果，值得进一步研究。

六十、痈

数处毛囊感染金黄色葡萄球菌后，互相融合或由多个疖融
合而引起的深红色或紫红色硬块称为痈。发于颈、背、肩部，
其他部位比较少见。患处在 1~2 周内化脓，病损表面发生多
个穿孔，流出脓液及坏死组织。痈易向四周及深部发展，可达
皮下组织。严重时患处坏死、脱落，形成深溃疡，愈后形成大
片瘢痕。本病常伴有高热、寒战等全身症状，局部有剧痛及触
痛。常有附近的淋巴结炎。

【治法】

轻者只灸患处即愈。严重者按以下常规灸法灸治。

灸 序	穴名及穴数	每穴施灸量
1 日	风　门（双穴） 大　陵（双穴）	各灸 25 分钟 各灸 25 分钟
2 日	二　白（双穴） 束　骨（双穴）	各灸 25 分钟 各灸 25 分钟
3 日	肝　俞（双穴） 太　冲（双穴）	各灸 25 分钟 各灸 25 分钟

续表

灸　序	穴名及穴数	每穴施灸量
4 日	膈　俞（双穴） 少　海（双穴）	各灸 25 分钟 各灸 25 分钟
5 日	心　俞（双穴） 神　门（双穴）	各灸 25 分钟 各灸 25 分钟
6 日	肘　尖（双穴） 内踝尖（双穴）	各灸 25 分钟 各灸 25 分钟

注：以上穴循环灸至愈，每日灸脐 30 分钟。

【病案介绍】

赵某，女，30 岁，住天津市南开区。1965 年 9 月 21 日初诊。

病史及症状：就诊前一个月，腹部及四肢长出数个痈疮，破溃流脓后已渐愈，现左手腕及左臂下部各有直径约 3 厘米及 6 厘米两处痈疮，已发现 10 余日，局部紫红，触之显软，其上已有数个脓点（将溃）。

治疗：患处每处每日灸 30～60 分钟。灸两天后，手腕部痈疮已消失；灸 3 天后臂下痈疮亦消，病愈。

【临床体会】

治疗痈疮及其他各种细菌感染引起的皮肤病，直接灸、熏患处往往获佳效，这可能与如下因素有关：①艾药有直接灭菌作用；②高热的灭菌作用；③灸可通瘀去滞、调畅营卫，则邪不能自留。灸、熏之，未溃者可消散，已溃者易愈合（未溃宜灸，已溃者宜熏）。

六十一、蜂窝织炎

本病主要是由溶血性链球菌所引起的皮下、筋膜下、肌间隙或深部蜂窝组织的一种急性弥漫性化脓性感染。有时可由金黄色葡萄球菌、厌氧性或腐败性细菌引起。

由链球菌引起的，脓液稀薄，病变扩散迅速；由葡萄球菌引起的，脓液稠厚，较易局限为脓肿。若病变部位组织松弛（如面部、腹部）则疼痛轻，水肿明显；病变部位组织致密（如颈、背部）则痛剧而水肿轻。如病变位置表浅，则局部明显红肿，剧痛，扩展快，与正常皮肤分界不明显，患处中央部先硬后软，溃破而排出脓液及坏死组织；病变位置深的，红肿多不明显，只有局部水肿和深部压痛，不易破溃。

患者可有高热，寒战，全身不适等严重全身症状，可伴有淋巴结、淋巴管炎，有时发生坏疽、转移性脓肿甚至败血症。

【治疗】

按以下常规灸法灸治。

灸　序	穴名及穴数	每穴施灸量
1 日	风　门（双穴）	各灸 25 分钟
	二　白（双穴）	各灸 25 分钟
2 日	肝　俞（双穴）	各灸 25 分钟
	束　骨（双穴）	各灸 25 分钟
3 日	膈　俞（双穴）	各灸 25 分钟
	血　海（双穴）	各灸 25 分钟

注：以上穴循环灸至愈，每日灸脐 30 分钟，酌情每日或隔日灸患处 25 分

钟。已溃者则熏之。

【病案介绍】

王某，女，11 岁，住天津市南开区南马路。1974 年 3 月 23 日初诊。

病史及症状：于 20 天前开始左腿内侧根部局部肿痛，面积由小渐大，疼痛难忍，伴高热，住某医院治疗 10 余日未效，于 2 天前出院，当时体温 39.6℃，白细胞 36×10^9/L，左腿活动则剧痛，不思饮食，大便干。检查：左腿内侧根部有一 14 厘米 ×9 厘米大小的漫肿区，平坦而边缘不明显，无脓头，皮色不变。

治疗：同前述，灸 5 天后体温降至正常，患处面积大为缩小，痛止，饮食佳，大便正常，白细胞下降至 16×10^9/L；灸至 12 天，痊愈。

六十二、丹毒

系由溶血性链球菌侵入皮肤或黏膜淋巴管所引起的急性感染。常可发现引起本病的局部病灶，如小腿丹毒常由于足癣；面部丹毒常由于鼻黏膜损害。本病以发生在小腿和面部者多见。患处为略高出皮面水肿性鲜红色斑片，边缘明显，表面光滑发亮、触之坚实，间有大疱出现，有压痛。反复发作的可产生局部象皮肿，尤以小腿多见。本病发病常有畏寒、发热、大便秘结和全身不适等先驱症状，发热可持续至损害消退时。

【治疗】

不严重者，患处每次灸 25 分钟，日灸 2 次即可。若病发于头面、胸背，症状严重者，按以下常规灸法灸治。

灸　序	穴名及穴数	每穴施灸量
1 日	肺　俞（双穴） 曲　池（双穴）	各灸 25 分钟 各灸 25 分钟
2 日	膈　俞（双穴） 大　陵（双穴）	各灸 25 分钟 各灸 25 分钟
3 日	肝　俞（双穴） 支　沟（双穴）	各灸 25 分钟 各灸 25 分钟
4 日	脾　俞（双穴） 三阴交（双穴）	各灸 25 分钟 各灸 25 分钟

注：以上穴循环灸至愈，病情危急者，可日灸 2 日的穴，分 2 次灸。每日灸患处 20 分钟，灸脐 30 分钟。

【病案介绍】

病案一

杨某，女，32 岁，住天津市南开区大水沟。1964 年 6 月 21 日初诊。

病史及症状：于 3 年前两膝下内侧出现数块略高出皮肤的鲜红色斑片，边缘清楚，以后每年犯 1 次，历时 2～3 个月，然后自行消退。现于 20 天前发病，两侧膝下至踝部共有 7 片皮损处，局部有胀痛感，腿发沉。

治疗：每日分别于皮损处灸 1 次，每次 25 分钟，第 1 次灸后，患处皮肤已见皱纹，肿痛好转，以后连灸 3 天而愈。嘱其每年于感觉将发病时或发病期间灸膝至踝内、外侧，已见皮损则灸皮损处。

病案二

马某，女，50 岁，住天津市和平区襄阳道。1981 年 5 月 31 日初诊。

病史及症状：患者于 3 天前左腿内侧膝下部位出现大面积红色斑片，发热，去医院，诊为丹毒，用热敷及服药治疗未效。

治疗：嘱自灸。1 日，风门、支沟各 25 分钟；2 日，肺俞、曲池各 25 分钟；3 日膈俞、大陵各 25 分钟，以上 3 日穴循环灸，每日灸患处及脐各 30 分钟。连灸 3 日已愈。

【临床体会】

患慢性丹毒者，可在灸愈后，按常规灸法每年灸两三次，以防复发。

六十三、疖与疖病（疔疮）

系由葡萄球菌感染所引起的毛囊深部及周围（包括所属皮脂腺）的化脓性炎症。本症夏季多见，好发于颜面、颈及臀部，时或发于四肢。皮损呈以毛囊为中点的高出皮面的圆形、黄豆大或更大的炎性小结节，基底坚实，光亮紧张，局部有红、肿、热、痛，以后结节顶端化脓为黄色，愈后有瘢痕。附近淋巴结常肿大，重者可有发热和全身不适甚至引起败血症。

【治疗】

轻者每日熏灸患处 2 次，每次 30 分钟，重者按以下常规灸法灸治。

灸 序	穴名及穴数	每穴施灸量
1 日	风 门（双穴） 二 白（双穴）	各灸 25 分钟 各灸 25 分钟
2 日	肝 俞（双穴） 束 骨（双穴）	各灸 25 分钟 各灸 25 分钟
3 日	身 柱（单穴） 命 门（单穴） 合 谷（双穴）	灸 30 分钟 灸 30 分钟 各灸 25 分钟
4 日	心 俞（双穴） 大 陵（双穴）	各灸 25 分钟 各灸 25 分钟

注：以上穴循环灸至愈，每日熏灸患处 25 分钟，灸脐 30 分钟。

【病案介绍】

杨某，女，45 岁，住天津市和平区。1976 年 12 月 20 日初诊。

病史及症状：患者有多年糖尿病史，正在用温灸治疗，于 10 天前，左手中指甲根内角长出一小疖肿，数日后疖顶变黄继而变黑，现手指肿痛。

治疗：嘱其每日熏灸患处 30 分钟，连熏 4 天告愈。

六十四、枕骨下硬结性毛囊炎（发际疮）

系由葡萄球菌等引起的局限性毛囊炎，好发于枕骨及后颈部发际之间，常排列成带形与发际平行，一般不延及他处。初起为针头大小的毛囊丘疹，疏散分布，以后损害不断发生，密集成群，并融合成不规则形的硬结性小块，触之非常坚硬，压之常有脓液溢出，其上可见数根头发成簇地从一处皮肤穿出。病程漫长。

【治疗】

每日灸患处、曲池或大陵（均上肢穴）各 25 分钟，脐 30 分钟。

【病案介绍】

沈某，男，27 岁，住河北省河间县。1975 年 7 月 23 日来诊。

病史及症状：于数月前，患者项后发际长出多数毛囊丘疹，小如米粒，大者融合如枣，与发际平行分布，患处刺痒、疼痛，屡治未效。

治疗：嘱其每日灸患处 30 分钟。患者于施灸时颇觉舒适，患处痒而不痛（灸后产生的刺痒感与病理的刺痒感不同，患者自能分辨）。他不愿只灸 30 分钟，故每次均灸超量，连灸 10 天病愈。

六十五、荨麻疹

系变应性皮肤病，急性发作常起因于进食某种蛋白质类食物，如鱼虾等海鲜；服用痢特灵、阿司匹林等药物；寒冷刺激；肠寄生虫。也可突然发生，数小时后又迅速消退，但又不断成批发生。慢性者反复发作，长达数周、数月甚至多年。

皮损为大小不等、鲜红色或瓷白色风团。黏膜亦可受累，发生于胃肠道可伴有腹泻，发生在喉头黏膜则可有憋气，呼吸困难，甚至窒息。

【治法】

按以下常规灸法灸治。

灸 序	穴名及穴数		每穴施灸量
1 日	风 门（双穴）		各灸 25 分钟
	支 沟（双穴）		各灸 25 分钟
2 日	肺 俞（双穴）		各灸 25 分钟
	曲 池（双穴）		各灸 25 分钟
3 日	膈 俞（双穴）		各灸 25 分钟
	大 陵（双穴）		各灸 25 分钟
4 日	大肠俞（双穴）		各灸 25 分钟
	大 横（双穴）		各灸 25 分钟
5 日	中 脘（单穴）		灸 30 分钟
	足三里（双穴）		各灸 30 分钟
6 日	下 脘（单穴）		灸 30 分钟
	天 枢（双穴）		各灸 30 分钟
	气 海（单穴）		灸 30 分钟
7 日	肝 俞（双穴）		各灸 25 分钟
	太 冲（双穴）		各灸 25 分钟
8 日	脾 俞（双穴）		各灸 25 分钟
	三阴交（双穴）		各灸 25 分钟

注：（1）急性荨麻疹患者只灸前 4 日穴即可。

（2）以上穴循环灸至愈，每日灸脐 30 分钟。

【病案介绍】

病案一

高某，男，42 岁，住天津市东门外玉皇阁街。1960 年 2 月 27 日初诊。

病史及症状：9 个月前开始全身起大小不等浅红色风团，以面部及手部最严重，病情时轻时重，尚有消化不良，口渴，大便量少，小便短赤，腰痛，乏力，容易感冒，自发病至今不能工作。

治疗：嘱其自灸。1 日，中脘、足三里各 30 分钟；2 日，下脘、天枢各 30 分钟，气海 60 分钟；3 日，期门 30 分钟，太冲 25 分钟；4 日，关元 30 分钟，三阴交 25 分钟，中极 60 分钟；5 日，三焦俞、曲池各 25 分钟；6 日，肝俞 25 分钟，章门 30 分钟；7 日，脾俞 25 分钟，不容 30 分钟；8 日，肾俞 30 分钟，照海 25 分钟。以上 8 日穴循环灸，每日灸脐 30 分钟。施灸后，间断泻下数次黏液样便及水样便，自觉腹中非常舒服，荨麻疹随之减轻；灸至第 10 天，矢气颇多，大便已正常，新起的荨麻疹已很少，唯小便黄赤，嘱灸关元、中极各 30 分钟，三阴交 25 分钟以助膀胱之热下行，共灸 24 天病愈。

病案二

李某，男，42 岁，天津市井冈山机械厂职工。1975 年 3 月 1 日初诊。

病史及症状：患有严重的荨麻疹，曾住院治疗未愈。现背腹部及四肢起浅红色风团，刺痒，时好时坏，消化不良，大便不正常。

治疗：按常规灸法，灸 6 天而愈。

【临床体会】

温灸治疗荨麻疹效佳。急性荨麻疹多与风寒外束及饮食不适有关，慢性者必有脾胃不和，肠腑积滞，故临床常可见到患者灸后泻下浊物，病即向愈。

六十六、湿疹

此属变应性皮肤病，临床可分为急性、亚急性及慢性湿疹。急性湿疹，初起时局限于某一部位，可能很快发展成对称性，甚至泛发全身，损害往往由红斑、丘疹和水疱组成，集凝成片状，边缘弥漫不清，在某一阶段以某一种形态表现为最突出。剧痒，由于搔抓，常引起糜烂、渗液、感染、化脓、结痂等继发改变。病程 2～3 周，广泛的 3～6 周消退，倾向慢性，易于复发；亚急性期，炎症减轻，渗液减少，慢性者部分由急性病变迁延所致，部分于开始发病便呈慢性表现。慢性湿疹在任何部位都可发生，但常好发于面部、手掌、耳后、阴囊、上下肢等处。

【治法】

按以下常规灸法灸治。

灸　序	穴名及穴数	每穴施灸量
1 日	肺　俞（双穴） 曲　池（双穴）	各灸 25 分钟 各灸 25 分钟
2 日	膈　俞（双穴） 大　陵（双穴）	各灸 25 分钟 各灸 25 分钟

续表

灸　序	穴名及穴数	每穴施灸量
3 日	脾俞（双穴） 三阴交（双穴）	各灸 25 分钟 各灸 25 分钟
4 日	肝俞（双穴） 太冲（双穴）	各灸 25 分钟 各灸 25 分钟
5 日	肾俞（双穴） 复溜（双穴）	各灸 30 分钟 各灸 25 分钟

注：以上穴循环灸至愈，每日灸脐 30 分钟，并可酌熏灸患处 20 分钟。

【病案介绍】

病案一

王某，女，52 岁，住天津市南开区大水沟。1973 年 4 月 22 日来诊。

病史：于 3 年前患此症，当时予灸曲池、大陵，4 天而愈。于半年前又患此症，经医院治疗，时轻时重，至今未愈。

现症：两手掌及四肢均起许多小水疱，两小腿后侧皮肤已抓破并化脓成痂，刺痒难忍。

治疗：嘱其每日上午灸曲池、大陵各 25 分钟，关元 30 分钟；下午灸劳宫、三阴交各 25 分钟。灸半个月，已无新疹出现，刺痒大减，共灸 25 天，患处全部脱皮而愈。后因吃蒜苔和香椿，两手掌又起疱疮，嘱按前法继续灸，每日加灸肺俞、尺泽各 25 分钟，7 天而灸愈，5 年后随访，知一直未犯病。

病案二

张某，女，55 岁，住天津市南开区大水沟。1983 年 9 月 14 日就诊。

病史及症状：素患有脚气，于 20 天前全身起湿疹，两手破后流水，两足背及足趾肿，刺痒难忍，不能行走，睡不好觉，并伴有大便秘结，小便短赤。经医院治疗未效。

治疗：嘱其每日灸曲池、大陵各 25 分钟，另用艾碳（灸日久则艾碳附于灸筒内壁，采集后研细备用）每日散敷于脚趾间。治疗 1 周，诸症痊愈。

病案三

杨某，女，57 岁，天津市和平区小学教员。1985 年 4 月 1 日就诊。

病史及症状：患者体胖，于数年前，两大腿根部出现湿疹，早期有渗液，现只起丘疹，刺痒难忍，并患有肛裂。

治疗：嘱其每日灸曲池、大陵各 25 分钟，熏灸患处及肛门各 30 分钟，4 日而愈。

【临床体会】

温灸治湿疹效佳，轻者仍灸曲池、大陵，往往速愈。

六十七、白塞综合征

本病多见眼、口、外生殖器三部分的综合病证及体征，但不一定同时或先后都表现出来。复发性口疮常为最早表现，多为米粒或绿豆大小的溃疡，较深，覆黄白色苔膜，损害孤立散在于口唇、舌尖、舌侧缘、齿龈等处。外生殖器病变亦为较深的溃疡，常围以红晕。在男性以阴囊为多，其次为阴茎、龟头之冠状沟处。女性以大、小阴唇为多。眼病主要表现为复发性前房积脓性虹膜炎，严重者可致失明。此外，皮肤可有结节红斑样、血栓性静脉炎样、痤疮样毛囊炎等改变。尚或有低热甚至高热，大关节酸痛、肿痛和腹痛以及精神症状、神经系统症状。

本病呈慢性过程，常反复发病，属中医狐惑病证范畴。

【治疗】

按妇科病常规灸法灸治（见不孕症栏下，男性患者同此灸治）。

【病案介绍】

邢某，女，26 岁，已婚，住天津市红桥区锅店。于 1983 年 4 月 1 日初诊。

病史：于 5 年前开始口腔经常溃烂，手足时凉、时有汗出。于 3 年前又出现阴部溃疡、肛裂，在天津市南开医院诊为此病。经住院治疗，病证消退，出院后病又复发。

现症：口腔及前阴部溃疡、刺痒，月经期不准，经血色深暗，流脓性白带，肛裂、心悸、失眠、易怒、纳差、大便干，小便黄，手易发抖，全身无力，经常感冒，发热。

治疗：按妇科病常规灸法灸治，先灸第 3、4、8 日穴，另用灸筒熏灸前阴溃疡处及肛裂处，每日熏 30 分钟。灸、熏 3 天后，口腔溃疡基本痊愈，仅舌上还有一点，阴道内排出多量秽浊白带，共灸 1 个月诸症痊愈。

【临床体会】

"狐惑"属于中医之肝经病，多见于妇女，且常伴其他妇科病，故选用着重于调肝的妇科常规灸法灸治而有效。

六十八、神经性皮炎（牛皮癣）

神经性皮炎是身体对某些刺激反应所表现的皮肤苔藓样改变，是一种带瘙痒的皮肤神经官能症，亦称慢性单纯性苔藓。多发于颈项两侧的皮肤，其次为肘窝、腘窝、骶部等。开始时局部瘙痒，搔之则出现丘疹，久之局部皮肤逐渐变厚变硬，成为一片边界清楚的类圆形或不规则的斑块。斑块表面粗糙，皮沟显著加深，皮嵴隆起，像一块粗糙的牛皮，且往往经久不愈，故中医称此病证为"牛皮癣"或"顽癣"。

【治疗】

按以下常规灸法灸治。

灸 序	穴名及穴数	每穴施灸量
1 日	肩　髃（双穴） 曲　池（双穴）	各灸 25 分钟 各灸 25 分钟
2 日	膈　俞（双穴） 大　陵（双穴）	各灸 25 分钟 各灸 25 分钟
3 日	肺　俞（双穴） 尺　泽（双穴）	各灸 25 分钟 各灸 25 分钟
4 日	支　沟（双穴） 血　海（双穴）	各灸 25 分钟 各灸 25 分钟
5 日	肾　俞（双穴） 复　溜（双穴）	各灸 30 分钟 各灸 25 分钟

灸　序	穴名及穴数	每穴施灸量
6 日	大肠俞（双穴） 天　枢（双穴）	各灸 25 分钟 各灸 30 分钟

注：以上穴循环灸至愈，每日灸脐及患处各 30 分钟，如患处超过两处，则每日只灸其中的两处，也做循环灸。

【病案介绍】

病案一

李某，男，49 岁，住天津市河东区王庄大街。1965 年 9 月 20 日初诊。

病史及症状：患者 3 年前两手腕各长出一块皮疹，经某医院皮科诊为神经性皮炎，治疗未效。现两块皮损面积均为 9 厘米×6 厘米左右，厚而坚实，刺痒难忍。

治疗：（由张树仁施灸）仅灸患处，灸 3 次，刺痒减轻，以后患处皮肤变软变薄并渐渐改变为正常皮肤，共灸 40 天，基本痊愈。

病案二

刘某，男，49 岁，住天津市红桥区双街口。1960 年 12 月 11 日初诊。

病史及症状：左膝下内侧患神经性皮炎已 15 年，每日去医院做红外线局部热疗，否则瘙痒难忍。现皮损面积已达约 24 厘米×9 厘米，呈紫黑色，坚厚如牛皮，剧痒。

治疗：嘱其自灸曲池、血海 25 分钟，患处 30 分钟，日灸 2 次。灸 1 个月后，刺痒感觉减轻，患者经比较，认为温灸较红外线热疗效果好；灸 1 年后，损害部位皮肤已平复，但数日不灸仍然起皮疹，仍有轻度瘙痒；灸至 1 年半，皮损处微有瘙痒，不灸也不再出现新皮损。为巩固疗效，嘱其再灸半年时间，止灸后至今未再犯病。

【临床体会】

神经性皮炎病程短，皮损范围小的，仅灸患处便可奏效，慢性皮损经年而质硬者，须长期灸治，可以根除。

六十九、剥脱性皮炎

为药物性皮炎中较严重的一型，常可危及生命。潜伏期较长，一般在 20 天以上。发病突然，呈进行性加重。初起表现为麻疹样或猩红热样发疹，逐渐发展到全身，皮肤潮红肿胀，部分病例可出现水疱，糜烂，渗液，结痂，并有大量片状鳞屑脱落。剥脱可反复进行，持续 1 个月左右或更长时间。常伴寒战，高热，全身淋巴结肿大或肝肾损害。

【治疗】

按以下常规灸法灸治。

灸　序	穴名及穴数	每穴施灸量
1 日	中　脘（单穴）	灸 30 分钟
	足三里（双穴）	各灸 30 分钟
2 日	关　元（单穴）	灸 30 分钟
	曲　骨（单穴）	灸 30 分钟
	三阴交（双穴）	各灸 25 分钟
3 日	大肠俞（双穴）	各灸 25 分钟
	天　枢（双穴）	各灸 30 分钟

续表

灸　序	穴名及穴数	每穴施灸量
4 日	肾　俞（双穴） 复　溜（双穴）	各灸 30 分钟 各灸 25 分钟
5 日	肺　俞（双穴） 曲　池（双穴）	各灸 25 分钟 各灸 25 分钟
6 日	膈　俞（双穴） 大　陵（双穴）	各灸 25 分钟 各灸 25 分钟
7 日	期　门（双穴） 太　冲（双穴）	各灸 25 分钟 各灸 25 分钟
8 日	脾　俞（双穴） 血　海（双穴）	各灸 25 分钟 各灸 25 分钟
9 日	肝　俞（双穴） 章　门（双穴）	各灸 25 分钟 各灸 30 分钟
10 日	心　俞（双穴） 神　门（双穴）	各灸 25 分钟 各灸 25 分钟

注：以上穴循环灸至愈，每日灸脐 30 分钟。

【病案介绍】

冯某，男，40 岁，住天津市河东区大王庄。1968 年 5 月 20 日初诊。

病史及症状：患者于两年前患尿闭，住院治疗后暂愈。以后发现面部及下肢浮肿后脱皮，伴发热，送往天津市南开医院，诊为"肾型剥脱皮炎"，采用中医及西医方法治疗 8 个月未愈，出院时仍发热。

现症：面肿严重，如带假面具，腿肿，左胸、肘弯、手掌、膝、腘窝等处发皮肤剥脱，瘙痒，腘窝部皮损较重时有渗液。吃鱼、玉米面、咸物及饮酒等均使皮肤剥脱加重，伴发热、纳呆、失眠、易怒、心悸等症状。

治疗：嘱自灸。1 日，中脘、足三里各 30 分钟；2 日，关元、曲骨各 30 分钟，三阴交 25 分钟；3 日，肾俞 30 分钟，复溜 25 分钟；4 日，期门 30 分钟，太冲 25 分钟；5 日，膈俞、大陵各 25 分钟；6 日，肺俞、曲池各 25 分钟；7 日，脾俞、血海各 25 分钟；8 日，大肠俞 25 分钟，天枢 30 分钟；9 日，三焦俞、阳池各 25 分钟；10 日，肝俞 25 分钟，章门 30 分钟；11 日，心俞、神门各 25 分钟；12 日，中府、太渊各 25 分钟。以上穴循环灸，每日灸脐 30 分钟。皮损不能灸处则改为熏灸 20 分钟。因尚有发热，嘱其先灸风门、阳陵泉各 25 分钟，每日 1 次，热退后按上法灸。灸数日后热退；灸半个月后开始有腹痛，每日大便黏而不爽（湿热通下），皮损开始好转，停服中西药物；灸至近 50 天，大便已正常，脸肿全消，腿肿好转，皮肤剥脱止，只是左胸部及腘窝部皮仍厚硬而痒，但已不渗液，施灸处偶出痒疹（湿毒外达），数日后自退。灸至此时已不再忌口，无不适，体力增加，面显有泽，失眠、心悸等症均愈，共灸年余，病获痊愈。

【临床体会】

剥脱性皮炎、神经性皮炎、慢性荨麻疹等难治、慢性的皮肤病，病的基础多与肾气不荣、肠胃不清有关。肠胃不清，湿浊内停，久而生郁热，外合于风气，相搏结于皮表则导致各种较严重的皮肤病发生；肾主二阴，主持体内代谢废物之排泄，同时肠胃的正常受纳、传输、吸收、排泄功能也有赖于肾气的温煦作用，正如《黄帝内经》所云："肾为胃之关，关门不利，故胃气不转"。肾气不荣导致体内浊物不能由水道与肠道泻出，反充斥于内，泛滥于体表，与风气相搏，是为多种皮肤病的另一重要的发病机制。故皮肤病的灸治，配穴多侧重于治肾、清肠胃，兼调其他脏腑。

灸治过程中，从肠道及尿道排出异样浊物后，皮肤病迅速好转甚至豁然而愈的情况常可见到。

七十、腋臭、冻疮、静脉曲张、
扭挫伤、疣、灰指甲
简易灸、熏法

【腋臭灸法】

每次灸腋窝30分钟，每日1~2次，较严重者，每日加灸太冲穴（下肢）25分钟。一般灸3~5天汗止，以后腋臭渐消失。

【冻疮灸法】

先将冻疮患处搓温，然后灸患处30分钟，常可立愈，注意不要烫伤皮肤，若皮肤已破，可改为每日熏灸患处30分钟。

【静脉曲张灸法】

灸患处，每处30分钟，每日1~2次，效果良好。

【扭挫伤灸法】

伤后局部瘀血者，灸患处，常数次而愈。筋聚者灸患处亦佳。

【疣灸法】

灸患处，常灸治 3~5 次，疣自行脱落。

【灰指甲熏法】

患处每次熏 20~30 分钟，每日 2~3 次不得间断，有连熏 1 个月而愈者。此症因于真菌感染，在灰指甲全消后，应续灸半个月以免复发。也可配合用其他药物疗法。

七十一、痉挛性斜颈

此症初起时感觉颈部一侧肌肉紧张，随后发生肌痉挛，逐渐头部晃动向患侧歪斜，日久虽用力将头搬正，但松开手仍复原状，终至面转向患侧，随之口眼牵斜，两肩不平，躯干亦呈弯曲。

【治法】

按以下常规灸法灸治。

灸 序	穴名及穴数	每穴施灸量
1 日	风 门（双穴） 阳陵泉（双穴）	各灸 25 分钟 各灸 25 分钟
2 日	风 池（双穴） 悬 钟（双穴）	各灸 25 分钟 各灸 25 分钟
3 日	颊 车（双穴） 合 谷（双穴）	各灸 25 分钟 各灸 25 分钟

续表

灸 序	穴名及穴数	每穴施灸量
4 日	风　府（单穴） 大　椎（单穴） 筋　缩（单穴）	灸 25 分钟 灸 25 分钟 灸 30 分钟
5 日	命　门（单穴） 曲　泉（双穴）	灸 30 分钟 各灸 25 分钟
6 日	期　门（双穴） 太　冲（双穴）	各灸 30 分钟 各灸 25 分钟
7 日	肩　髃（双穴） 曲　池（双穴）	各灸 25 分钟 各灸 25 分钟
8 日	天　鼎（双穴） 阳　谷（双穴）	各灸 25 分钟 各灸 25 分钟
9 日	心　俞（双穴） 神　门（双穴）	各灸 25 分钟 各灸 25 分钟
10 日	肝　俞（双穴） 章　门（双穴）	各灸 25 分钟 各灸 30 分钟
11 日	关　元（单穴） 曲　骨（单穴） 三阴交（双穴）	灸 30 分钟 灸 30 分钟 各灸 25 分钟

注：以上穴循环灸至愈，每日灸脐 30 分钟。

【病案介绍】

焦某，女，24 岁，住天津市河北区盐宫厅。1978 年 6 月
21 日初诊。

病史：于 1977 年 11 月中旬出现颈项肌肉紧张，头开始轻微晃动并逐渐明显；到 12 月中旬，头向右侧晃动不能自制；至 12 月底，头晃动已呈抽动，头向右偏转将近 40°，可用手将头搬正，松手则复倾斜；至 1978 年 1 月，在天津医学院附属医院脑系科做检查，诊为痉挛性斜颈，久治不效。

现症：头仍右偏，已不能搬正，颈项时有强烈抽动，躯干向右弯曲，右肩低，左肩高，嘴歪，眼眉上吊。

治疗：嘱其自灸。1 日，风门、阳陵泉各 25 分钟；2 日，风池、悬钟各 25 分钟；3 日，颊车、合谷各 25 分钟；4 日，风府 25 分钟，大椎、筋缩、脐各 30 分钟；5 日，期门 30 分钟，太冲 25 分钟；6 日，肩髃、曲池各 25 分钟。以上穴循环灸，每日灸脐 30 分钟（第 4 日加倍）。灸 20 天后，颈项部已显松软，有时已能自将头搬正，但片刻后头又会右斜，此时两肩已平。嘱加 3 日穴与前穴循环灸：1 日，心俞、神门各 25 分钟；2 日，肝俞 25 分钟，章门 30 分钟；3 日，关元、曲骨各 30 分钟，三阴交 25 分钟；灸至 1 个月时，头时正时斜，面部有时出汗，余症均减轻。嘱加 1 日穴与前穴循环灸：天鼎、阳陵泉各 25 分钟。共灸 2 个半月而愈。半年后随访，未见复发。

七十二、骨结核

本病为结核发于骨与关节者，以脊柱和髋关节多发，青少年发病率较高。起病缓慢，化脓亦迟，溃后不易收敛，未及时治疗常造成严重畸形甚至残废。本病形成脓肿时可以流窜他处，破溃后脓液稀薄如痰，故中医称之为"流痰"，至病的后期可出现虚劳现象，故中医又名之"疮劳"。

【治疗】

若病灶比较局限，病情较轻者，灸患处每次 30 分钟，每日 1~2 次即可；病灶较广泛，病情较重者按以下常规灸法灸治。

灸　序	穴名及穴数	每穴施灸量
1 日	肾　俞（双穴） 太　溪（双穴）	各灸 30 分钟 各灸 25 分钟
2 日	大　杼（双穴） 束　骨（双穴）	各灸 25 分钟 各灸 25 分钟
3 日	风　池（双穴） 悬　钟（双穴）	各灸 25 分钟 各灸 25 分钟
4 日	肺　俞（双穴） 昆　仑（双穴）	各灸 25 分钟 各灸 25 分钟
5 日	心　俞（双穴） 二　白（双穴）	各灸 25 分钟 各灸 25 分钟
6 日	肝　俞（双穴） 太　冲（双穴）	各灸 25 分钟 各灸 25 分钟

注：（1）各种骨病均可按此灸法。

（2）以上穴循环灸至愈，每日灸脐 30 分钟，酌灸患处各 30 分钟。

【病案介绍】

病案一

刘某，女，34 岁，住河北省吴县。1966 年 1 月 9 日初诊。

病史及症状：于两年前开始腰背部痛而不舒，以后右胸锁骨下部位生出两处肿疮，一个如核桃大小，另一个于 1 年前破溃流脓，经治疗，8 个月才收口愈合。于 2 个月前第 9 胸椎处开始肿大，现肿疮已大如核桃，疼痛，现虽每日服止痛药，稍微活动，胸背患处便觉疼痛。此外尚有腹胀、便秘、失眠、多恶梦、易怒、足寒等症，肝大三指。患者在天津医学院附属医院被确诊为骨结核，医生提出要手术治疗，患者未同意。

治疗：由胡景光代为施灸，先灸承山、左大横各 30 分钟，只灸 1 次大便已正常。继灸：1 日，中脘、足三里各 30 分钟；2 日，期门 30 分钟，太冲 25 分钟；3 日，肝俞 25 分钟，章门 30 分钟；4 日，患处各 30 分钟，二白 25 分钟；5 日，肾俞 30 分钟，照海 25 分钟；6 日，大杼 25 分钟，三阴交 20 分钟，关元 60 分钟。每日灸脐 30 分钟。灸至 10 日，患处痛已大减，停服止痛片；灸至 1 个月，背部肿疮已基本消失，右锁骨下肿疮亦松软、缩小，肝仍大，触之已显软；灸至月半，背部患处平复如初，右锁骨下肿疮仅有蚕豆大小，余症均好转，仍肝大；共灸 3 个多月，骨结核愈，遂嘱其继灸治肝肿大。

2 年后随访，知其骨结核未复发。

病案二

于某，男，22 岁，住天津市南马路。1969 年 7 月 5 日初诊。

病史及症状：患者于 1 年前因摔伤右胯，渐由胯下生出一疮，根甚附着于骨，经医院手术切开引流，以后总不收口，流脓水不止，动则患处痛。体质甚弱。

治疗：嘱其自灸。1 日，患处四周各 25 分钟；2 日，肝俞、二白各 25 分钟；3 日，环跳、阳陵泉各 25 分钟；4 日，大杼、悬钟各 25 分钟。以上穴循环灸，每日灸脐 30 分钟。连灸 2 个月，右胯患处流脓水已少，余无进展（此病年轻患者灸后一般症状消失较快，若进展迟慢者，多另有原因），故问其是否有遗精症，答曰有。遂嘱加以下 5 日穴与前穴循环灸：

1日，中脘、足三里各30分钟；2日，命门30分钟，三阴交25分钟，关元60分钟；3日，肾俞30分钟，然谷25分钟；4日，志室、曲泉各25分钟；5日，心俞、神门各25分钟。灸至6个月，遗精症及右胯结核均愈。

【临床体会】

灸治骨结核，效果确好。然兼有遗精等病证者宜兼治之，否则进展迟慢。遗精频繁必致肾之精气匮乏，肾主骨，肾虚骨失所养，故使骨病不易恢复，不仅是骨结核，其他骨病、牙病（齿为骨之余）也全如此。

七十三、外伤断指（病案）

病案一

魏某，女，22岁，住天津市静海县东滩。1978年4月11日初诊。

病史及症状：于21天前，在工作时右手食指尖从指甲根部被机器轧掉，就诊于天津两家大医院，医院均说只能再切去一节指骨，然后缝合，患者执意不从。来诊时见，创面整齐，有较多渗液，伤指较对侧指肿粗一倍。

治疗：嘱其每日自灸右手背及二白、大陵、劳宫、阳池、合谷各25分钟，熏灸右食指及创面30分钟。灸5天后，伤指创面渗液止，伤指轻度消肿，当灸二白穴时，灸处起许多红疹，甚痒（风气由伤处侵入，必致经脉闭阻，伤不易愈，灸后出疹是风气外达所致）；灸12天后，伤指创面开始有新肉长出，伤指大部分消肿；灸23天后，伤指指尖已重新长出1厘米，指甲长出约4毫米，伤指肿甚轻；灸37天后，伤指指端已长好，两侧食指长短一致，只是伤指甲长出 7 毫米左右，尚未完全长好；灸至 59 天，伤指指甲完全长好，痊愈。到医院复查，X 线照片显示右食指指骨尖仅存一很浅的月牙形缺损。

病案二

1980 年又治一位 23 岁男性患者，其左中指由指甲根部至指尖被机器轧烂，伤指肿粗。嘱其不要将烂肉切除，照上例灸法灸治，果然灸后新肉出生，烂肉脱去，共灸 2 个月，伤指长好如初，未留痕迹。

病案三

1985 年，一患者左中指尖由指甲根部被机器轧断，在医院缝合后才来求灸治。灸法同前，虽灸后伤处愈合很好，但指尖未再长出。

【临床体会】

指端被机器轧掉后施灸，可使指端基本完好地长出，这已被病例所证实。说明温灸具有杀菌、消炎止痛、活血消肿，进而促进局部的新陈代谢及组织的再生。这预示着，温灸在骨伤科领域的应用尚有不可低估的前景。

上述第 3 例，患者指端轧掉后做了缝合，这势必抑制指端的自我再生，虽然灸后伤处愈合好，但指端的缺失终为遗憾。故遇此情况，若灸治，一般不要缝合创面，如指端被轧烂，也不要将轧烂的部分切去，灸后，随着新鲜组织的再生，被轧烂坏死的部分自行脱落，如此最为理想。

七十四、烫伤（病案）

少群先生的老伴，裘之英，79 岁，于 1980 年 1 月 28 日晨，不慎左手拇指、食指及腕部被烧开的热粥烫伤，当时急擦去粥，用自备"橘皮液"涂于烫伤处，疼痛遂止。此后反复于烫伤处涂此液，保持伤面不干，也未再疼痛。至晚间睡觉，未再涂此液。次日晨，烫伤处出现数个大水疱，当即将大疱挑破，继续以橘皮液并在伤处垫布施以温灸。灸时患者感觉舒服，连灸 2 小时，伤处红肿有所消退，当天共灸 3 次。1 月 30 日晨，伤处皮色已正常，水疱干涸，认为已愈，遂止灸。不料，于 1 月 31 日晨，伤处又发红肿，起水疱如前（30 日晚饭时喝鸡汤，鸡为发物，故使如此）。继如前法灸治，至 2 月 7 日，烫伤处脱皮而愈。

橘皮液制法：橘皮切碎装玻璃瓶密封，置于阴凉处，经过伏天即化成液体。

用法：遇烫伤，以此液涂伤处，反复涂之，保持伤面不干燥，以愈为止。

效果：涂后能止痛，促进伤愈。然涂此液后加温灸，疗效更明显。

七十五、烧伤（病案）

沈某，女，25 岁，住河北省河间县。1975 年 7 月 23 日初诊。

症状：患者左小腿后侧被别人用点燃的香烟烧伤，以后伤处发炎，肿如大枣，疼痛，流脓水，行走不便。

治疗：嘱以艾绒团如枣大，点燃后熏灸患处，燃尽为止，日熏 1 次，第 1 次熏后痛止，肿消，共熏 4 天，结痂而愈。

七十六、牙痛

牙痛是一个症状，多由龋齿、牙髓炎、根尖周围炎、牙周炎、冠周炎、牙本质过敏等牙齿及牙周组织病患引起。

【治疗】

一般可按以下常规灸法灸治，也可根据具体情况，择用其中的某些灸穴。

灸 序	穴名及穴数	每穴施灸量
1 日	下 关（双穴） 足三里（双穴）	各灸 25 分钟 各灸 30 分钟
2 日	大 迎（双穴） 合 谷（双穴）	各灸 25 分钟 各灸 25 分钟
3 日	颧 髎（双穴） 冲 阳（双穴）	各灸 25 分钟 各灸 25 分钟
4 日	风 池（双穴） 悬 钟（双穴）	各灸 25 分钟 各灸 25 分钟
5 日	角 孙（双穴） 外 关（双穴）	各灸 25 分钟 各灸 25 分钟
6 日	厥阴俞（双穴） 少 海（双穴）	各灸 25 分钟 各灸 25 分钟

注：（1）以上穴循环灸，牙痛甚者不拘时灸，亦可于 1 日内灸 2 日的穴。每

日灸脐及牙痛最甚处各 30 分钟。

（2）牙痛日久缠绵者，加 1 日的穴：肾俞（腰部）30 分钟，太溪（下肢）25 分钟，亦可加灸头痛穴（见"头痛"治法）。伴牙龈萎缩者加灸一组穴：脾俞、三阴交各 25 分钟。与常规灸法中的穴循环灸。

（3）单侧牙痛，头部穴可仅灸患侧。

【病案介绍】

病案一

路某，男，51 岁，住天津市南开区大水沟。于 1969 年 10 月 15 日以左下齿疼痛难忍，不能进食来诊。

予灸左下关 60 分钟，痛减；再灸左合谷 60 分钟，痛止而愈。

病案二

马某，男，成年，住天津市和平区潼关道。于 1969 年 9 月以牙痛伴牙龈肿来诊。

予灸患侧中泉穴（在阳溪与阳池之间取穴）30 分钟，牙痛立止，牙龈肿也消退。

【临床体会】

根据中医理论，足阳明胃经络于上齿龈，手阳明大肠经络于下齿龈。齿为骨之余，肾主骨，故牙症常治胃、大肠、肾经腧穴。然临床也见到，牙痛与三焦经、胆经、小肠经有关。常有灸肾经穴牙痛不愈，灸胃经穴愈，灸胃经穴牙痛不愈，灸三焦经、小肠经穴愈的情况。此外，经外奇穴，如中泉穴、太阳穴等也有良好的止牙痛效果，应予重视。

七十七、近视眼

当眼的调节作用处于完全松弛状态时，来自 5 米远至无限远的视标的平行光线在进入眼球后，经过屈光中间质的折光作用而构成焦点于视网膜前面（在正视眼，焦点是准确地落在视网膜上），然后以分散的方式，通过玻璃体而在视网膜上形成一蒙眬图，从而导致不清晰的物像，这种屈光异常状态称之为近视眼。近视眼的临床特点是近距离视物清晰，远距离视物模糊。

【治疗】

按以下眼病常规灸法灸治。

灸 序	穴名及穴数	每穴施灸量
1 日	中　脘（单穴） 足三里（双穴）	灸 30 分钟 各灸 30 分钟
2 日	期　门（双穴） 太　冲（双穴）	各灸 30 分钟 各灸 25 分钟
3 日	肝　俞（双穴） 章　门（双穴）	各灸 25 分钟 各灸 30 分钟
4 日	筋　缩（单穴） 命　门（单穴） 曲　泉（双穴）	灸 30 分钟 灸 30 分钟 各灸 25 分钟
5 日	瞳子髎（双穴） 丘　墟（双穴）	各灸 25 分钟 各灸 25 分钟

续表

灸　序	穴名及穴数	每穴施灸量
6 日	头临泣（双穴） 光　明（双穴）	各灸 25 分钟 各灸 25 分钟
7 日	巨　髎（双穴） 合　谷（双穴）	各灸 25 分钟 各灸 25 分钟
8 日	颈四椎旁（双穴） 中　渚（双穴）	各灸 25 分钟 各灸 25 分钟
9 日	风　池（双穴） 上　星（单穴） 印　堂（单穴）	各灸 25 分钟 灸 25 分钟 灸 25 分钟
10 日	肾　俞（双穴） 照　海（双穴）	各灸 25 分钟 各灸 25 分钟

注：（1）远视、散光、青光眼、白内障、结膜炎、虹膜炎、角膜炎等病均可按此法灸治。

（2）以上穴循环灸至愈，每日灸脐 30 分钟。

【病案介绍】

陈某，女，29 岁，住天津市东郊区万辛庄。

病史及症状：患者自幼患近视，十几岁时曾去医院检查，两眼近视达 400～500 度。现不戴眼镜时，距离 2 米以外的物体不能看清楚。

治疗：从 1967 年 8 月开始，自按马少群早年写的资料"温灸研究与实验"上所载灸法灸治。1 日，中脘、足三里各灸 30 分钟；2 日，期门 30 分钟，太冲 25 分钟；3 日，肝俞 25 分钟，命门 30 分钟，丘墟 20 分钟；4 日，风池、合谷各 25 分钟。以上 4 日穴循环灸，每日灸脐 30 分钟。连灸 3 个月，视力显著好转，以前照镜子从未看见自己左眼旁有一黑痣，现已看清，远望能看清 200 米以外建筑上的门、窗等物。

七十八、散光（病案）

周某之女，7 岁，住北京西单西斜街。周某于 1963 年 4 月来信求治。

病史及症状：患女两年前身体开始逐渐瘦弱，并于一年前因视力下降伴头痛，去医院检查，诊为散光，散光 300 度。

治疗：函嘱每日灸颈四椎旁、肝俞、命门、合谷、光明各 10 分钟，灸脐 30 分钟。因患儿住托儿所，故只能在每周末灸 1 次，共灸 7 次，灸后视力显著好转，坐在教室后排座位也能看清黑板上的字，头痛亦愈，以后因天气炎热而止灸。3 个月后周某函告，患儿视力已正常。

七十九、巩膜炎、白内障（病案）

马某，女，23 岁，住抚顺市老虎台。1963 年 11 月 27 日初诊。

病史及症状：8 个月前，因产后与丈夫吵架，哭了一天，以后右眼肿。4 个月前，经天津眼科医院诊为右眼巩膜炎，白内障。来诊时仍右眼肿大，疼痛，内眼角至角膜部生有胬肉，黑睛浑白，不能视物，头晕痛，失眠多梦，纳差，便干。查：眼四周穴、神庭、百会、风池及第 3、4、9 胸椎均有压痛；两胁及胃脘、脐周均有压痛。

治疗：嘱其先自灸承山及左大横，大便正常后按下法灸治。1 日，中脘、足三里各 30 分钟；2 日，期门 30 分钟，太冲 25 分钟；3 日，风池、悬钟各 25 分钟；4 日，肝俞 25 分钟，章门 30 分钟；5 日，命门 30 分钟，目窗、光明各 20 分钟；6 日，上星、百会各 20 分钟，合谷 25 分钟；7 日，丝竹空、攒竹、陷谷各 20 分钟；8 日，脾俞、三阴交各 25 分钟；9 日，肾俞 25 分钟，腕骨 20 分钟，关元 60 分钟。以上 9 日穴循环灸，每日灸脐 30 分钟。灸 1 周后，右眼之肿大已明显消退，眼痛大减，饮食进步；灸至 20 天，右眼视力好转，头痛止。此后患者返回抚顺市，仍每日自灸，至 1964 年 4 月来信云，眼球上的胬肉已消失；7 月 8 日来信云，右眼视物几乎与正常时相同，只是黑睛白翳没有完全消退。

八十、青光眼（病案）

许某，女，72 岁，住河北省河间县沙河桥。1975 年 5 月 19 日初诊。

病史及症状：患者于 3 个月前开始左眼视物不清，眼球胀痛，在当地医院诊为青光眼并予手术治疗。术后左眼仍视物不清，且右眼也开始有视物不清及胀痛症状。

治疗：嘱自灸。1 日，中脘、足三里各 30 分钟；2 日，期门 30 分钟，太冲 25 分钟；3 日，肝俞 25 分钟，命门 30 分钟；4 日，头临泣、巨髎各 20 分钟，关元 60 分钟；5 日，风池 25 分钟，上星、合谷各 20 分钟；6 日，颈四椎旁、丝竹空、光明各 20 分钟；7 日，肾俞 30 分钟，照海 25 分钟。以上 7 穴循环灸，每日灸脐 30 分钟。灸 10 天后来信云，两眼均觉舒适；灸 4 个月后，来信告愈。

八十一、麦粒肿（病案）

病案一

穆某，住天津市和平区林西路。

于 1969 年 5 月 31 日来云，邻居一女学生，患麦粒肿，眼睑肿痛甚，询问灸法。

嘱每日灸患处 30 分钟。只灸 2 天，告愈。

病案二

魏某，男，65 岁，住天津市南开区大水沟。1973 年 4 月 25 日因右下眼睑患麦粒肿来诊。

嘱自灸支正穴，每日灸 25 分钟。只灸 2 天告愈。

八十二、泪囊炎

泪囊炎多为慢性过程，由于鼻泪管阻塞，泪液滞留于泪囊内，使泪囊逐渐扩大，并产生黏液而造成黏液囊肿，这种状况常导致继发性细菌感染而形成慢性泪囊炎。

在成年人，鼻泪管阻塞常由慢性鼻炎、鼻窦炎引起，且多发生于鼻泪管细长者；在幼儿，则多由先天性鼻泪管残膜引起。

急性泪囊炎常发生在鼻泪管急性阻塞或慢性泪囊炎的基础上，泪囊部皮肤有红、肿、热、痛等急性炎症表现。重者，可引起泪囊周围炎，表现为局部红肿加剧，并向四周扩散，以及伴有耳前或颌下淋巴结肿痛和体温升高等全身反应。炎症消退后，泪囊可恢复常态，或留下慢性泪囊炎症状，部分病例可形成脓肿，并穿破皮肤而形成瘘道。

【治法】

按以下常规灸法灸治。

灸　序	穴名及穴数	每穴施灸量
1 日	阳　白（双穴） 丘　墟（双穴）	各灸 25 分钟 各灸 25 分钟
2 日	上　星（单穴） 印　堂（单穴） 大　陵（双穴）	灸 25 分钟 灸 25 分钟 各灸 25 分钟
3 日	四　白（双穴） 合　谷（双穴）	各灸 25 分钟 各灸 25 分钟
4 日	肝　俞（双穴） 太　冲（双穴）	各灸 25 分钟 各灸 25 分钟
5 日	筋　缩（单穴） 命　门（单穴） 中　渚（双穴）	灸 30 分钟 灸 30 分钟 各灸 25 分钟
6 日	心　俞（双穴） 神　门（双穴）	各灸 25 分钟 各灸 25 分钟

注：以上穴循环灸至愈，每日灸脐 30 分钟。

【病案介绍】

沈某，男，11 岁，住河北省河间县行别营。患者于 1976 年来信求治。

病史及症状：于 7 个月前开始右眼内角肿大如枣，在当地医院诊为泪囊炎，予手术治疗，未愈，现仍右眼内角泪囊部肿胀。

治疗：托人代授灸法如下。1日，上星、印堂、少海各20分钟；2日，阳白、丘墟各20分钟；3日，四白、合谷各20分钟；4日，肝俞、命门、太冲各20分钟；5日，心俞、大陵各20分钟。以上5日穴循环灸，每日灸脐30分钟。连灸2个月而愈。

参考文献

林忆. 黄帝内经素问. 北京：人民卫生出版社，1963.

郭霭春.《黄帝内经灵枢》校注语. 天津：天津科学技术出版社，1989.

黄龙祥. 黄帝明堂经辑校. 北京：中国医药科技出版社，1988.

孙思邈. 备急千金要方. 人民卫生出版社影印，1955.

〔日〕代田文志. 针灸临床治疗学. 北京：人民卫生出版社，1957.

杨甲三. 腧穴学. 上海：上海科学技术出版社，1984.

安徽中医学院，上海中医学院. 针灸学辞典. 上海：上海科学技术出版社，1987.

上海第一医学院《实用内科学》编写组. 实用内科学. 北京：人民卫生出版社，1979.